Claudia Küpper

Ernährung älterer Menschen

Ernährung älterer Menschen

Leitfaden für Alten- und Krankenpflegeberufe

Claudia Küpper

Mit 62 Tabellen und 10 Abbildungen

UMSCHAU ZEITSCHRIFTENVERLAG
Breidenstein GmbH
Zeitschriften · Fachbücher · Software
Ein Unternehmen der Brönner-Umschau Gruppe
Stuttgarter Straße 18-24 · 60329 Frankfurt am Main
Telefon 069/26 00-0 · Telefax 069/26 00-619
E-Mail umschau@t-online.de
Internet http://www.uzv.de

Anschrift der Autorin:
Frau Dr. troph. Claudia Küpper
Freiburger Straße 64
50859 Köln

Wichtiger Hinweis:
Die medizinische Wissenschaft ist einem ständigen Wandel unterworfen. Die in diesem Buch gemachten Angaben zu Dosis und Anwendung entsprechen nach sorgfältiger Prüfung durch die Verfasserin dem derzeitigen Wissensstand. Dennoch sollte jeder Benutzer anhand der Beipackzettel verwendeter Präparate prüfen, ob die dort gemachten Angaben von denen des vorliegenden Buches abweichen. Verlag und Autorin haften nicht für Fehler, die trotz sorgfältiger Bearbeitung möglich sind.
® ™ Geschützte Warennamen wurden nicht besonders kenntlich gemacht. Aus dem Fehlen eines solchen Hinweises kann nicht geschlossen werden, daß es sich um einen freien Warennamen handelt.

Die Deutsche Bibliothek – CIP-Einheitsaufnahme
Küpper, Claudia:
Ernährung älterer Menschen: Leitfaden für Alten- und Krankenpflegeberufe / Claudia Küpper. –
Frankfurt am Main: Umschau-Zeitschr.-Verl. Breidenstein, 1997
ISBN 3-930007-11-8

Lektorat und Herstellung: Christine Dingeldey
Satz: Fotosatz Otto Gutfreund GmbH, Darmstadt
Druck und buchbinderische Verarbeitung: Brönners Druckerei
Breidenstein GmbH, Frankfurt am Main
Printed in Germany
ISBN: 3-930007-11-8

Inhalt

1 Einleitung

Der positive Einfluß einer ausgewogenen Ernährung für Gesundheit, Vitalität und Leistungsfähigkeit ist unbestreitbar. Ungünstige und unangepaßte Nahrungswahl tragen wesentlich zu chronischen Erkrankungen bei. Herz-Kreislauf-Erkrankungen, Diabetes mellitus und andere Stoffwechselerkrankungen, Hypertonie, eine Reihe von Darmfunktionsstörungen oder auch die Entwicklung einer Osteoporose lassen sich nicht zuletzt auf chronische Ernährungsfehler zurückführen. So kann umgekehrt im Erkrankungsfall eine angepaßte Ernährung zum Behandlungserfolg, zur Verhinderung von schwerwiegenden Komplikationen und zur Vorbeugung von Wiederholungserkrankungen beitragen. Nicht selten können Medikamente in der Dosierung vermindert werden oder sind sogar langfristig nicht notwendig, wenn entsprechende diätetische Maßnahmen konsequent verfolgt werden.

In diesem Sinne soll das vorliegende Buch einerseits Ernährungsratschläge für den **gesunden älteren Menschen** vermitteln. Andererseits soll dieser Leitfaden ernährungstherapeutische Maßnahmen bei **Erkrankungen des älteren Menschen** verständlich machen. Damit ist dieses Buch als Lehrbuch und Nachschlagewerk Pflegepersonal in Alten(pflege)heimen, Reha-Zentren, Altentagesstätten, Geriatrieabteilungen oder auch Abteilungen für Innere Medizin nützlich. Denn nicht selten ist gerade das Pflegepersonal – sei es im ambulanten, teilstationären und stationären Bereich – Ansprechpartner in Sachen Ernährung, weil sich ein Vertrauensverhältnis entwickelt hat, weil Kompetenz erwartet wird oder weil der Arzt die erforderliche Zeit nicht aufbringen kann. In der Praxis gehört das Pflegepersonal neben Arzt, Ernährungsberatern, Ergotherapeuten, Sozialarbeitern und anderen zum pflegerischen Team und sollte durch entsprechendes Wissen für fachliche Fragen und Anweisungen gerüstet sein. Doch auch bei verantwortlichen Küchenleitern in Altenwohn- und -pflegeheimen wächst der Bedarf hinsichtlich sachgerechter Information über Sinn und Konzeption von Diätspeiseplänen, um den vielfältigen Patientenbedürfnissen gerecht werden zu können.

Die Auswahl der Erkrankungen, die hier behandelt werden, erhebt keinen Anspruch auf Vollständigkeit, erfaßt aber die vergleichsweise häufigsten Erkrankungen des älteren Menschen. Die Ausführungen spiegeln den derzeit verfügbaren Kenntnisstand wider. Zum Verständnis der Erläuterungen und der Zusammenhänge ist es notwendig, daß ein Basiswissen aus anderen Fachbereichen wie z. B. Anatomie, Physiologie und der Krankheitslehre als bekannt zugrundegelegt werden kann. Inhaltliche Querverweise im Text (mit ☞ gekennzeichnet), ein Glossar (erläuterndes Wortverzeichnis) sowie ein kurzer Überblick über gängige Maße, Gewichtseinheiten und Normwerte (Kapitel 11) sollen Handhabung, Orientierung und Verständnis erleichtern. Die im Glossar erläuterten Fachbegriffe sind im Text mit der Markierung (✓) gekennzeichnet. Zur Wissenskontrolle und Prüfungsvorbereitung sind in Kapitel 8 eine Fragensammlung und entsprechende Beantwortungen zusammengestellt.

Ernährung ausschließlich unter dem Aspekt der Gesundheitsprophylaxe und der Therapie von Erkrankungen zu sehen, ist selbstverständlich zu einseitig. Ganz wesentlich ist, daß Essen auch positive Sinneseindrücke vermittelt und für die meisten Menschen ein Stück Lebensqualität bedeutet. Das gilt auch für den älteren Menschen – vielleicht sogar ausgeprägter als für Jüngere. Ist der Aktionsradius des älteren und/oder kranken Menschen eingeschränkt, so hat das Essen im Tagesablauf einen besonderen Stellenwert. Nicht selten ist die gemeinsame Mahlzeitenaufnahme eine Gelegenheit, mit Familie, Heimbewohnern oder Mitpatienten zusammenzutreffen und stellt damit einen Weg zur Kommunikation dar. Das Anrichten und Darreichen von Speisen, das Umfeld für die Mahlzeiteneinnahme und die Betreuung beim Essen sind für ein positives Empfinden mitentscheidend. Nicht selten vermag dies, auch die Akzeptanz von Kostbeschränkungen und -änderungen zu erleichtern.

Diesen sozialen, psychologischen und betreuenden Aufgaben gilt es, in der Praxis gerecht zu werden. Auch wenn im Rahmen dieses Buches auf diesen speziellen Aspekt nicht eingegangen wird, soll dies nicht den tatsächlichen Stellenwert in der Praxis schmälern.

2 Grundlagen

2.1 Grundbegriffe

Neben der Sauerstoffversorgung sichert die Nahrungszufuhr das Überleben des Menschen. Die Nahrung liefert Wasser, Energie (Kalorien) und Nährstoffe, die für die Erhaltung der Lebensvorgänge benötigt werden.

Die Lebensprozesse können eine zeitlang ohne die Zufuhr von Energie und Nährstoffen aufrechterhalten werden, wobei diese Zeitspanne in Abhängigkeit von Alter, körperlichen Reserven, Stoffwechselsituation oder Krankheit stark variiert. Der Nahrungsfaktor, der das Überleben ohne Nahrungsaufnahme am stärksten begrenzt, ist das Wasser (☞ Kap. 2.5). Je nach Situation oder Erkrankung können vor allem ältere und alte Menschen nur Stunden oder wenige Tage ohne oder mit sehr geringer Flüssigkeitszufuhr überleben.

Neben der Sauerstoffzufuhr ist die Nahrungszufuhr für das Überleben unabdingbar. Am wichtigsten ist dabei eine ausreichende und kontinuierliche Wasser- bzw. Flüssigkeitsaufnahme.

Unter *Ernährung* versteht man die Aufnahme von *Nahrung*, d. h. die Zufuhr von flüssigen und festen Lebensmitteln. Die Begriffe *Lebensmittel* und *Nahrungsmittel* werden umgangssprachlich synonym verwendet. Fachlich korrekt ist der Begriff Lebensmittel, der rechtlich wie folgt (§ 1 des LMBG, Deutsches *L*ebens*m*ittel- und *B*edarfsgegenständegesetz) definiert wird: »Lebensmittel sind im Sinne des Gesetzes Stoffe, die dazu bestimmt sind, in unverändertem, zubereitetem oder verarbeitetem Zustand vom Menschen verzehrt zu werden.« Von den Lebensmitteln sind die *Genußmittel* abzugrenzen. Unter Genußmittel versteht man Stoffe, die eine anregende Wirkung ausüben und keinen Nährwert besitzen wie Kaffee, Tee und Gewürze.

Unter Ernährung versteht man die Aufnahme von Nahrung, d. h. die Zufuhr von Lebensmitteln. Diese sind zumeist tierischen oder pflanzlichen Ursprungs und dazu bestimmt, in unverändertem, zubereitetem oder verarbeitetem Zustand verzehrt zu werden.

Beim Gesunden erfolgt die Nahrungsaufnahme üblicherweise auf oralem (✓) Weg, hingegen kann krankheitsbedingt eine zusätzliche oder ausschließliche Sondenernährung (✓) oder parenterale Ernährung (✓) erforderlich sein (☞ Kap. 5).

Mit der Nahrung, der Sondenkost oder parenteraler Ernährung werden dem Körper Wasser, energieliefernde, essentielle (✓) und funktionsfördernde Nährstoffe zugeführt. *Nährstoffe* sind die Inhaltsstoffe der Lebensmittel, die

Die Nahrungsaufnahme erfolgt üblicherweise oral (Mundpassage). Bei Kranken kann eine künstliche Ernährung per Nährsonde oder auf parenteralen Weg erforderlich sein.

Lebensmittel enthalten Nährstoffe, die Kalorien liefern und/oder als Baustoffe für den Körper von Bedeutung sind. Die verschiedenen Nährstoffe müssen kontinuierlich zugeführt werden, um den Stoffwechsel aufrechtzuerhalten. Die Körpervorräte der einzelnen Nährstoffe sind unterschiedlich groß, reichen aber im allgemeinen nur für einen begrenzten Zeitraum.

die eigentliche Ernährungswirkung entfalten (☞ Kap. 2.3). Nährstoffe stellen die Energieversorgung sicher (Kalorien) und/oder sind als Baustoffe für den Körper von Bedeutung. Durch die komplexen Vorgänge von Verdauung und Resorption wird die Nahrung zerkleinert, aufgespalten und in kleinste Bausteine zerlegt, die dann aus dem Darm mit Blut- oder Lymphflüssigkeit in die Leber, andere Organe und Gewebe transportiert werden (☞ Kap. 2.7). Die nicht verwertbaren und nicht aufgenommenen Inhaltsstoffe der Nahrung und die Abbauprodukte des Stoffwechsels werden mit dem Stuhl und dem Harn ausgeschieden. Der Organimus ist auf eine kontinuierliche Nährstoffzufuhr angewiesen, da die Körperspeicher mit wenigen Ausnahmen nur für begrenzte Zeit ausreichen. Der Organismus ist ein offenes System und steht mit der Umwelt in einem stetigen Austausch. Energie, Wasser und bestimmte Nährstoffe werden für die Stoffwechselvorgänge benötigt, dabei verbraucht, und Abbauprodukte wieder ausgeschieden (Abb. 1). Hinzu kommen der Austausch von Luft (Sauerstoff, Kohlendioxid) und die Wärmeabgabe. Für das Funktionieren der Austauschvorgänge sind Transportvorgän-

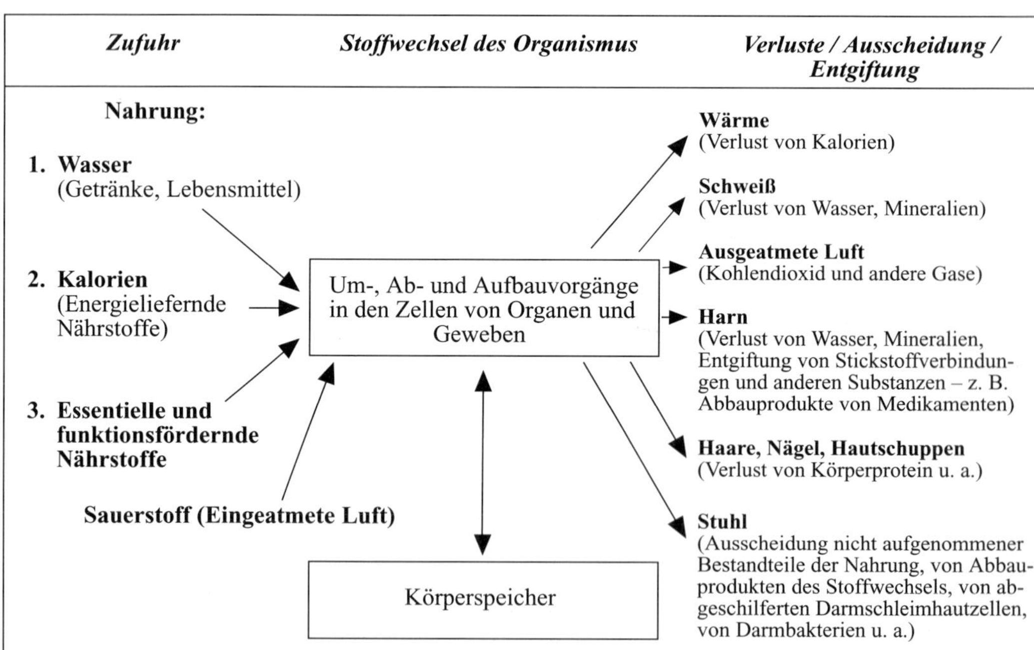

Abb. 1: Der Stoffwechsel des Menschen

ge innerhalb und zwischen den Zellen sowie mit Blut- und Lymphflüssigkeit von wesentlicher Bedeutung.

Unter *Stoffwechsel* versteht man die Summe aller chemischen Reaktionen im Organismus. Der geordnete Ablauf des Stoffwechsels ist Voraussetzung für die Gewährleistung von Leben überhaupt, für den Aufbau und Erhalt von Körpersubstanz und Körperfunktionen. Die Funktionsweise des Stoffwechsels entscheidet über Leistungsfähigkeit oder Leistungsminderung, über Gesundheit oder Krankheit. Zum ordnungsgemäßen Zusammenspiel der einzelnen Stoffwechselprozesse in Zellen, Geweben und Organen trägt unter anderem eine komplexe Regulation durch Hormone und das Nervensystem bei. Hormone (✓) sind Regler- und Botenstoffe, die in bestimmten Strukturen des Gehirns und anderen Organen gebildet werden. Nahezu alle Stoffwechselreaktionen laufen nur unter Beteiligung von Enzymen (✓) ab. Enzyme sind mit Katalysatoren (✓) vergleichbar, die chemische Verbindungen in einen reaktionsbereiten Zustand versetzen. Sie ermöglichen, daß verschiedene Substanzen überhaupt miteinander reagieren und bewirken, daß Auf- und Abbauprozesse erheblich beschleunigt werden. Enzyme sind Proteinverbindungen und reagieren stets mit **einer** Substanz oder **einem** Nährstoff, so spaltet das Enzym Laktase beispielsweise ausschließlich Milchzucker, die Laktose (☞ Kap. 2.7).

Unter Stoffwechsel versteht man die Summe aller chemischen Reaktionen, die im Organismus ablaufen. Der ordnungsgemäße Ablauf des Stoffwechsels garantiert Erhalt von Körpersubstanz und Stabilität der Organfunktionen. Stoffwechselstörungen hingegen führen zu Leistungsminderung, körperlicher Beeinträchtigung und im äußersten Fall zum Tod.

2.2 Energiebedarf und -stoffwechsel

Eine Funktion der Nahrungsaufnahme ist die Deckung des Energiebedarfs. Der Energiebedarf ist die Energiemenge, die sich aus dem Energieverbrauch für Stoffwechsel und körperliche Tätigkeiten ergibt. Der Energiebedarf wird in der Maßeinheit Kalorie (lateinisch: calor = Wärme) bzw. nach international vereinheitlichtem Sprachgebrauch in Joule erfaßt. Der Energiebedarf ergibt sich aus Grundumsatz und Leistungsumsatz. Der Grundumsatz oder Basalbedarf wiederum entspricht der Energiemenge, die für eine konstante Körpertemperatur und das Aufrechterhalten von Organleistungen (Herz, Leber, Gehirn oder Nieren), während körperlicher und geistiger Ruhe benötigt wird. Der Leistungsumsatz ist die Energiemenge, die für körperliche Bewegung und die Verrich-

Umrechnung:
1 kcal = 4,18 kJ
1 kJ = 0,239 kcal
1 000 kJ = 1 MJ (Megajoule)

Der Energiebedarf ergibt sich aus Grund- und Leistungsumsatz. Der Grundumsatz macht beim älteren Menschen den größten Anteil des Energiebedarfs aus.

tung von Arbeit verbraucht wird. Der Grundumsatz ist bei Männern höher als bei Frauen und wird von Körpergewicht, -größe und -zusammensetzung (Proteinbestand) beeinflußt (Tab. 1).

Männer	kcal/Tag	Frauen	kcal/Tag
65 Jahre	1480	65 Jahre	1220
75 Jahre	1340	75 Jahre	1160

Tab. 1: Referenzwerte für den Grundumsatz bei Männern und Frauen

Richtwerte für die Energiezufuhr älterer Menschen:
Männer: 1 900 kcal = 8 000 kJ/Tag (8,0 MJ)
Frauen: 1 700 kcal = 7 000 kJ/Tag (7,0 MJ)

Der Grundumsatz macht den größten Anteil des täglichen Energiebedarfs aus. Im höheren Alter sinkt der Energiebedarf insgesamt deutlich ab. Ursachen sind einerseits Veränderungen der Körperzusammensetzung, vor allem die Abnahme des Körperproteins, was zur Verminderung des Grundumsatzes beiträgt. Außerdem läßt in der Regel auch die körperliche Aktivität (Intensität und Dauer) nach, was den Leistungsumsatz verringert. Auf dieser Grundlage wird für gesunde ältere Menschen eine Gesamtenergiezufuhr von 1700 bzw. 1900 kcal empfohlen. Ob diese Richtwerte für den Einzelnen exakt zutreffend sind, läßt sich über eine gewisse Zeitspanne hinweg durch Kontrolle des Körpergewichtes (Wiegen) feststellen. Ist die Energiezufuhr zu hoch und die Energiebilanz demzufolge positiv, kommt es zur Gewichtszunahme, und umgekehrt. Ziel ist eine ausgeglichene Energiebilanz, sofern Normalgewicht vorliegt (☞ Kap. 4.1).

Pro Gramm liefern
Protein 4,1 kcal = 17 kJ
Fett 9,3 kcal = 40 kJ
Kohlenhydrate 4,1 kcal = 17 kJ
Alkohol 7,1 kcal = 30 kJ

Die Energieversorgung erfolgt durch die energieliefernden Nährstoffe Fett, Kohlenhydrate und Protein. Häufig wird vergessen, daß auch Alkohol sehr energiereich ist. In der Ernährung des älteren Menschen sollen Kohlenhydrate mit 50–55 % den größten Teil der Tagesenergie liefern, Fette etwa 25–30 % und Proteine etwa 10–15 % der Tageskalorien (☞ Kap. 3.2).

Energie liefern die Nährstoffe Fett, Kohlenhydrate und Protein. Alkohol ist nach den Fetten der energiereichste Nährstoff.

Die energieliefernden Nährstoffe werden unter Verbrauch von Sauerstoff (Atemluft) in den Zellen vollständig oxidiert (verbrannt). Die Oxidation der energiereichen Nährstoffe wird auch als Zellatmung bezeichnet und ist eine komplexe Folge von Reaktionen. Die gewonnene Energie wird als Wärme frei sowie in energiereichen chemischen Verbindungen gespeichert.

Diese energiereichen Verbindungen, korrekt als ATP (**A**denosin**t**ri**p**hosphat) bezeichnet, sind Batterien vergleichbar, deren Energie bei Bedarf zu lebensnotwendigen Syntheseleistungen oder für Muskelarbeit verbraucht werden kann. Bei der Verbrennung von Eiweiß, Fett und Kohlenhydraten entstehen als Abbauprodukte Wasser und Kohlendioxid (CO_2), außerdem Stickstoff (aus Aminosäuren).

2.3 Nährstoffe, Nahrungsbestandteile und Nährstoffbedarf

Essentiell	Nicht essentiell	Funktions-fördernd	Entbehrlich	Unerwünscht
Wasser Essentielle Aminosäuren Essentielle Fettsäuren Galaktose (für Säuglinge) Vitamine Mineralstoffe Spurenelemente (Fe, Cu, J, Zn, Mn, Se, Cr, Mb)	Kohlenhydrate nicht essent. Aminosäuren nicht essent. Fettsäuren Glycerin Phosphatide Cholesterin Purine	Ballaststoffe Fluorid Duftstoffe Geschmacksstoffe Enzyme Inhaltsstoffe von Gewürzen und Kräutern	Alkohol Zusatzstoffe wie: Pigmente Emulgatoren Stabilisatoren Konservierungsstoffe Aromastoffe	Schwermetalle Resorptionsinhibitoren organische Rückstände Nitrat Krankheitserreger

Tab. 2: Einteilung der Nährstoffe und Nahrungsbestandteile

Nährstoffe können gemäß Verwendung und Funktion im Stoffwechsel nach verschiedenen Gesichtspunkten eingeteilt werden (Tab. 2). Unsere Mischkost enthält etwa 60 Nährstoffe sowie eine Reihe anderer Bestandteile. Diese Einteilung hat primär Gültigkeit für den gesunden Menschen. Bei Erkrankungen oder Stoffwechselstörungen können sich abweichende Bewertungen einzelner Nährstoffe ergeben. *Essentielle* Nährstoffe bedeutet *lebensnotwendige Nährstoffe*. Diese Nährstoffe können nicht im Stoffwechsel gebildet werden, es ist vielmehr eine kontinuierliche Zufuhr erforderlich. Eine unzureichende Versorgung mit lebensnotwendigen Nährstoffen führt zunächst zur Entleerung der Körperspeicher, um den Stoffwechsel weiterhin im Gleichgewicht zu halten. Sind die Speicher entleert und bleibt die Zufuhr weiterhin zu niedrig,

Essentielle Nährstoffe sind lebensnotwendig. Sie können nicht im Stoffwechsel gebildet und müssen mit der Nahrung zugeführt werden.

kommt es zu Funktionseinbußen im Stoffwechsel, dann zu ersten Mangelzeichen und im äußersten Fall zu ausgeprägten Mangelerkrankungen oder zum Tod. Umgekehrt führt eine überreichliche Zufuhr zunächst zur Auffüllung der Körperdepots, und/oder zur verstärkten Ausscheidung überschüssiger Mengen. Eine überreichliche Energieaufnahme führt hingegen zur Vermehrung der Fettdepots. Eine stark überhöhte Zufuhr beispielsweise durch fehlerhafte parenterale Ernährung oder Überdosierung von Vitaminpräparaten (z. B. Vitamin A) kann zu regelrechten Intoxikationen (✓; Vergiftungserscheinungen) führen (☞ Kap. 2.4).

Nicht essentielle Nährstoffe werden ebenfalls vom Organismus benötigt, können aber bei ausreichender Versorgung mit Wasser, Kalorien und essentiellen Nährstoffen im Stoffwechsel gebildet werden.

Die *nicht essentiellen* Nährstoffe werden für den Stoffwechsel benötigt, können aber bei ausreichender Versorgung mit Kalorien, Wasser und essentiellen Nährstoffen vom Körper gebildet werden.

In einer Mischkost sollten jedoch auch bestimmte Mengen an nicht essentiellen Nährstoffen enthalten sein, um den Stoffwechsel zu erleichtern, Energie und Nährstoffe ökonomisch zu verwerten und bestimmte Organsysteme zu entlasten. Dies gilt insbesondere für nicht essentielle Aminosäuren und Fettsäuren. Cholesterin und Purine (☞ Kap. 2.4) zählen ebenfalls zu den nicht essentiellen Nährstoffen; sie werden im Körper in ausreichender Menge gebildet. Einem gesunden Menschen bereitet eine zusätzliche Zufuhr von Cholesterin und Purinen keine gesundheitlichen Probleme. Bei Patienten mit Fettstoffwechsel- oder Harnsäurestoffwechselstörungen werden Cholesterin und Purine zu unerwünschten Nährstoffen, deren Zufuhr mit der Nahrung eingeschränkt werden muß (☞ Kap. 4.1).

Funktionsfördernde Nährstoffe können nicht im Stoffwechsel gebildet werden, üben auch keine essentiellen Funktionen aus. Sie unterstützen allerdings bestimmte Körperfunktionen.

Funktionsfördernde Inhaltsstoffe der Nahrung können nicht vom Organismus synthetisiert werden, sind streng genommen entbehrlich. Sie regen allerdings bestimmte Stoffwechselvorgänge an. So fördern Ballaststoffe die Verdauungstätigkeit. Das Spurenelement Fluorid wiederum beugt Zahnkaries vor, nicht nur äußerlich am Zahn durch die Verwendung von fluoridhaltiger Zahnpaste, sondern auch durch die Zufuhr mit der Nahrung. Fluorid härtet Zahn und Zahnschmelz, die dadurch weniger kariesanfällig sind. *Entbehrliche Bestandteile* der Nahrung werden nicht benötigt, aber in der Mehrzahl auch verstoffwechselt und liefern wie im Falle des Alkohols nicht unerheblich Kalorien an. Zusatzstoffe erfüllen keinen Ernährungszweck, sondern sind aus Gründen der Lebensmittelverarbeitung und der Lebensmittelhygiene und im Sinne der sensorischen Attraktivität für Lebensmittel und Speisen bedeutsam. Zusatzstoffe müssen auf Lebensmittelverpackungen oder Speisekarten deklariert (✓) werden, und sie dürfen nur bis zu gesetzlich geregelten Höchstmengen in Lebensmitteln und Speisen enthalten sein.

Auch für den Alkoholkonsum gilt aus Gründen des Gesundheitsschutzes, daß der Konsum in bestimmten Mengen begrenzt bleiben soll. Bei bestimmten Erkrankungen wird Alkohol zum verbotenen, zum *kontraindizierten (✓)* Nährstoff. In ähnlicher Weise sind bestimmte Zusatzstoffe zu beurteilen, wenn durch sie Lebensmittelunverträglichkeiten ausgelöst werden. *Unerwünscht* sind eine Reihe von Bestandteilen, die durch Umwelteinflüsse ins Lebensmittel gelangen (Krankheitserreger) oder natürlicherweise (Resorptionsinhibitoren, ☞ Kap. 2.7) enthalten sind. Durch geeignete Zubereitungsverfahren (z. B. Erhitzung) können Krankheitserreger jedoch zerstört oder Resorptionsinhibitoren (✓) inaktiviert werden.

Um einen ausgeglichenen Stoffwechsel und den Erhalt der Körperzusammensetzung zu gewährleisten, bedarf es einer bestimmten Zufuhrmenge der jeweiligen essentiellen, aber auch der nicht essentiellen und funktionsfördernden Nährstoffe. Der Nährstoffbedarf ist keine fixe Größe, sondern variiert deutlich in Abhängigkeit vom Lebensalter, der jeweiligen Stoffwechselsituation (z. B. Wachstum, Schwangerschaft, Stillzeit) und der körperlichen Leistung (z. B. Schwerarbeit). Daneben wird die Höhe des Nährstoffbedarfs auch durch die bei uns vorherrschenden Lebens- und Arbeitsbedingungen (Klima, Umwelteinflüsse) und die Art der verfügbaren Lebensmittel beeinflußt. Der Nährstoffbedarf ist auch beim Einzelnen in einer bestimmten Lebensphase keine absolut konstante Größe. Ebenso schwankt der Bedarf zwischen Individuen unter gleichen physiologischen Bedingungen. Eine wünschenswerte Ernährung bzw. Lebensmittelauswahl richtet sich daher nach Nährstoffzufuhrempfehlungen. *Nährstoffempfehlungen* sind im Zahlenwert stets höher als der Bedarf, denn zur Höhe des Nährstoffbedarfs wird ein Sicherheitszuschlag hinzuaddiert, um biologisch mögliche Schwankungen des Nährstoffbedarfs einer Einzelperson sowie den Unterschied des Nährstoffbedarfs bei verschiedenen Menschen zu berücksichtigen. Bei Einhaltung der Zufuhrempfehlungen

Der Nährstoffbedarf ist die Menge eines essentiellen, nicht essentiellen oder funktionsfördernden Nährstoffs, die aufgenommen werden muß, um Stoffwechselvorgänge, Lebensfunktionen und Körperzusammensetzung zu gewährleisten oder zu unterstützen. Der Nährstoffbedarf ist abhängig von Geschlecht, Alter, Stoffwechselsituation, körperlicher Belastung und Umwelteinflüssen.

werden Unter- wie Überversorgung mit Nährstoffen in der Regel vermieden. Für die bundesdeutsche Bevölkerung haben die Nährstoffzufuhrempfehlungen der Deutschen Gesellschaft für Ernährung (☞ Literatur) von 1995 Gültigkeit.

2.4 Nährstoffe – Aufbau, Stoffwechsel, Funktionen und Zufuhrempfehlungen

Eiweiß (Protein)

Aufbau

In jeder menschlichen Zelle sind zwischen 4 000 und 5 000 verschiedene Proteine enthalten. Proteine sind die an Aufbau und Funktionen des Körpers am stärksten beteiligte Stoffklasse. Von den 25 verschiedenen Aminosäuren, die sich in Körperproteinen nachweisen lassen, sind 8 essentiell.

Die variierende Zahl der am Proteinaufbau beteiligten Aminosäuren, die unterschiedliche Reihenfolge und die räumliche Anordnung der Aminosäurekette (Knäuel oder Stränge) machen es möglich, daß viele verschiedene Proteinverbindungen mit unterschiedlichen Funktionen aufgebaut werden können.

Jede menschliche Zelle enthält zwischen 4000 und 5000 verschiedene Proteine, damit sind sie die am Aufbau und an den Funktionen des Organismus am stärksten beteiligte Stoffklasse.

Die Proteine bestehen aus Aminosäuren. Beim Abbau der Körperproteine finden sich regelmäßig 20–25 Aminosäuren, von denen 8 Aminosäuren für den erwachsenen Menschen essentiell sind (Tab. 3). Die Eigensynthese von einigen nicht essentiellen Aminosäuren kann jedoch unter bestimmten Bedingungen wie Fieber, Infektionen, postoperative (✓) Situationen oder unter parenteraler Ernährung eingeschränkt sein. Vor allem bei parenteraler Ernährung ist daher auf eine ausreichende Zufuhr von nicht essentiellen Aminosäuren zu achten (☞ Kap. 5). Alle Aminosäuren sind aus den Elementen Stickstoff, Kohlenstoff, Wasserstoff und Sauerstoff aufgebaut, jede Aminosäure enthält im Molekül eine Aminogruppe ($-NH_2$) und eine Carboxylgruppe ($-COOH$). Die verschiedenen Aminosäuren sind in den Proteinen miteinander wie in einer Perlenschnur verbunden; es besteht dabei immer eine Verbindung zwischen Carboxyl- und Aminogruppe.

Durch die unterschiedliche Zahl der Aminosäuren im Protein, die variierende Reihenfolge der Aminosäuren und die unterschiedliche räumliche, d. h. dreidimensionale Struktur der Aminosäurekette(n) (z. B. Knäuel oder Stränge) ist es möglich, daß aus wenigen Grundeinheiten derartig viele verschiedene Proteine aufgebaut werden können. Je nachdem wieviele Aminosäuren miteinander verbunden sind, spricht man von Dipeptiden (2 Aminosäuren), Tripeptiden (3), Oligopeptiden (bis 10) oder Polypeptiden (> 10, 100 bis mehrere 1 000 Aminosäuren).

Stoffwechsel

Proteine sind in den verschiedenen Organen und Geweben an lebensnotwendigen Funktionsabläufen beteiligt (Tab. 3). Von zentraler Bedeutung für den Proteinstoffwechsel ist die Leber, wo Protein bzw. Aminosäuren auf-, ab- und umgebaut werden. Beim Abbau der Aminosäuren entsteht u. a. Ammoniak (NH_3), das, sofern im Stoffwechsel nicht zum Wiederaufbau von Aminosäuren verwertet, als *Harnstoff* über die Nieren ausgeschieden werden muß. Die Harnstoffbildung findet ebenfalls in der Leber statt und beträgt bei üblicher Ernährung täglich 20–25 g. Harnstoff wirkt in höheren Konzentrationen speziell für das Nervengewebe toxisch. Eine Entgiftung ist demnach lebensnotwendig und an die ordnungsgemäße Funktion von Leber und Nieren gebunden (☞ Kap. 4.5).

Zentrale Bedeutung für den Proteinstoffwechsel hat die Leber, wo beim Abbau der Aminosäuren aus dem anfallenden Ammoniak Harnstoff gebildet wird. Dieser wird über die Nieren ausgeschieden.

Eine weitere bedeutsame Stoffwechselleistung von Leber und Nieren ist die Bildung von Glukose aus bestimmten Aminosäuren. Diese Art der Glukosebereitstellung zu Lasten körpereigener Proteinreserven oder aus Nahrungseiweiß ist eine Art Notfallreaktion, um bei mangelnder Kohlenhydratversorgung den Blutzuckerspiegel zu normalisieren und glukoseabhängige Organe (Gehirn, Zentralnervensystem und Erythrozyten) zu versorgen.

Funktionen

Aminosäuren	**essentiell** (für den gesunden Erwachsenen) Isoleucin, Leucin, Lysin, Methionin, Phenylalanin, Threonin, Tryptophan, Valin	**nicht essentiell** Alanin, Arginin, Asparaginsäure, Cystein und Cystin, Glutaminsäure, Glycin, Histidin, Prolin, Serin, Tyrosin sowie unmittelbar aus Aminosäuren gebildete Verbindungen wie Ornithin, Citrullin, Asparagin, Glutamin, Hydroxylysin, Hydroxyprolin
Funktionen	Beteiligung an Muskelkontraktionen (z. B. Bewegungsapparat, Herz) Beteiligung an Transportvorgängen (z. B. Sauerstofftransport im Blut durch Hämoglobin) Träger und Übermittler der Erbsubstanz Beteiligung an Blutgerinnung Gewährleistung der Blutviskosität	Gerüst-, Stützsubstanz (Skelett, Knorpel, Zähne, Haare, Haut, Nägel) Bestandteil jeder Zellmembran (Haupt)Bestandteil/Ausgangsmaterial von Hormonen, Botenstoffen und Enzymen Infektabwehr Ausgangsmaterial für Glukosesynthese

Tab. 3: Die Aminosäuren und Funktionen der Proteine des Menschen

Vorkommen in Lebensmitteln und Zufuhrempfehlung

Proteine sind in tierischen und pflanzlichen Lebensmitteln enthalten. Tierische Lebensmittel sind in der Regel eiweißreicher als pflanzliche und enthalten mehr essentielle Aminosäuren.

Eiweiße sind in tierischen und pflanzlichen Lebensmitteln enthalten. Tierische Lebensmittel wie Fleisch, Fisch, Geflügel, Milch und Eier und die entsprechenden Verarbeitungsprodukte sind für den Menschen die hochwertigeren Proteinlieferanten, denn tierische Lebensmittel sind in der Regel eiweißreicher als pflanzliche (durchschnittlicher Proteingehalt von Fleisch 20 %, von Gemüse 2 %). Man benötigt demnach eine geringere Lebensmittelmenge, um den Proteinbedarf zu decken. Außerdem ist das Protein tierischen Ursprungs *biologisch hochwertiger*. Das bedeutet, die Aminosäurezusammensetzung ähnelt stärker der der menschlichen Proteine, und der Gehalt an für den Menschen essentiellen Aminosäuren ist im tierischen Lebensmittel höher. So ist verständlich, daß es beim Wegfall einiger oder aller tierischer Produkte im Speiseplan schwieriger ist, den Bedarf an essentiellen Aminosäuren zu decken. Es erfordert sehr genaue Kenntnisse über die Aminosäurezusammensetzung der pflanzlichen Lebensmittel, um die notwendigen Zufuhrmengen der essentiellen Aminosäuren tatsächlich sicherzustellen. Dies ist einer der Gründe, warum eine streng vegetarische Kost, eine sogenannte *veganische Ernährung* (nur pflanzliche Lebensmittel) zu Gesundheitsrisiken führen kann.

Für gesunde ältere Menschen ist eine tägliche Zufuhr von 0,8-(1,0) g pro kg Körpergewicht ausreichend. Dies ergibt umgerechnet (Idealgewicht vorausgesetzt) eine Empfehlung von täglich 55 g Protein für den Mann und von 47 g für die Frau. Diese Empfehlungen setzen eine Mischkost-Ernährung voraus, die regelmäßig tierische Proteinlieferanten, also biologisch hochwertiges Eiweiß, enthält (☞ Kap. 3.2).

Aus praktischen und gesundheitsvorbeugenden Erwägungen wie:

- gute Realisierbarkeit durch übliche Lebensmittel, Abwechslungsreichtum und geschmackliche Attraktivität der Ernährung,
- Beschränkung der Fett- und Cholesterinzufuhr,
- ausreichende Versorgung mit Vitaminen, Mineralstoffen und Spurenelementen,

empfiehlt es sich, 10–15 % der Tageskalorien durch Protein zu decken. Dies entspricht einer Menge von täglich etwa 60–80 g

Protein (ca. 240–320 kcal) für Männer und Frauen. Wesentlich mehr als 100 g Protein sollten dauerhaft wegen der stärkeren Belastung der Nieren (Ausscheidung von Harnstoff u. a.) und des Risikos für bestimmte Nierenerkrankungen (☞ Kap. 4.5) nicht aufgenommen werden. Welche Proteinlieferanten in welchen Mengen aus gesundheitlicher Sicht zu bevorzugen sind, wird in Kapitel 3.2 weiter ausgeführt.

Aufgrund bestimmter Erkrankungen und Stoffwechselprobleme kann es notwendig sein, die Eiweißaufnahme abweichend von den vorgenannten Empfehlungen dauerhaft oder vorübergehend zu senken oder aber anzuheben. Der minimale Proteinbedarf wird mit täglich 0,3–0,4 g/kg Körpergewicht (absolut 20–25 g/Tag) angegeben. Allerdings bedarf es einiger Sachkenntnis, um bei minimaler Proteinzufuhr den Bedarf an essentiellen Aminosäuren zu decken, wie im Falle der Diät bei fortgeschrittener Niereninsuffizienz (✓; ☞ Kap. 4.5).

Proteinzufuhrempfehlung: 0,8–(1,0) g/kg Körpergewicht
⇛ Männer 55 g und Frauen 47 g/Tag
Zufuhrempfehlung für die Ernährungspraxis:
10–15 % der Tagesenergie = 60–80 g/Tag
Proteinzufuhrminimum: 0,3–0,4 g/kg Körpergewicht/Tag
Empfohlene Zufuhrobergrenze: 100 g/Tag

Mangel

Durch Proteinzufuhren, die längerfristig unterhalb des minimalen Eiweißbedarfs (0,3–0,4 g/kg Körpergewicht/Tag) liegen, bei qualitativ minderwertiger Eiweißzufuhr (biologische Wertigkeit ↓), durch Hungerzustände oder konsumierende Erkrankungen (z. B. Krebserkrankungen) kann es zur fortschreitenden Proteinverarmung des Organismus kommen. Welche Eiweißmangelzeichen sich bei dem jeweiligen Patienten zeigen, hängt entscheidend davon ab, ob auch die Energiezufuhr unzureichend ist und ob die Versorgung mit anderen Nährstoffen gewährleistet ist. Nach dem Verbrauch der vergleichsweise geringen Proteinvorräte in Leber und Muskulatur kommt es beispielsweise zur Verringerung der Konzentration von Aminosäuren und Proteinen im Blut, zu körperlicher Schwäche und Leistungsminderung, Blutarmut, Verschlechterung der Wundheilung und Infektabwehr, Verfärbung der

Haare und Nagelveränderungen, Oedembildung (✓), Lebervergrößerung oder zum Abbau von Organproteinen (Herz, Nieren) mit Einschränkung bzw. Verlust überlebenswichtiger Organleistungen.

Purine/Harnsäure

Aufbau und Stoffwechsel

Mit der Nahrung werden neben den Proteinen auch sogenannte Nukleoproteide, Verbindungen aus Proteinen mit Nukleinsäuren (✓), aufgenommen. Entscheidende Bestandteile der kompliziert aufgebauten Nukleinsäuren sind *Purine* und Pyrimidine.

Purine und Pyrimidine sind Bestandteile der Nukleinsäuren. Nukleinsäuren sind in Form von DNS und RNS Träger der Erbinformation und verantwortlich für die Proteinsynthesen im Körper. Purine können nicht vollständig abgebaut werden: Als Abbauprodukt fällt Harnsäure an, die hauptsächlich über die Nieren ausgeschieden wird.

Purine (✓) und Pyrimidine (✓) sind stickstoffhaltige Verbindungen, auf deren Nahrungszufuhr der Mensch nicht angewiesen ist, da die Eigensynthese im Stoffwechsel beim Gesunden bedarfsdeckend ist. Nukleinsäuren aus der Nahrung und aus dem körpereigenen Stoffwechsel unterliegen einem stetigen Auf- und Abbau, die dabei anfallenden Purine und Pyrimidine werden zum größten Teil wieder in den Nukleinsäurestoffwechsel eingeschleust. Nicht wiederverwertete Purine und Pyrimidine werden in der Leber abgebaut. Während Pyrimidine komplett zerlegt werden, entsteht als Endprodukt der Purine Harnsäure, die nicht weiter verstoffwechselt werden kann. *Harnsäure* wird hauptsächlich über den Harn (70–80 %) ausgeschieden (Rest mit dem Stuhl).

Funktionen

Nukleinsäuren sind in Form der DNS (✓) und RNS (✓) Träger der Erbanlagen und Schlüsselsubstanzen der im Körper ablaufenden Proteinsynthesen. Nukleinsäuren und damit auch die Purine sind Bestandteil jeder Zelle des menschlichen Organismus.

Vorkommen in Lebensmitteln und Zufuhrempfehlung

Zufuhrempfehlung zur Gesundheitsprävention:
max. 500 mg Harnsäure

Nicht alle tierischen, aber alle pflanzlichen Lebensmittel liefern in mehr oder weniger großen Mengen Purine an. Hohe Puringehalte finden sich vor allem in Fleisch (Innereien!),

Fisch, Geflügel und ihren Verarbeitungsprodukten. Milch, Milcherzeugnisse und Käse sowie pflanzliche und tierische Fette enthalten keine Purine; in Eiern ist der Gehalt vernachlässigbar gering. Pflanzliche Lebensmittel wie Gemüse, Obst oder Getreideprodukte sind im Vergleich zu den oben genannten tierischen Produkten relativ purinarm. Ausnahmen sind Hülsenfrüchte, Erdnüsse, Sojabohnen, Sojaprodukte und Hefe; sie sind purinreich.

Purine sind keine essentiellen Nährstoffe. Es besteht daher kein Bedarf und somit existieren auch keine Zufuhrempfehlungen. Allerdings sollte im Sinne der Vorbeugung von Harnsäurestoffwechselstörungen, von Gicht und Harnsäure-Harnsteinen die Harnsäurezufuhr eine Menge von 500 mg/Tag nicht überschreiten (☞ Kap. 4.1; 4.5).

Fette (Lipide) und fettähnliche Stoffe (Lipoide)

Aufbau

Lipide (Fette) und Lipoide (fettähnliche Stoffe) kommen in allen Zellen des Körpers vor. Lipoide haben zwar am Gesamtkörperfettgehalt nur einen Anteil von 1–2 %, dennoch sind die von ihnen ausgehenden Funktionen nicht minder wichtig.

Nahrungsfette und die im Körper vorkommenden Fette (Lipide) haben prinzipiell den gleichen Aufbau. Es handelt sich um Neutralfette oder Triglyceride. Ein *Tri*glycerid besteht wiederum aus Glycerin und *drei* damit verbundenen Fettsäuren (Abb. 2). Die verschiedenen Fette in Lebensmitteln und im Organismus unterscheiden sich durch die jeweiligen Fettsäuren, die mit Glycerin verbunden sind. Die Neutralfette (Glycerin + 3 Fettsäuren) bestehen aus den Elementen Kohlenstoff, Wasserstoff und Sauerstoff. Die Kohlenstoffatome in den Fettsäuren sind wie in einer Kette aneinandergereiht. Charakteristisch für das Fettsäuremolekül sind Carboxylgruppe (-COOH) und Methylgruppe ($-CH_3$). Unterscheidungsmerkmale der Fettsäuren sind die Kettenlänge (Anzahl der C-Atome) und die Anzahl der Doppelbindungen. Entsprechend werden die in den Nahrungsfetten enthaltenen Fettsäuren auch wie folgt eingeteilt:

- kurzkettige Fettsäuren (bis 6 C-Atome)
- mittelkettige Fettsäuren (6 bis 10 C-Atome)

- langkettige Fettsäuren (> 10 C-Atome) und
- mehrfach ungesättigte Fettsäuren (Polyensäuren, mehr als 2 Doppelbindungen)
- einfach ungesättigte Fettsäuren (Monoensäuren, 1 Doppelbindung)
- gesättigte Fettsäuren (keine Doppelbindung).

Lipide (Fette) und Lipoide (fettähnliche Stoffe) kommen in allen Körperzellen vor. Nahrungsfette und die im Körper vorkommenden Fette haben prinzipiell den gleichen Aufbau.

Kurzkettige Fettsäuren wie die Essigsäure entstehen im Stoffwechsel, bilden sich beim Fettverderb (Buttersäure) und sind für den charakteristisch ranzigen Geruch verantwortlich. Die in Speisefetten (Öle, Butter, Margarine) und in Lebensmittelfetten (Fleisch, Eier etc.) am häufigsten vorkommenden Fettsäuren bestehen aus Kohlenstoffketten mit 16–22 Kohlenstoffatomen.

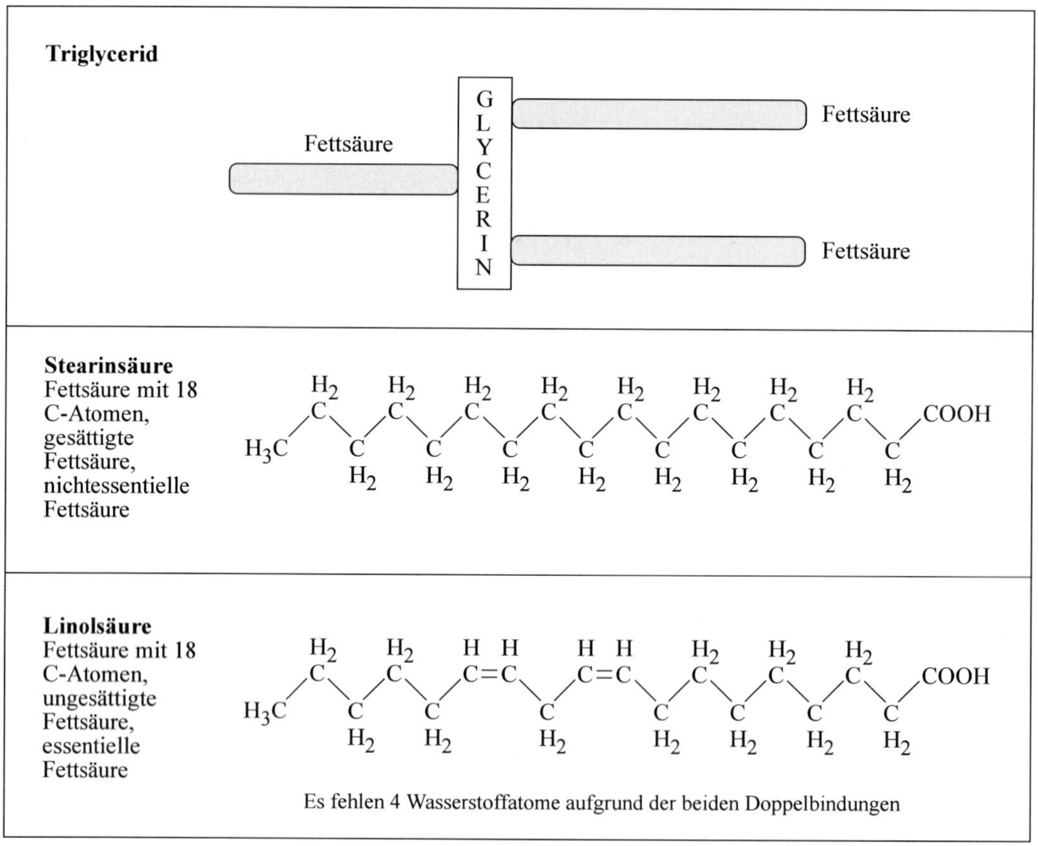

Abb. 2: Aufbau von Triglyceriden und Fettsäuren

Wie bei den Aminosäuren ist auch zwischen essentiellen und nicht essentiellen Fettsäuren zu unterscheiden. Die mehrfach ungesättigten Fettsäuren *Linolsäure* (2 Doppelbindungen; Abb. 2) und *α-Linolensäure* (3 Doppelbindungen) können nicht im Stoffwechsel gebildet werden, sie sind essentiell. Möglicherweise sind auch *Eicosapentaen-* und *Docosahexaensäure* (in Makrele und Lachs) essentiell. Sie können zwar grundsätzlich aus α-Linolensäure gebildet werden, wahrscheinlich ist jedoch die Umwandlungsrate auch beim Gesunden begrenzt. Eine abschließende wissenschaftliche Beurteilung steht noch aus.

Essentiell sind für den Menschen Linol- und α-Linolensäure, die nicht im Körper gebildet werden können.

Triglyceride mit sogenannten mittelkettigen Fettsäuren werden auch als *MCT-Fette* (✓) bezeichnet, sie bestehen aus Fettsäuren mit 6–10 Kohlenstoffatomen. Für die Ernährung bei bestimmten Erkrankungen haben sie eine besondere Bedeutung, da sie wesentlich leichter verdaut und resorbiert (☞ Kap. 2.7) werden. Sie haben ihren Platz speziell in der Ernährung von Patienten mit gastrointestinalen Krankheiten (☞ Kap. 4.2).

MCT-Fette sind Triglyceride mit mittelkettigen Fettsäuren. Sie können besonders leicht verdaut und resorbiert werden und eignen sich daher für die Ernährung bei verschiedenen Erkrankungen des Verdauungstraktes.

Die fettähnlichen Verbindungen, die Lipoide, sind sehr verschieden und zumeist sehr komplex aufgebaut. Ein für die Ernährungspraxis wichtiges Lipoid ist das *Cholesterin.* Cholesterin gehört zu den Sterinen und besteht wie die Fettsäuren aus Kohlenstoff, Wasserstoff und Sauerstoff; allerdings hat Cholesterin keine kettenartige, sondern eine komplizierte ringförmige Struktur. Cholesterin ist für den Menschen nicht essentiell, denn es kann in der Leber in für den Stoffwechsel ausreichender Menge gebildet werden. Ein weiteres Lipoid ist das Lezithin, ein Diglycerid mit einer phosphathaltigen Verbindung als drittem Bindungspartner. Lezithin kommt im Nervengewebe, in Zellmembranen und in der Gallenflüssigkeit vor. Auch Lezithin kann beim Gesunden in ausreichender Menge synthetisiert werden.

Stoffwechsel

Von allen Nährstoffen liefert Fett die meisten Kalorien. Beim Abbau der Fettsäuren (Oxidation) wird Energie frei für Muskeltätigkeit (Bewegungsapparat, Herz) und Organfunktionen. Damit die Fettsäuren vollständig abgebaut werden können, muß in den Zellen eine ausreichende Menge an Kohlenhydraten zur Verfügung stehen.

Die Fette liefern bei ihrem Abbau (Oxidation) die meiste Energie, wofür in den Zellen aber auch Glukose zur Verfügung stehen muß. Ist dies nicht der Fall, entstehen im Stoffwechsel Ketonkörper. Eine erhöhte Ketonkörperkonzentration macht das Blut sauer (Azidose) und führt zur erhöhten Ausscheidung von Ketonkörpern mit dem Harn.

Bei unzureichender Kohlenhydratversorgung, im Hunger oder bei schlecht eingestelltem Diabetes mellitus ist der komplette Fettsäureabbau nicht oder nur eingeschränkt möglich. Der Abbau führt nur bis zu einem Zwischenprodukt, dem sogenannten Azetyl-CoA, das dann weiter in Ketonkörper (Aceton und verschiedene organische Säuren) umgewandelt wird. Eine erhöhte Konzentration von Ketonkörpern im Blut führt zu pH-Wertveränderungen im Blut (sauer → Azidose). Ketonkörper werden daher über die Nieren bevorzugt vor anderen Ausscheidungsprodukten wie z.B. der Harnsäure ausgeschieden. Im Hunger oder während einer Diät zur Gewichtsreduktion kann nach einer Anpassungsphase (2–4 Wochen) und Umstellung der Stoffwechselvorgänge außerdem ein Teil der anfallenden Ketonkörper von Gehirn und Zentralnervensystem zur Energiegewinnung genutzt werden. Das mindert ebenfalls die Konzentration der Ketonkörper. Kritisch ist die Situation bei Diabetikern mit schlechter Stoffwechseleinstellung. Es fallen so viele Ketonkörper an, daß auch die Nierenausscheidung nicht zur Normalisierung der Blutkonzentrationen ausreicht. Ein starker Anstieg der Ketonkörper im Blut ist letztlich mitausschlaggebend für ein diabetisches Koma (☞ Kap. 4.1).

Funktionen

Lipide und Lipoide erfüllen im Körper zahlreiche lebenswichtige Funktionen.Die Eicosanoide nehmen z. B. wesentlichen Einfluß auf Blutgerinnung, Blutdruckregulation und Entzündungsprozesse.

Lipide und Lipoide erfüllen unterschiedlichste Aufgaben im Organismus (Tab. 4). Die Lipoide haben spezielle Bedeutung für Strukturen von Nervengewebe und Gehirn und sind am Aufbau von Zellmembranen (Zellhüllen) beteiligt. Lebenswichtige Funktionen gehen jedoch nicht nur von den Fetten und Cholesterin aus, sondern auch von sogenannten Eicosanoiden. Zu den *Eicosanoiden*, die aus den Fettsäuren Eicosapentaen-, Docosahexaensäure und anderen längerkettigen essentiellen und nicht essentiellen Fettsäuren gebildet werden, zählen Verbindungen wie Prostaglandine, Prostazykline, Thromboxane und Leukotriene.

Eicosanoide fungieren im Stoffwechsel ähnlich den Hormonen als Regler- und Botenstoffe. Sie nehmen dadurch Einfluß auf zahlreiche Funktionen und Organleistungen (Tab. 4). Die Kenntnisse über Entstehung und Wirkungsweise der Eicosanoide haben in den letzten Jahren erheblich zugenommen. In der Therapie einer Reihe von Erkrankungen wird bereits mit bestimmten Prostaglandinen und anderen Verbindungen gearbeitet, oder ihre Wirksamkeit wird geprüft (Asthma bronchiale, Magengeschwüre, Arteriosklerose, rheumatische Erkrankungen).

Lipide	Wichtigste Energiereserve mit 9,3 kcal bzw. 40 kJ pro Gramm; Depotfett zur »Überlebenssicherung« bei Hunger, Kälteexposition, schweren Erkrankungen Energielieferant für Muskulatur Schutz gegen Kälte und Wasser (Isolierung) → Unterhautfettgewebe Schutz des Körpers und speziell von inneren Organen gegen Druck, Stoß, Verletzung Bestandteil von Zellmembranen (Zellhüllen)
Lipoide (z. B. Cholesterin, Lezithin)	Bestandteil von Zellmembranen und Membranen von Zellbestandteilen Bestandteil von Nervengewebe, Hirnsubstanz Ausgangsmaterial für die Synthese von Gallensäuren, Vitamin D, Sexualhormonen Bestandteil der Gallenflüssigkeit (zur Resorption von Cholesterin und Fettsäuren)
Eicosanoide	Beeinflussung von: Blutgerinnung Blutdruckregulation Kontraktion der Darmmuskulatur Entzündungsvorgängen, Fieber und Schmerz allergischen Reaktionen Abwehrfunktion (Immunsystem)

Tab. 4: Funktionen von Lipiden, Lipoiden und Eicosanoiden

Vorkommen in Lebensmitteln und Zufuhrempfehlung

Triglyceride kommen in tierischen, aber auch in pflanzlichen Lebensmitteln vor, Cholesterin natürlicherweise ausschließlich in tierischen Produkten. Fette und Cholesterin werden einerseits durch Streich-, Koch- und Zubereitungsfette *(sichtbares Fett)* aufgenommen, andererseits mit Milch oder Käse, Eiern, Fisch und Fleisch, aber auch mit bestimmten Gemüsen und Nüssen als *verstecktes Fett.*

Fette sind in tierischen und pflanzlichen Lebensmitteln enthalten, Cholesterin dagegen natürlicherweise nur in tierischen Lebensmitteln. Fette und Cholesterin werden sowohl als sichtbares als auch als verborgenes Fett aufgenommen.

Pflanzliche Öle wie Maiskeim- oder Sonnenblumenöl und Diätmargarine liefern reichlich Linolsäure an (Linolsäure:

45–70 % des Gesamtfettsäuregehalts). Die α-Linolensäure kommt hauptsächlich in Leinöl (59 % des Gesamtfettsäuregehalts) vor. Besonders reich an Eicosapentaen- und Docosahexaensäure sind die Fette bestimmter Seefische (z. B. Lachs, Makrele). Gesättigte Fettsäuren finden sich vor allem in tierischen Fetten (Schmalz, Talg) und tierischen Lebensmitteln wie Fleisch, Milch, Eier und entsprechenden Verarbeitungsprodukten. MCT-Fette kommen im Butterfett vor, allerdings nur in geringen Mengen. Streich- und Zubereitungsfette, die nahezu ausschließlich MCT-Fett enthalten, sind diätetische Lebensmittel (✓) und als Margarine, Öl und Brotaufstrich[1] im Handel.

Die in den Fetten enthaltenen Fettsäuren entscheiden nicht nur über den Ernährungswert (Anlieferung essentieller Fettsäuren), sondern auch über Geschmack, Mundgefühl, Geruch und Konsistenz des jeweiligen Fettes (Tab. 5). Auch die Erhitzbarkeit wird durch die Fettsäuren beeinflußt. So sind Pflanzenfette wie Kokosfett mit auschließlich längerkettigen gesättigten Fettsäuren stark erhitzbar (200–230 °C). Pflanzenöle sind in Abhängigkeit vom Gehalt an mehrfach ungesättigten Fettsäuren deutlich hitzeempfindlicher und daher nur bedingt oder gar nicht für Bratzwecke geeignet (bei unsachgemäßer Erhitzung: Rauchen, Qualmen, beißender Geruch). Durch zu hohes und zu langes Erhitzen werden die essentiellen Fettsäuren außerdem zerstört.

Ein Bedarf an Fett besteht nicht, denn der Kalorienbedarf könnte theoretisch durch Kohlenhydrate und Proteine gedeckt werden. Lebensnotwendig ist die Zufuhr von Linol- und Linolensäure. Erwachsenen wird eine tägliche Zufuhr von 10 g Linolsäure und 1 g α-Linolensäure empfohlen.

Für die Ernährungspraxis wird eine Fettzufuhr von 25–30 % der Tageskalorien empfohlen. Dies entspricht für Männer und Frauen (> 65 Jahre) einer Aufnahme von 60–70 g Fett pro Tag (= 560–650 kcal), was bei geeigneter Lebensmittelauswahl nicht nur den Bedarf an essentiellen Fettsäuren garantiert, son-

---

1 Produkte: ceres®-Margarine/-Öl, Direktbezug bei Union Deutsche Lebensmittelwerke, Hamburg; mct-basis-plus-Margarine/-Öl, mct-basis-plus-Brotaufstrich (Käse-Streichecken, Schoko-Streichcreme), Bezug über Reformhaus oder Direktbelieferung durch basis® Gesellschaft für Diätetik und Ernährung, München

Fett	Fettsäure(n) (hauptsächlich)	Art der hauptsächlich vorkommenden Fettsäure(n)	Konsistenz des Fettes
Talg, Schmalz, Kokosfett, Butter	Stearinsäure, Palmitinsäure	gesättigt, langkettig	Kokosfett: hart, zäh Schmalz, Butter: bei Zimmertemperatur streichfähig
Oliven-, Erdnußöl	Ölsäure	einfach ungesättigt, langkettig	(zäh)flüssig
Weizen-, Maiskeimöl, andere Keimöle, Soja-, Sonnenblumen-, Distelöl, Leinöl; pflanzliche Margarine/ Diätmargarine	Linolsäure, Linolensäure	mehrfach ungesättigt, langkettig	Öle: flüssig, Margarine: leicht streichfähig

Tab. 5: Fette und Fettsäuregehalt

dern auch die erforderliche Zufuhr fettlöslicher Vitamine. Fett macht Lebensmittel und Speisen außerdem geschmacklich attraktiv und trägt zur längeren Sättigung bei. Hinsichtlich der Qualität der Fette wird empfohlen, daß sich die Gesamtfettmenge von 60–70 g je zur Hälfte aus sichtbarem und verstecktem Fett zusammensetzt. Sichtbares Fett sollte bevorzugt aus pflanzlichen Fetten und Ölen mit hohem Anteil an mehrfach ungesättigten Fettsäuren bestehen. Fette mit einem hohen Anteil an essentiellen Fettsäuren bzw. mehrfach ungesättigten Fettsäuren sind aufgrund positiver Stoffwechselwirkungen wie der Senkung des Blutcholesterinspiegels erwünschte Nahrungsfette. Aufgrund der unerwünschten gegenteiligen Wirkung sind gesättigte Fettsäuren einzuschränken. Es sollten daher magere Fleischstücke, magere Wurst- und Fleischwaren sowie Käse mit niedrigen Fettstufen bevorzugt werden (☞ Kap. 3.2). Hingegen enthalten die versteckten Fette in Seefisch wie Makrele, Lachs und Hering erwünschte ungesättigte Fettsäuren. Diese Fischsorten sollten in Abwechslung mit magerem Seefisch einmal wöchentlich verzehrt werden. Zur günstigen Beeinflussung der Blutfette und zur Arteriosklerosevorbeugung (☞ Kap. 4.1) wird außerdem empfohlen, daß die Cholesterinzufuhr eine Menge von täglich 300 mg nicht überschreitet.

Zufuhrempfehlung für essentielle Fettsäuren:
10 g Linol- und 1 g α-Linolensäure/Tag
Zufuhrempfehlung für die Ernährungspraxis:
25–30 % der Tagesenergie = 60–70 g/Tag
Cholesterinzufuhr zur Gesundheitsprävention:
max. 300 mg/Tag

Kohlenhydrate

Aufbau

Kohlenhydrate sind äußerst vielfältige Verbindungen. Süßschmeckend sind die Einfach- und Zweifachzucker wie Traubenzucker (Glukose), Fruchtzucker (Fruktose) und der übliche Haushaltszucker (Saccharose).

Der Begriff Kohlenhydrate ist eine Sammelbezeichnung für verschiedenste Zucker, die zwar alle aus Kohlenstoffketten in Verbindung mit Wasserstoff und Sauerstoff aufgebaut sind, aber in Aussehen, Geschmack, Beschaffenheit und küchentechnischen Eigenschaften sehr stark variieren. Kohlenhydrate sind entweder Einfachzucker (Monosaccharide) wie Glukose (Traubenzucker), Zweifachzucker (Disaccharide) wie Laktose (Milchzucker) oder aber Vielfachzucker wie Stärke (Polysaccharide), Verbindungen aus bis zu mehreren Hundert Einfachzuckern (Tab. 6). Die Einfachzucker wie Glukose, Galaktose oder Fruktose bestehen aus Kohlenstoffketten mit jeweils 6 C-Atomen.

Einfachzucker = Monosaccharid (süßschmeckend)	Glukose Fruktose Galaktose 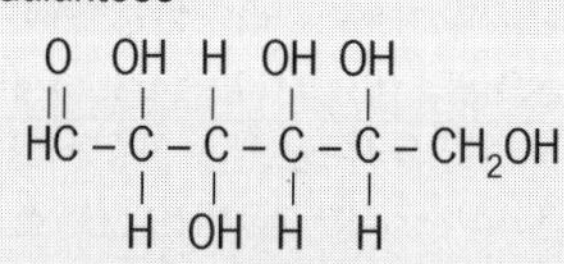 Aufbau der Glukose	Traubenzucker Fruchtzucker Schleimzucker
Zweifachzucker = Disaccharid (süßschmeckend)	Saccharose (Glukose + Fruktose) Maltose (Glukose + Glukose) Laktose (Glukose + Galaktose)	Haushaltszucker Malzzucker Milchzucker
Vielfachzucker = Dextrine = Polysaccharide	je nach Dextrin 4–6 oder 30–35 Glukosemoleküle bis zu mehrere 100 Glukosemoleküle	Abbauprodukte der Stärke Stärke

Tab. 6: Aufbau der Kohlenhydrate und ihre Bezeichnung

Die Bezeichnung Saccharide leitet sich vom Begriff *sacchar*, lateinisch für Zucker, ab. Das heißt jedoch nicht, daß alle Kohlenhydrate auch gleichermaßen süß schmecken. Den stärksten Süßgeschmack hat die Fruktose, gefolgt von Glukose und Saccharose, während Stärke nicht süß und Dextrine, wenn überhaupt, nur schwach süß schmecken. Die verschiedenen Mono- und Disaccharide werden, da es sich um kleine Moleküle handelt, auch als niedermolekulare Kohlenhydrate bezeichnet. Stärke aus vielen Hundert Einheiten Glukose ist hingegen ein hochmolekulares Kohlenhydrat. Neben den Mono-, Di- und Polysacchariden sind noch eine Reihe anderer Kohlenhydrate von Interesse. Dazu zählen die Zuckeralkohole (ohne Alkoholwirkung!) Xylit und Sorbit. In der Ernährung des Diabetikers haben Sorbit und Xylit, aber auch Fruktose als *Zuckeraustauschstoffe* praktische Bedeutung (☞ Kap. 4.1), denn diese süßschmeckenden Kohlenhydrate werden ohne Wirkung des Insulins in die Körperzellen eingeschleust.

Stoffwechsel

Glukose ist für die Körperzellen eine leicht verfügbare Energiequelle. Als Endprodukte des Abbaus entstehen Wasser und Kohlendioxid (CO_2). Bei starker körperlicher Anstrengung und/oder unzureichender Sauerstoffversorgung kann der Glukoseabbau nur unvollständig bis zu Bildung von Milchsäure (Laktat) erfolgen. Eine Anreicherung von Milchsäure im Muskel ist wesentlich für die typischen Zeichen eines »Muskelkaters«, der Übersäuerung des Muskelgewebes.

Glukose ist eine rasch verfügbare Energiequelle für die Körperzellen. Bei Kohlenhydratzufuhren, die den Energiebedarf übersteigen, werden Kohlenhydratspeicher (Glykogen) in Muskeln und Leber angelegt. Kohlenhydrate sind aber nicht nur Energiespender, sondern werden auch für Bildung und Aufbau von Körpersubstanzen sowie für lebensnotwendige Funktionen benötigt.

Während die Muskulatur und eine Reihe anderer Gewebe ihren Energiebedarf auch aus dem Fettabbau beziehen können, sind Gehirn, Zentralnervensystem ganz überwiegend und rote Blutkörperchen ausschließlich auf Glukose angewiesen. Gehirn und Zentralnervensystem können allerdings im Hunger oder bei Nulldiäten nach einer Anpassungsphase auch auf den Verbrauch von Ketonkörpern aus dem Fettabbau umstellen. Ist die Kohlenhydrataufnahme höher als der aktuelle Glukosebedarf in den Geweben, kann Glukose in Form des Glykogens in Leber und Muskulatur gespeichert werden. Bei überreichlicher Energieversorgung können aus Kohlenhydraten auch Neutralfette und damit Fettdepots aufgebaut werden. Allerdings erfolgt der Zuwachs an Fettgewebe durch Kohlenhydrate weitaus langsamer als durch gleich hohe energetische Überschüsse an Fett.

Funktionen

Kohlenhydrate sind Energiequellen (4,1 kcal bzw. 17 kJ pro Gramm) und liefern mit ihrem Kohlenstoffgerüst das Ausgangsmaterial für zahlreiche Synthesevorgänge im Organismus (Tab. 7). Glukose wird als Energiesubstrat von allen Zellen verbraucht. Eine ausreichende Versorgung mit Kohlenhydraten erleichtert die vollständige Verbrennung von Fetten und begrenzt den Abbau von Protein zu Energiezwecken. Man spricht daher auch von der Proteinsparwirkung der Kohlenhydrate. Eine zu geringe Versorgung mit Kohlenhydraten oder ein Mehrbedarf bei körperlichen Tätigkeiten kann durch die Kohlenhydratreserven (Glykogen) in Leber und Muskulatur überbrückt werden. Unter kohlenhydratreicher Ernährung können solche Kohlenhydratdepots angelegt werden. Sie betragen etwa 400–500 g, das entspricht 1600–2000 kcal.

Vorkommen in Lebensmitteln und Zufuhrempfehlungen

Für die Aufnahme von Kohlenhydraten sorgen in der Hauptsache pflanzliche Lebensmittel wie Getreideprodukte, Brot, Gemüse und Hülsenfrüchte, Kartoffeln, Reis und Obst. Unter den tierischen Lebensmitteln sind die Milch und bestimmte Milchverarbeitungsprodukte (Quark, Joghurt) bedeutendste Kohlenhydratlieferanten (Laktose), denn alle anderen tierischen Lebensmittel sowie tierische und pflanzliche Fette enthalten natürlicherweise nur Spuren oder sehr geringe Mengen (0,5–2 %) an Kohlenhydraten. Während mit Getreideprodukten, Kartoffeln, (Vollkorn)Reis, Gemüse sowie Hülsenfrüchten und entsprechenden Verarbeitungsprodukten Stärke sowie Ballaststoffe angeliefert werden, sind es beim Obst in der Regel niedermolekulare Kohlenhydrate. Saccharose wird als Süßungsmittel verwendet, aber auch in versteckter Form mit einer Vielzahl von Lebensmitteln konsumiert (Süß-, Backwaren, Konfitüren, Erfrischungsgetränke etc.). Auch Stärke (Kartoffel-, Maisstärke) und (Weizen)Mehle werden in der Lebensmittelverarbeitung in vielfältiger Form eingesetzt. In einer Reihe von Lebensmitteln entsteht während der Verarbeitung durch milchsaure Vergärung (Milchsäurebakterien) der enthaltenen Kohlenhydrate Milchsäure, zu diesen Produkten zählen Sauerkraut, saure Bohnen, Joghurt oder Kefir. Glukose kann außerdem durch alkoholische Gärung in Alkohol (Hefepilze)

	Vorkommen	Funktionen
Glukose	Blut und fast alle Organe, Gewebe und Zellen	leicht verfügbare Energiequelle; Anlieferung von C-Ketten für die Synthese verschiedenster Verbindungen (u. a. auch Synthese von nicht essentiellen Aminosäuren und Fettsäuren) Proteinsparwirkung
Fruktose	Gewebe und Zellen	Bereitstellung von Bausteinen für Purin-, Pyrimidinsynthese (DNS, RNS)
	Leber, Erythrozyten, Milchdrüse, Hoden	Bereitstellung von Bausteinen für Fettsäure und Cholesterinsynthese
Galaktose	Nervengewebe und Gehirn	essentieller Baustein für den Aufbau bestimmter Strukturen im ZNS (Säuglingsalter)
	Milchdrüse der Frau	Bildung von Laktose der Muttermilch
Glykogen	Leber, Muskulatur	Energiereserve (400–500 g, wenn Depots aufgefüllt)
Proteoglykane (Protein mit Kohlenhydratanteil)		
– Hyaluronsäure	Glaskörper des Auges, Gelenkflüssigkeit,	Gerüst-, Stützsubstanz
– Chondroitinsulfat	Bindegewebe, Knorpel	Gerüst-, Stützsubstanz
– Heparin	best. Blutzellen	Blutgerinnungshemmung
– Antigene (✓) A, B, und 0	Erythrozyten, Blutflüssigkeit	Blutgruppenspezifische Substanzen
Glucuronsäure	Leber	Komplexbildner für Hormone, Bilirubin (✓) und Medikamente für die Ausscheidung über die Nieren (Entgiftung)

Tab. 7: Vorkommen und Funktionen von Kohlenhydraten und Kohlenhydratverbindungen

umgewandelt werden, was bei der Produktion von Wein und Bier und anderen alkoholischen Getränken technologisch genutzt wird.

Lediglich im Säuglingsalter ist die Galaktose für den Menschen essentiell. Danach besteht kein Bedarf an Kohlenhydraten, denn auch der spezifische Glukosebedarf von Gehirn, Zentralnervensystem und Erythrozyten (✓) kann im Stoffwechsel durch den Abbau bestimmter Aminosäuren bereitgestellt werden. Eine solche Energiebereitstellung ist jedoch nicht ökonomisch (Verbrauch von Aminosäuren) und belastet den Stoffwechsel. Eine Mindestzufuhr von 120–140 g sollte daher pro Tag sichergestellt sein. Dies gilt auch im Falle einer Diät zur Gewichtsreduktion. Bei üblicher Energiezufuhr sollte die Kohlenhydratzufuhr nicht auf diese Mindestmenge beschränkt bleiben. Es müßten ansonsten anteilig Fett- und Proteinzufuhr erhöht werden. Damit könnten zugleich unerwünschterweise Cholesterin, gesättigte Fettsäuren und Purine aufgenommen werden. Um dies zu vermeiden, wird zur Gesundheitsprophylaxe, sprich

- der Einschränkung der Fett- und Cholesterinzufuhr,
- der Erhöhung der Ballaststoffzufuhr,
- der Erhöhung des Sättigungswertes (für gleiche Kalorienanlieferung ergibt sich bei kohlenhydrat- und ballaststoffreicher Ernährung eine höhere Nahrungsmenge als bei fettreicher Ernährung),
- der Anlieferung von Vitaminen und Mineralstoffen durch kohlenhydratreiche Lebensmittel,

eine Anhebung der Kohlenhydrataufnahme empfohlen. Es sollten 50–55% der Tagesenergie durch Kohlenhydrate gedeckt werden. Das enstpricht beim älteren Menschen einer Menge von 220–250 g (etwa 900–1 000 kcal/Tag). Erwünschte kohlenhydratliefernde Lebensmittel sind Milch und Milcherzeugnisse, Gemüse, Salate, Kartoffeln, Hülsenfrüchte und Vollkornprodukte sowie bestimmte Obstarten (☞ Kap. 3.2).

Mindestzufuhr an Kohlenhydraten zur Entlastung des Stoffwechsels:
140 g/Tag
Zufuhrempfehlung für die Ernährungspraxis:
50–55 % der Tagesenergie = 220–250 g/Tag

Vitamine

Vitamine sind lebensnotwendige Nährstoffe. Man unterscheidet zwischen 14 verschiedenen Vitaminen, fünf fettlöslichen und neun wasserlöslichen Verbindungen. Der Begriff Vitamin setzt sich zusammen aus *vita* für (lat.) Leben und *amin* für Stickstoffverbindung. Diese Bezeichnung stammt aus einer Zeit, in der nicht alle Vitamine entdeckt und die chemischen Strukturen untersucht waren. Heute ist bekannt, daß der chemische Aufbau der Vitamine sehr unterschiedlich ist und nicht alle tatsächlich Stickstoff enthalten. In der Nahrung sind entweder die Vitamine in der stoffwechselwirksamen Form, Vitaminvorstufen oder komplexe Vitaminverbindungen enthalten. Verdauung und Resorption verlaufen bei den verschiedenen Vitaminen sehr unterschiedlich. Auch die Resorptionsraten divergieren erheblich von etwa 12 % (β-Carotin) bis nahezu 100 % (B_1, B_2) (☞ Kap. 2.7)

Das Mitwirken der verschiedenen Vitamine ermöglicht erst die Vielzahl der Organleistungen und Körperfunktionen sowie den Aufbau von Körperzellen und -geweben. Der dazu notwendige Vitaminbedarf ist zwar generell deutlich niedriger als von Protein, Fett oder Kohlenhydraten, dennoch müssen die Vitamine kontinuierlich mit der Nahrung zugeführt werden. Die Körpervorräte sind mit wenigen Ausnahmen (sehr) begrenzt. So reichen sie bei Thiamin für 2–3 Wochen; auch bei Biotin (3–4 Wochen), Ascorbinsäure (2 Monate) oder Folsäure (3–4 Monate) reagiert der Organismus vergleichsweise rasch auf eine unzureichende Versorgung. Über die größten Ressourcen (1–3 Jahre) verfügt der Körper beim Vitamin B_{12}.

Erst durch die Mitwirkung der Vitamine ist es möglich, daß die Vielzahl von Körperfunktionen, Organleistungen und der Aufbau von Körperzellen und Geweben ordnungsgemäß ablaufen. Vitamine werden dazu zwar nur in sehr geringen Mengen benötigt, müssen jedoch kontinuierlich zugeführt werden, da die Körperspeicher eher gering sind.

Fettlösliche Vitamine		**Wasserlösliche Vitamine**	
Vitamin A	Retinol	Vitamin B_1	Thiamin
Provitamin A	β-Carotin, Vorstufe des Vitamin A	Vitamin B_2	Riboflavin
		Niacin	
Vitamin D	Calciferol	Biotin	
Vitamin E	Tocopherol	Vitamin B_6	Pyridoxin
Vitamin K	Phyllochinon (Vit. K_1) und Menachinon (Vit. K_2)	Pantothensäure	
		Folsäure	
		Vitamin B_{12}	Cobalamin
		Vitamin C	Ascorbinsäure

Tab. 8: Vitamine – Einteilung und Bezeichnung

Vitamin	Funktionen	Mangelerscheinungen	Zufuhrempfehlung
Vitamin A	Beteiligung am Sehvorgang, Aufbau und Schutz von Haut und Schleimhaut, Blutgefäßen, Hornhaut des Auges	Probleme mit Hell-Dunkelanpassung beim Sehen, Nachtblindheit, Augenhornhaut-, Haut-/Schleimhautveränderungen (Magen-Darm, Atemwege), verminderte Infektabwehr	1–1,3 mg/Tag
β-Carotin	Zellschutz (Antioxidans ✓)	Haut-/Schleimhautschäden	2 mg/Tag
Vitamin D	Aufbau und Erhalt von Knochen und Zähnen, Förderung der Kalziumresorption aus dem Darm	Entkalkung der Knochen (Osteoporose), herabgesetzte Muskelkraft, muskuläre Übererregbarkeit, höhere Infektanfälligkeit	5 µg/Tag oder 200 IE (IE = Internationale Einheiten)
Vitamin E	Schutz von Fettsäuren, generell: Zellschutz durch Erhalt von Zellmembranen (Nerven, Muskeln, Blutgefäßzellen) (Antioxidans ✓)	Dystrophie (✓) der Muskulatur, Anämie (✓)	13 mg/Tag
Vitamin K	Beteiligung an der Bildung von Blutgerinnungsfaktoren, Bedeutung für Knochenstoffwechsel	erhöhte Blutungsneigung, gestörte Wundheilung, erhöhter Knochenabbau	65–80 µg/Tag
Vitamin B_1	Bedeutung für Kohlenhydratstoffwechsel und Abbau von Aminosäuren, Bedeutung für Nervensystem	eingeschränkte Belastbarkeit, Konzentrationsschwäche, Reizbarkeit, Depression (✓), degenerative (✓) Veränderungen des Nervensystems, Störungen der Herztätigkeit	1,6–1,9 mg/Tag
Vitamin B_2	Bedeutung für Stoffwechsel von Aminosäuren/Proteinen, Fetten, Kohlenhydraten und Purinen, Bedeutung f. B_6-, Folat-, Niacinstoffwechsel	Entzündungen/Rötungen der Haut (Mund-Nasenfalte, Augenwinkel), Katarakt (✓), Anämie (✓), Degeneration (✓) des Nervengewebes	1,9–2,1 mg/Tag
Niacin	Bedeutung für Stoffwechsel von Kohlenhydraten, Fetten und Aminosäuren (Ausnutzung v. Nahrungsenergie), Beteiligung an Hormonsynthese	Dermatitis, Schleimhautveränderungen (Mund, Zunge, Intestinaltrakt), Durchfälle, Erbrechen, Schmerzen an Extremitäten, Ataxie (✓) Depressionen	15–18 mg/Tag

Biotin	Bedeutung für Stoffwechsel von Kohlenhydraten, Aminosäuren und Fetten	Dermatitis (✓), Schuppenbildung, Haarausfall, verminderte Infektabwehr, Parästhesien (✓)	30–100 µg/Tag
Vitamin B_6	zentrale Bedeutung für Stoffwechsel der Aminosäuren/Proteine, auch für Kohlenhydrat-/Fettstoffwechsel, Beteiligungen an Bildung versch. Hormone u. Hämoglobin (✓)	Muskelatrophie (✓), Krämpfe, Anämie (✓), Paresen (✓), Ataxie (✓), Dermatitis (✓)	2–2,3 mg/Tag
Pantothensäure	Bedeutung für Stoffwechsel von Fetten, Cholesterin und Gallensäuren, Unterstützung der Entgiftungsleistung der Leber, Beteiligung an Hormonbildung	Degeneration (✓) des Lebergewebes, Ataxie (✓), Paresen (✓), Muskelkrämpfe, Koordinationsstörungen	6 mg/Tag
Folsäure	Bedeutung für Proteinstoffwechsel, für Zellteilung und -erneuerung, für Blutbildungund Infektabwehr	Anämie (✓), Depressionen (✓), Schlafstörungen, Durchfälle und Resorptionsstörungen durch Schleimhautveränderungen (Magen-Darm)	460 µg/Tag
Vitamin B_{12}	Bedeutung für Blutbildung	Anämie, degenerative Veränderungen des Nervensystems (Reflexveränderungen, Parästhesien ✓)	3,4 µg/Tag
Vitamin C	Aufbau und Erhalt von Bindegewebe, Haut, Knorpel, Knochen und Zähnen, Zellschutz (Antioxidans ✓), Bedeutung für Immunsystem	verminderte Infektabwehr, Schwäche, Störungen der Wundheilung, Anämie (✓), Schleimhautblutungen	107 mg/Tag

Tab. 9: Vitamine – Funktionen, Mangelerscheinungen, Zufuhrempfehlungen (Angaben für ältere Menschen > 65 Jahre)

Der Bedarf des Körpers an Vitaminen ändert sich mit dem Lebensalter und der körperlichen Aktivität, variiert in Abhängigkeit von Geschlecht und erhöht sich bei besonderen Belastungen (Infektionen, Rekonvaleszenz ✓) oder Erkrankungen. Verschiedene B-Vitamine und Vitamin K werden durch die [Dick]-Darmflora gebildet. Dies geschieht zum Wachstum und Erhalt der Darmflora. Inwieweit dies zur Bedarfsdeckung des Menschen beiträgt, wird unterschiedlich bewertet. Wahrscheinlich ist eine anteilige Deckung des Bedarfs nur für Vitamin K und Biotin gegeben.

Eine Besonderheit besteht weiterhin beim Vitamin D. Vitamin D kann bei ausreichender Sonnen-(UV)-Bestrahlung in der Haut aus Cholesterin gebildet werden, was eine weitgehende Unabhängigkeit von der Vitamin-D-Zufuhr mit der Nahrung in den Sommermonaten garantiert. Bei älteren Menschen gilt dies jedoch mit Einschränkung. Einerseits ist wahrscheinlich von einem nachlassenden Vitamin-D-Synthesevermögen in der Haut auszugehen, andererseits ist eine Sonnenbestrahlung der Haut oftmals nicht oder sehr begrenzt gegeben (Meiden der Sonne, schützende Kleidung, Immobilität, Bettlägrigkeit).

Infolge vielfacher Ursachen kann es zu einer unzureichenden Vitaminversorgung kommen, wodurch Probleme und gesundheitliche Risiken entstehen: Leistungsminderung, Störungen der Infektabwehr, Wundheilungsstörungen, Beeinträchtigung der kognitiven Leistung, neurologische Störungen, Blutarmut, Beeinträchtigung des Sehvermögens etc.

Die Ursachen für eine Vitaminunterversorgung sind äußerst vielfältig. Abhängig vom Ausmaß des Vitamindefizits kann es zu Beeinträchtigungen von Stoffwechsel- und Organleistungen, im äußersten Fall zu Mangelerscheinungen kommen. Aufgrund der sehr vielfältigen Aufgaben und Funktionen der Vitamine sind auch die Auswirkungen einer ungenügenden Versorgung sehr unterschiedlich. Ausgeprägte Vitaminmangelkrankheiten (z. B. Skorbut, als Seefahrerkrankheit bekannt) sind in Deutschland selten, häufiger kommt es zu Situationen mit nicht optimaler Vitaminversorgung, die je nach Schweregrad körperliches und geistiges Leistungsvermögen, Infektabwehr, Wundheilung oder Blutbildung nachteilig beeinflussen. Auch neurologische Störungen lassen sich nicht selten auf Vitaminminderversorgungen zurückführen. Ob im Alter der Vitaminbedarf generell erhöht ist, kann nicht mit Sicherheit gesagt werden. Es gibt jedoch eine Reihe von Hinweisen, daß durch höhere Vitaminzufuhren kognitive (✓) Leistungen verbessert und arteriosklerotische Gefäßveränderungen verzögert werden können. Für Vitamin C konnte außerdem festgestellt werden, daß für gleich hohe Blutspiegel an Vitamin C im Alter

Unzureichende Zufuhr	einseitige Kostwahl mangelnde Nahrungsaufnahme (Appetitlosigkeit, Nahrungsverweigerung, unzureichende Gehalte in Sondenkost oder parenteraler Ernährung) fehlerhafte Lagerung von Lebensmitteln und hohe Zubereitungsverluste
Erhöhter Bedarf	inadäquate Zufuhr bei erhöhtem Bedarf infolge Rekonvaleszenz (✓), konsumierenden Erkrankungen, Erbrechen Rauchen (z. B. 40–50 % höherer Bedarf an Vitamin C) regelmäßig hohe Alkoholaufnahme Streßsituationen, Infektionserkrankungen
Resorptionsstörungen	Magen-Darminfektionen, -entzündungen Erkrankungen von Galle und Bauchspeicheldrüse Operationsfolgen ([Teil]-Entfernungen von Magen bzw. Dünndarm) chronisch hoher Alkoholkonsum, Alkoholmißbrauch Medikamenteneinfluß
Beeinträchtigung des Stoffwechsels (Bildung aktiver Vitaminverbindungen ↓)	regelmäßig hohe Alkoholaufnahme, Alkoholmißbrauch Medikamenteneinfluß Erkrankungen der Leber Proteinmangel
Beeinträchtigung der Darmflora	Antibiotikatherapie Dauergebrauch von Abführmitteln

Tab. 10: Ursachen einer ungenügenden Vitaminversorgung

höhere Ascorbinsäureaufnahmen notwendig sind als in jüngeren Lebensjahren (☞ Kap. 3.1).

Ein gesundheitliches Risiko kann aber auch von der Überversorgung mit Vitaminen, insbesondere den fettlöslichen, ausgehen. Zur Überversorgung kommt es zumeist durch eine überhöhte Zufuhr von Vitaminpräparaten, seltener durch einen reichlichen Verzehr von bestimmten Lebensmitteln (z. B. Vitamin A durch Schweine-, Rinderleber).

Vitamine sind in pflanzlichen und tierischen Lebensmitteln enthalten, und eine Mischkost sichert am ehesten die ausreichende Versorgung. Charakteristisch für die verschiedenen

Vitamin	Vorkommen in Lebensmitteln	Zubereitungsverluste (im Durchschnitt bei schonender Behandlung)
Vitamin A	Leber, Butter, Milch, Eigelb, Margarine	20 %
β-Carotin	Möhren, Grünkohl, Broccoli, Spinat, Paprika, Aprikosen und andere Gemüse- und Obstsorten	?
Vitamin D	Hering, Makrele, Eigelb, Milch, Butter, Margarine, Pilze	weitgehend stabil
Vitamin E	pflanzliche Öle und Margarine, Vollkornprodukte, Eier, Seefisch	10 %
Vitamin K	Kohlgemüse, Sauerkraut, Hülsenfrüchte, Pilze, Fleisch, Eier	weitgehend stabil
Vitamin B_1	Vollkornprodukte, Kartoffeln, Hülsenfrüchte, Fleisch (mageres Schweinefleisch)	30 %
Vitamin B_2	Milch, Milchprodukte, Käse, Innereien,Champignons	20 %
Niacin	Fleisch (incl. Innereien), Fisch, Pilze, Vollkornprodukte	weitgehend stabil
Biotin	Innereien, Erbsen, Sojabohnen	weitgehend stabil
Vitamin B_6	Fleisch, Fisch, Geflügel, Vollkornprodukte, Grüngemüse, Hülsenfrüchte	20 %
Pantothensäure	Innereien, Fleisch, Gemüse, Hülsenfrüchte, Pilze	weitgehend stabil
Folsäure	Leber, Vollkornbrot, Kohl-, Grüngemüse, Bohnen, Endivie, Hülsenfrüchte, Apfelsine, Banane, Honigmelone	35 %
Vitamin B_{12}	Leber, Fleisch, Fisch, Geflügel, Eier, Milch, Milchprodukte, Sauerkraut	12 %
Vitamin C	Innereien, Kohlgemüse, Paprika, Tomaten, Spinat, Kartoffeln, Zitrusfrüchte, Kiwi, Beerenobst	30 %

Tab. 11: Vitamine – Vorkommen in Lebensmitteln und Zubereitungsverluste

Vitamine ist deren Empfindlichkeit gegenüber Wärme, Licht oder Sauerstoff. Durch diese Einflüsse können sie in erheblichem Ausmaß zerstört werden. Ein sachgemäßer Transport, eine dunkle und kühle Lagerung sowie eine schonende Behandlung bei Verarbeitung und Zubereitung ist daher erforderlich. So entstehen hohe Verluste durch Auslaugen (Waschen, Wässern) und thermische Behandlung (Kochen, Braten, Dünsten, Warmhalten, Wiedererwärmen), dies gilt für pflanzliche Lebensmittel (Gemüse, Kartoffeln) ebenso wie für tierische Produkte (Fleisch, Milch). In den Zufuhrempfehlungen (Tab. 9) sind durchschnittliche Vitaminverluste mitberücksichtigt, d. h. zum Vitaminbedarf sind entsprechende Zuschläge hinzuaddiert. Allerdings kann die tatsächliche Vitaminzerstörung diese Durchschnittswerte bei »schlechter« Küchenpraxis erheblich übersteigen, besonders empfindlich sind Folsäure, Vitamin B_1 und C. Auch die langfristige Einnahme von Medikamenten kann die Vitaminversorgung nachteilig beeinflussen (☞ Kap. 7).

Für eine Reihe von Vitaminen können Lagerung, Zubereitung etc. des Lebensmittels zu erheblichen Verlusten führen.

Mineralstoffe und Spurenelemente

Ähnlich wie die Vitamine sind auch die Mineralstoffe und Spurenelemente für Aufbau und Bestand der Körpergewebe, für zahlreiche Körperfunktionen und die Aufrechterhaltung normaler Stoffwechselabläufe erforderlich. Auch können bestimmte Vitamine, Enzyme und Hormone ihre Stoffwechselaufgaben nur dann erfüllen, wenn für deren Aktivierung oder deren Synthese ausreichend Mineralstoffe bzw. Spurenelemente zur Verfügung stehen.

Ähnlich wie die Vitamine sind Mineralstoffe und Spurenelemente für Aufbau und Erhalt des Körpers und für eine Vielzahl von Funktionen und Stoffwechselvorgängen unentbehrlich.

Mit dem Begriff Mineralstoffe werden gemeinhin die für den Menschen essentiellen Mengenelemente Natrium, Kalium, Chlorid, Kalzium, Magnesium und Phosphor zusammengefaßt, deren Körperbestand im Durchschnitt mehr als 50 mg/kg Körpergewicht beträgt. Zu den lebensnotwendigen Spurenelementen zählen Jod, Fluorid, Kupfer, Zink und eine Reihe anderer Elemente. Auch Eisen wird den Spurenelementen zugeordnet, obwohl der Körperbestand etwa 60 mg/kg Körpergewicht beträgt. Allerdings ist der Bedarf an Eisen um ein Vielfaches niedriger als der der Mengenelemente (»Spuren«). Für eine Reihe von Spurenelementen bestehen bis heute nur vergleichsweise begrenzte Kenntnisse über die Bedeutung

Mineralstoffe (Mengenelemente)		Spurenelemente	
Natrium	Na	Eisen	Fe
Chlorid	Cl	Jod	J
Kalium	K	Kupfer	Cu
Kalzium	Ca	Zink	Zn
Phosphor	P	Fluorid	F^-
Magnesium	Mg		

Tab. 12: Mineralstoffe und Spurenelemente – Einteilung und chemische Bezeichnung

für den Stoffwechsel, dazu zählen Mangan, Selen (bedeutsam als Antioxidans), Molybdän, Kobalt und Chrom. Forschungsbedarf bezüglich deren möglicher Essentialität besteht außerdem bei Vanadium, Nickel, Zinn, Brom und Lithium.

Einseitige Ernährung, Fieber, Erbrechen oder Durchfall und der Dauergebrauch bestimmter Medikamente können die Versorgungslage mit den essentiellen Mineralien erheblich beeinträchtigen. Die sich ergebenden gesundheitlichen Probleme sind äußerst vielfältig: Beeinträchtigung der Herz-Kreislauffunktion, Blutarmut, Störungen der Infektabwehr oder der Wundheilung, Verlust der Knochenstabilität etc.

Wie die Vitamine müssen die verschiedenen Mineralien regelmäßig mit der Nahrung zugeführt werden. Eine mangelnde Bedarfsdeckung äußert sich in vielfältiger Weise und durch ernsthafte gesundheitliche Beeinträchtigungen. Die Ursachen für eine Unterversorgung sind weitgehend identisch mit den Gründen für eine ungenügende Vitaminbedarfsdeckung (Tab. 10). Beachtenswert ist in der Praxis, daß vor allem durch Schweißverluste (Fieber), bei Erbrechen, Durchfall, durch den Dauergebrauch von Abführ- oder Entwässerungsmitteln erhebliche Verluste an Kalium, Natrium und Chlorid auftreten können, was nicht zuletzt die Herz-Kreislauffunktion wesentlich beeinträchtigt (☞ Kap. 4.2, Kap. 7).

Gesundheitliche Risiken bestehen auch bei stark überhöhter Zufuhr von Mineralstoffen und Spurenelementen. Bei üblichen Kostgewohnheiten besteht ein solches Risiko jedoch nicht, denn sofern die Zufuhr mit der Nahrung den Bedarf übersteigt, werden überschüssige Mineralien mit dem Harn oder Stuhl wieder ausgeschieden. Probleme können sich aber bei fehlerhafter Einnahme von entsprechenden Präparaten, bei Funktionsstörungen der Nieren oder Stoffwechselerkrankungen ergeben (☞ Kap. 4.1, Kap. 4.5).

Wie die Vitamine kommen die Mineralstoffe und Spurenelemente weit verbreitet in pflanzlichen und tierischen Lebensmitteln vor. Obwohl Mineralstoffe und Spurenelemente als anorganische Substanzen unempfindlich gegenüber Erhitzung sind, können aufgrund der Wasserlöslichkeit der Mineralien erhebliche Zubereitungsverluste entstehen.

Mineralstoff	Funktionen	Mangelerscheinungen	Zufuhrempfehlung	Vorkommen in Lebensmitteln
Natrium, Chlorid	Bedeutung für Nervenreizleitung und Gewebespannung, Bestandteile der Verdauungssäfte, Cl: Bestandteil der Magensalzsäure, Bedeutung für Säure-Basen-Haushalt (✓)	Muskelkrämpfe, Herz-Kreislaufregulationsstörungen, Kreislaufversagen	5 g NaCl/Tag (max. 10 g) = 2000 mg Na 3000 mg Cl	Speisesalz, alle mit NaCl zu verarbeiteten Lebensmittel (z. B. Brot, Käse, Wurst, Konserven, Fertiggerichte), Mineralwasser
Kalium	Bedeutung für Gewebespannung und Nervenreizleitung	Herzrhythmusstörungen, neuromuskuläre Störungen (Erschlaffung der Muskulatur, Muskelschwäche, bes. Skelett, Darm)	2000 mg/Tag Na:K wie 1:1, besser 1:1,5 oder 1:2	Gemüse, Salate, Kartoffeln, Vollkornprodukte, Fleisch, Fisch, Milch, Bananen
Kalzium	Aufbau und Erhalt von Knochen, Zähnen, Beteiligung an Muskelkontraktion, Bedeutung für Blutgerinnung	nervöse Störungen, Tetanie (✓), Osteoporose (✓)	800 mg/Tag	Milch, -produkte, Käse, Grünkohl, Spinat, Porree, Mineralwasser
Phosphor	Aufbau und Erhalt von Knochen, Zähnen, Beteiligung an Energiestoffwechsel, Bedeutung für Säure-Basen-Haushalt (✓)	Mangel tritt bei unserer Ernährung praktisch nicht auf	1200 mg/Tag	Milch, -produkte, Käse, Fleisch, Fisch, Geflügel, Vollkornprodukte, Hülsenfrüchte
Magnesium	Bestandteil von Knochen und Zähnen, Bedeutung für Muskelerschlaffung, Aktivierung von Enzymen (✓) des Kohlenhydrat-, Proteinstoffwechsels	Muskelkrämpfe, Tetanie (✓) Herzrhythmusstörungen	Frauen 300 Männer 350 mg/Tag	Grüngemüse, Hülsenfrüchte, Vollkornprodukte, Banane, Beerenobst

Tab. 13: Mineralstoffe – Funktionen, Mangelerscheinungen, Zufuhrempfehlungen, Vorkommen in Lebensmitteln (Angaben für ältere Menschen > 65 Jahre)

Besonders empfindlich gegenüber Auslaugung reagieren Kalium und Magnesium (Gemüse, Salate, Kartoffeln), was bei entsprechend unsachgemäßer Lebensmittelbehandlung die Be-

Spurenelemente	Funktionen	Mangelerscheinungen	Zufuhrempfehlung	Vorkommen in Lebensmitteln
Eisen	Baustein von Hämoglobin (✓), O_2-Transport, -Versorgung der Gewebe, Bestandteil von Enzymen (✓), Beteiligung an Entgiftungsleistungen	Abnahme der körperlichen Leistungsfähigkeit, Erschöpfung, Anämie (✓), erhöhte Infektanfälligkeit	10 mg/Tag	Fleisch (Leber, Muskel), Leberwurst, Vollkornprodukte, Hülsenfrüchte, Spinat
Jod	Bestandteil der Schilddrüsenhormone, dadurch Bedeutung für Wärmeregulation, Wasserhaushalt, Leistungsvermögen, Funktion des Nervensystems	Schilddrüsenunterfunktion, Schilddrüsenvergrößerung, Jodmangelkropf (✓), dadurch Heiserkeit, Atemnot, Schluckstörungen, Schlafstörungen, Verstopfung, sprödes Haar, trockene Haut, Schwellungen im Gesicht	180 µg/Tag	Seefisch, Meerestiere, jodiertes Speisesalz, Milch, Eier
Kupfer	Bedeutung für Eisenstoffwechsel, Bestandteil von zahlreichen Enzymen (Protein-, Kollagenstoffwechsel)	Anämie (✓) und andere Störungen des Blutbildes, neurologische Störungen	1,5–3 mg/Tag	Leber, Fleisch, Fisch, Vollkornprodukte, Nüsse
Zink	Bestandteil von Enzymen des Kohlenhydrat-, Fett-, Proteinstoffwechsels, Bedeutung für Infektabwehr, für Geruchs- und Geschmackssinn, Bedeutung für Insulinwirkung	gestörte Wundheilung, Hautveränderungen, erhöhte Infektanfälligkeit, Beeinträchtigung von Geruchs- und Geschmackssinn	12–15 mg/Tag	Leber, Fleisch, Käse, Vollkornprodukte
Fluorid	Bestandteil von Knochen, Zähnen, Bedeutung für Festigkeit des Zahnschmelzes (Kariesprophylaxe)	Zahnkaries und Osteoporose (✓) sind keine Fluoridmangelkrankheiten, aber durch F^- kann Karies und Osteoporose vorgebeugt werden	1,5–3 mg/Tag	Seefisch, fluoridiertes Jodsalz

Tab. 14: Spurenelemente – Funktionen, Mangelerscheinungen, Zufuhrempfehlungen, Vorkommen in Lebensmitteln (Angaben für ältere Menschen > 65 Jahre)

darfsdeckung negativ beeinflußt. Anders als bei den Vitaminen werden bei den Mineralstoffen keine Zuschläge für durchschnittliche Zubereitungsverluste bei der Festlegung der Zufuhrempfehlungen berücksichtigt.

Ballaststoffe

Ballaststoffe ist ein Sammelbegriff für unverdauliche Bestandteile der Nahrung, die weitgehend unverändert den Magen-Darmtrakt passieren und in den Dickdarm gelangen, wo sie bakteriell abgebaut werden. Mit Ausnahme des Lignins handelt es sich bei den Ballaststoffen in der Grundstruktur um Kohlenhydratverbindungen. Anders als für Stärke oder Zucker stehen im Verdauungssystem des Menschen nicht die erforderlichen Enzyme für deren Abbau zur Verfügung. Zu den ballaststoffliefernden Lebensmitteln zählen Vollkornprodukte (Vollkornmehle, -brot, -backwaren), Haferflocken, Kleieprodukte, ungezuckerte Müslis, Vollkornnudeln, ungeschälter Reis, Gemüse (insbesondere Kohlgemüse, Sellerie, Rettich), Hülsenfrüchte (Linsen, Bohnen), auch Salate, Kartoffeln, Beerenobst, Äpfel, Nüsse (aber hoher Fettgehalt) und Samen (Leinsamen, Sonnenblumenkerne). In der Nahrung sind jedoch nicht nur natürlich vorkommende Ballaststoffe vorhanden, vielmehr werden bei der Lebensmittelverarbeitung die wasserbindenden, quellenden und stabilisierenden Eigenschaften von bestimmten Ballaststoffen genutzt und entsprechend zugesetzt. So werden Pektinstoffe, Alginate, Johannisbrotkernmehl etc. beispielsweise zur Her-

Ballaststoffe sind die unverdaulichen Bestandteile der Nahrung und gelangen unverändert in den Dickdarm, wo sie von den Darmbakterien abgebaut werden. Sie kommen natürlicherweise vor allem in pflanzlichen Lebensmitteln vor.

Zellulose, Hemizellulose, Pektin, Lignin	Bestandteile von Zellwänden, Faser-, Gerüstsubstanzen zur Aufrechterhaltung und Stützung der Pflanzenstruktur
Gummis, Schleimstoffe	Keine Gerüstsubstanzen Schleime: Bestandteile von Pflanzensamen zum Schutz vor Austrocknung; Gummis: Ausscheidungen bei Verletzungen der Pflanzen (Gummi arabicum)
Reservekohlenhydrate	Kohlenhydrate in Pflanzensamen, z. B. Johannisbrotkernmehl, Guarmehl

Tab. 15: Ballaststoffe – Einteilung

Ballaststoffe sind nicht essentiell, aber sie entfalten eine Reihe erwünschter Stoffwechselwirkungen: günstige Beeinflussung der Verdauungstätigkeit, Senkung des Blutcholesterinspiegels, Vermeidung von starken Blutzuckerschwankungen, Erhöhung des Sättigungsgefühls.

stellung von Pudding, Joghurts, Süß- und Backwaren, Salatsoßen oder Mayonnaisen verwendet.

Eine ballaststoffreiche Ernährung entfaltet eine ganze Reihe erwünschter Wirkungen, die zur Vorbeugung und Therapie von verschiedenen Stoffwechselerkrankungen genutzt werden (☞ Kap. 4.1; 4.2). Demzufolge wird eine Aufnahme von täglich 30 g Ballaststoffen aus prophylaktischen Gründen empfohlen.

Eine ballaststoffreiche Kost verweilt länger im Magen und steigert dadurch das Sättigungsgefühl. Durch die verzögerte Magenentleerung und andere spezifische Effekte der Ballaststoffe wird die Kohlenhydratverdauung verlangsamt, was den Blutzuckerspiegel weniger rasch ansteigen läßt und die Insulinfreisetzung aus der Bauchspeicheldrüse schont. Andere Ballaststoffe (Lignin) vermögen Gallensäuren zu binden, die dadurch nicht rückresorbiert, sondern mit dem Stuhl ausgeschieden werden. Eine erforderliche Neusynthese von Gallensäuren verbraucht Cholesterin in der Leber. Da außerdem die Eigensynthese von Cholesterin durch Ballaststoffe gehemmt wird, muß vermehrt Cholesterin aus dem Blut in die Leber eingeschleust werden. Der Blutcholesterinspiegel sinkt. Im Dickdarm erhöhen die Ballaststoffe aufgrund ihres Wasserbindungs- und Quellungsvermögens das Stuhlvolumen, der Darminhalt wird dadurch aufgelockert. Ein Teil der Ballaststoffe (Zellulose, Hemizellulose, Pektin) wird von den Dickdarmbakterien abgebaut. Es entstehen kurzkettige Fettsäuren (Butter-, Essigsäure) und Darmgase (Methan, Kohlendioxid, Wasserstoff). Das größere Stuhlvolumen und die Darmgase erhöhen den Druck auf die Darmwände, was die Darmbewegung (Peristaltik) anregt, den Darminhalt schneller in Richtung Enddarm vorwärtsbewegt und den Stuhlentleerungsreiz erhöht. Die Stuhlausscheidung wird beschleunigt. Der Stuhl ist aufgrund des höheren Wassergehaltes weicher, was die Stuhlentleerung erleichtert (☞ Kap. 4.2). Auch die Häufigkeit der Stuhlentleerung nimmt zu (höheres Stuhlvolumen). Die Ansäuerung des Darminhalts (Fettsäuren) begünstigt das Anwachsen einer gesunden Darmflora: Fäulniskeime werden zurückgedrängt, einer Überwucherung mit Candida-Pilzen wird vorgebeugt, Bifidum-Bakterien hingegen im Wachstum angeregt. Von der gebildeten Buttersäure geht wahrscheinlich eine schleimhautschützende Wirkung aus, so daß gut- und bösartigen Zellveränderungen im Dickdarm vorgebeugt wird.

Alkohol

Alkohol (chemisch: Äthanol) entsteht durch Vergärung (Abbau) von Kohlenhydraten (Zucker) durch Hefepilze. Aus einer Vielzahl von kohlenhydrathaltigen Lebensmitteln (Weintrauben, Obst, Getreide) werden verschiedenste alkoholische Getränke gewonnen. Der Alkoholgehalt der jeweiligen Getränke hängt von der Ausgangsmenge zu vergärender Kohlenhydrate, von der Hefemenge, Gärungsdauer, den Produktionsbedingungen und Destillationsverfahren ab.

Alkohol entsteht durch die Vergärung von Zucker. Nach den Fetten liefert Alkohol die meisten Kalorien.

1 g Alkohol = 7,1 Kcal (30 kJ)

Getränk	Alkoholgehalt Vol.-%*	Kaloriengehalt kcal/100 ml
Exportbier	4–5	47
Bockbier	5,5–7	62
Tafelwein	9–10	65
Qualitätswein, weiß	9–12	79
Qualitätswein, rot	10–12	74
Apfelwein	5–6	37
Likör	i. Mittel 30	166
Cognac, Branntwein	i. Mittel 38	215
Obstbrände	40–45	248
Whisky	i. Mittel 43	238

* Umrechnung: Alkoholgehalt in Vol.-% x 0,8 = Alkoholgehalt in g/100 ml

Tab. 16: Alkohol- und Kaloriengehalt verschiedener Getränke (Durchschnittswerte)

Alkohol liefert nach Fett die meisten Kalorien. Entsprechend enthalten alkoholische Getränke reichlich Kalorien. Kommt es durch die Vergärung nicht zum vollständigen Kohlenhydratabbau, so liefern alkoholische Getränke auch Kohlenhydrate an (Bier, Wein, Liköre). Die Resorption des Alkohols erfolgt rasch und beginnt bereits im Magen. Resorptionsbeschleunigend (rascherer Übertritt ins Blut) wirken Kohlensäure (Sekt) und eine höhere Getränketemperatur (Grog, Glühwein). Der Alkohol wird in der Magenschleimhaut, hauptsächlich aber in der Leber abgebaut. Das Abbauprodukt ist Azetaldehyd. Azetaldehyd wirkt leberschädigend, womit verständlich wird, daß sich Folgen eines chronisch hohen Alkoholkonsums bevorzugt an der Leber manifestieren (Fettleber, Leberzirrhose).

Alkohol wird hauptsächlich in der Leber abgebaut. Azetaldehyd, das Abbauprodukt des Alkohols, wirkt vor allem leberschädigend. Verschiedene Krebserkankungen werden ebenfalls mit chronisch hohem Alkoholverbrauch in Zusammenhang gebracht. Grenzwerte für eine tolerable Alkoholzufuhr sind umstritten.

Aus lebertoxischer Sicht werden als tolerable Zufuhren für Männer etwa 40–60 g Alkohol und für Frauen etwa 20–30 g Alkohol[2] täglich angesehen. Im Zusammenhang mit der Verhütung des Dickdarmkrebses wird eine Zufuhrbeschränkung auf 20 g Alkohol täglich empfohlen. Diese Grenzwerte sind jedoch wissenschaftlich nicht unumstritten, denn im Individualfall können gesundheitlich unbedenkliche Zufuhrmengen deutlich niedriger liegen. Bei einer Reihe von Stoffwechselerkrankungen und unter Einnahme bestimmter Medikamente ist ein Alkoholgenuß sogar völlig zu vermeiden. Außerdem können sich schädigende Wirkungen eines überhöhten Alkoholkonsums auf Dauer nicht nur an der Leber, sondern an jedem Organ zeigen (Gehirn, Nervensystem, Magen, Bauchspeicheldrüse etc.). Nicht zuletzt besteht auch ein höheres Risiko für Krebsentstehung, vor allem in Mund, Rachen, Speiseröhre und Magen. Verlieren alkoholische Getränke den Charakter des Genußmittels, das gelegentlich und in Maßen konsumiert wird, besteht das Risiko der körperlichen und psychischen Abhängigkeit und das Abgleiten in die Alkoholsucht.

2.5 Wasser und Wasserhaushalt

Wasserbestand und Funktionen des Wassers

Der menschliche Körper besteht überwiegend aus Wasser. Das Körperwasser hat zahlreiche lebensnotwendige Funktionen: Lösungs- und Transportmittel, Beteiligung an Stoffwechselreaktionen und Ausscheidung von Abbauprodukten, Regulation der Körpertemperatur etc.

Wasser ist ein unentbehrlicher Bestandteil aller lebender Organismen. So besteht auch der menschliche Körper zum überwiegenden Teil aus Wasser, und das Überleben ist am engsten, abgesehen von der Sauerstoffzufuhr, an die ausreichende Versorgung mit Wasser gebunden. Der Wassergehalt des Menschen schwankt in Abhängigkeit von Lebensalter, Geschlecht, Körperfett- und -proteingehalt zwischen 50–70 %. Während der Säugling zu etwa 70–80 % aus Wasser besteht, sind es beim älteren und alten Menschen 45–55 %. Bezogen auf die fettfreie Körpermasse beträgt der Wassergehalt allerdings in jedem Lebensalter und unabhängig vom Geschlecht konstante 71–73 %. Körperfett ist im Vergleich zu anderen Geweben vergleichsweise wasserarm; so versteht sich, daß der Körperwassergehalt bei Frauen niedriger als bei Männern, bei Säuglingen

2 Zum Vergleich: 1 Liter Bier (mit 4 Vol.-% Alkohol) enthält 32 g Alkohol; 1 Liter Wein (mit 10-12 Vol.-% Alkohol) enthält 80–96 g Alkohol.

höher als bei Erwachsenen und bei Übergewichtigen niedriger als bei Normal- oder Untergewichtigen ist.

Wasser entfaltet innerhalb und außerhalb der Körperzellen eine Reihe lebenswichtiger Funktionen:

- Wasser wirkt als Lösungsmittel für andere Stoffe und bewerkstelligt so den Transport von Stoffwechselprodukten in den Zellen sowie zwischen Geweben und Organen. Außerdem können Abbauprodukte des Stoffwechsels und Mineralien in Wasser gelöst ausgeschieden werden.
- Wasser wird direkt für Stoffwechselreaktionen benötigt, andererseits fällt Wasser bei Stoffwechselvorgängen, so beispielsweise beim Abbau (Oxidation) von Fett, Kohlenhydraten und Protein an.
- Wasser ist Bestandteil von Makromolekülen und sorgt so beispielsweise durch das Aufquellen von Proteinen für eine normale Gewebespannung der Haut.
- Wasser ist mitausschlaggebend für die Regulation der Körpertemperatur. Mit der Verdunstung von Körperwasser auf der Hautoberfläche geht dem Körper Wärme verloren, eine Überhitzung wird dadurch verhindert.

Im Körper ist das Wasser ungleichmäßig innerhalb und außerhalb der Zellen verteilt. Der überwiegende Teil des Wassers kommt in den Zellen, dem Intrazellulärraum, vor. Das meiste Körperwasser ist in Muskulatur, Skelett, Haut und Fettgewebe gebunden. Das Wasser im Extrazellulärraum verteilt sich auf interstitielle Flüssigkeit, Plasmawasser und transzelluläre Flüssigkeit (Tab. 17).

Regulation des Wasserhaushalts

Damit die Körperfunktionen nicht beeinträchtigt werden, dürfen der Körperwassergesamtbestand, der Wassergehalt der Organe und die Verteilung des Körperwassers auf die verschiedenen Flüssigkeitsräume (intra- zu extrazellulär) nur in vergleichsweise engen Grenzen schwanken. Mit der Regulation des Wasserhaushalts ist zugleich die Erhaltung eines ausgeglichenen Mineralhaushalts verbunden. Dies gilt vor allem für die Konzentrationen von Natrium, Kalium und Chlorid im Intrazellulärraum wie in der Blutflüssigkeit. Die Steuerung des Wasser- und des Mineralhaushalts erfolgt durch ein Zusam-

Der Körperwasserbestand und die spezifische Verteilung des Wassers im Organismus werden durch verschiedene Hormone und Regulationssysteme kontrolliert und im Gleichgewicht gehalten.

Körperwasserbestand:
Älterer Mensch (> 60 Jahre): 50–55 % des Körpergewichts
Alter Mensch (> 85 Jahre): 45–50 % des Körpergewichts

Körperwasserverteilung:
Intrazellulärraum:
Wassergehalt in den Zellen, Geweben und Organen = ca. 2/3 des Gesamtkörperwassers
Verteilung der Intrazellulärflüssigkeit:

Muskeln	55 %	Leber	2,6 %
Skelett	12,5 %	Gehirn und Rückenmark	2,6 %
Fettgewebe	9 %	Magen und Darm	2,3 %
Haut	9 %	Lungen	0,9 %
		Herz	0,6 %
		Nieren	0,5 %

Extrazellulärraum:
Wassergehalt außerhalb der Zellen = ca. 1/3 des Gesamtkörperwassers
→ Interstitielle Flüssigkeit (Zwischenzellraum): Wasser zwischen den arteriellen und venösen Kapillaren des Blutgefäßsystems
→ Plasmawasser (Wasseranteil der Blutflüssigkeit), ca. 3 Liter
→ Transzelluläre Flüssigkeit: Flüssigkeit im Magen-Darmkanal, Gallensaft, Harn in harnableitenden Organen, Synovialflüssigkeit (✓), Liquor cerebrospinalis (✓), Augenkammerwasser

Tab. 17: Wassergehalt des Körpers und seine Verteilung

menspiel verschiedener Hormone, deren Aktivität durch bestimmte Hirnregionen und die Nieren reguliert wird. Durch den Einfluß der Hormone werden je nach Notwendigkeit entweder vermehrt Wasser sowie Natrium, Kalium und Chlorid über die Nieren ausgeschieden oder aber aus dem Harn wieder zurückgewonnen und in den Stoffwechsel zurückgeführt.

Beim gesunden Menschen und bei angepaßter Ernährung ist der Wasserhaushalt ausgeglichen. Eine ausgewogene Wasserbilanz besteht dann, wenn die kontinuierlichen Verluste über die Nieren, die Atemluft, die Haut und den Darm durch Getränkezufuhr, Wassergehalt der festen Nahrung und im Stoffwechsel gewonnenes Wasser (Oxidation) ersetzt werden.

In Ruhe werden mit der Atemluft und über die Haut etwa 1 Liter Wasser/24 Stunden abgegeben. Für die Ausscheidung von Stoffwechselendprodukten und Mineralstoffen ist eine Mindestmenge von ca. 0,8 Liter Harn/24 Stunden erforderlich, denn stärker können die Nieren den Harn nicht konzentrieren.

Flüssigkeitszufuhr (ml/24 Stunden)	minimal	empfohlen	Flüssigkeitsausscheidung (ml/24 Stunden)	obligat bzw.	empfohlen
Trinkmenge	(800–)1100	1800 (–2300)	Lunge Haut	400 600	400 600
Wasser in fester Nahrung*)	600	600	Harn	(500)–800	1500 (–2000)
Oxidationswasser**)	250	250	Stuhl	150	150
Summe	(1650–)1950	2650(–3150)	Summe	(1650–)1950	2650(–3150)

* Wassergehalt in fester Nahrung = 0,33 ml/kcal → 560–630 ml bei 1 700–1 900 kcal
** Oxidationswasser bei 80 g Protein, 70 g Fett und 250 g Kohlenhydrate (1 900 kcal)

Tab. 18: Flüssigkeitsbilanz und Empfehlungen für die Flüssigkeitszufuhr

Die Konzentrationsfähigkeit der Nieren läßt im Alter nach, möglicherweise ist demzufolge bei Hochbetagten auch von höheren Mindestharnmengen auszugehen. Mit dem Stuhl ergibt sich ein Wasserverlust von ca. 150 ml/24 Stunden. Daraus ergibt sich ein Minimum für die Flüssigkeitszufuhr mit Getränken von 0,8–1,1 Litern pro Tag. Zur Entlastung der Nierentätigkeit ist jedoch eine Harnmenge von 1,5–2,0 Liter/24 Stunden wünschenswert, so daß die Trinkmenge entsprechend gesteigert werden muß (Tab. 18).

In der Praxis besteht allerdings das Problem, daß gerade bei älteren Menschen das Durstempfinden nachläßt (Durstempfindungsstörung wahrscheinlich hormonell bedingt) und somit grundsätzlich das Risiko einer unzureichenden Flüssigkeitszufuhr besteht. Es bedarf einiger Anregungen, ältere Menschen zu einem ausreichenden Trinken zu motivieren (☞ Kap. 3.2). Besonders gefährdet sind ältere Menschen, wenn bei erhöhten Verlusten (Fieber, Erbrechen, Durchfall) die Flüssigkeitszufuhr nicht adäquat gesteigert wird. Oftmals bleibt dann nur der Weg des parenteralen Flüssigkeitsersatzes (☞ Kap. 5).

Gesundheitliche Beeinträchtigungen können sich nicht nur durch Wasserdefizit in Blut, in Geweben und Organen ergeben, sondern ebenso durch einen Überschuß an Wasser. Probleme durch eine Überwässerung können sich vor allem bei Patienten mit fortgeschrittener Niereninsuffizienz ergeben. Nicht selten entstehen dabei lebensbedrohliche Konsequenzen, die ein notfallmäßiges Eingreifen erfordern (☞ Kap. 4.5).

Hinsichtlich der empfohlenen täglichen Trinkmenge von 1,5–2 Litern, ist die Flüssigkeitsaufnahme älterer oder alter Menschen oft unzureichend. Durch ein erhebliches Wasserdefizit kann es innerhalb kurzer Zeit zu schweren gesundheitlichen Beeinträchtigungen kommen.

Wasserdefizit durch	verminderte Zufuhr (eingeschränktes Durstempfinden, Nahrungsverweigerung, Verwirrtheitszustände, Schluckstörungen, Bewußtlosigkeit, Gabe konzentrierter Sondenkost) erhöhte Verluste (Fieber, Erbrechen, Durchfall, forcierte Diuretikatherapie, Mißbrauch von Abführmitteln, Polyurie (✓) bei entgleistem Diabetes mellitus oder Niereninsuffizienz (✓))
Folgen eines Wasserdefizits (älterer Mann, 75 kg Körpergewicht)	bis 3 % (2,5 l): Durst, Gewichtsabnahme, Rückgang der Harnproduktion und Speichelsekretion, trockener Mund ab 5 % (4 l): nachlassende Gewebespannung der Haut, Anschwellen der Zunge, Schluckbeschwerden, beschleunigter Herzschlag, Temperaturanstieg, Bluteindickung > 10 % (7 l): starke Abnahme der körperlichen und geistigen Leistungsfähigkeit, Verwirrtheit, Muskelkrämpfe, Kreislaufkollaps, ohne Flüssigkeitsersatz: Lebensbedrohung
Wasserüberschuß durch	verminderte Ausscheidung (Niereninsuffizienz, Nierenversagen) unangepaßte Flüssigkeitszufuhr bei Dialyse (✓) Folgen bei Herzinsuffizienz (✓), Hirnschäden, Lungenentzündung
Folgen eines Wasserüberschusses	wenig Durst, Gewichtszunahme, Übelkeit, Unruhe, Bewußtseinsstörungen, Atemschwierigkeiten, Herz-Kreislaufprobleme (Blutdruckanstieg, Herzinsuffizienz), Oedembildung (✓) (Gehirn, Lunge, Bauchraum), ohne Behandlung: Lebensbedrohung

Tab. 19: Wasserdefizit und -überschuß – Ursachen und Folgen

2.6 Harnproduktion und Harnausscheidung

Die Harnproduktion erfolgt in den Nieren, über die harnableitenden Organe wird der Harn ausgeschieden (lebenswichtige Entgiftungsfunktionen!). Die Nieren sind wesentlich an der Regulation der normalen Blutzusammensetzung beteiligt. Im Nierengewebe werden außerdem lebenswichtige Hormone und die stoffwechselwirksame Form des Vitamin D gebildet.

Die Harnproduktion erfolgt in den Nieren, und über die harnableitenden Organe wird der Harn ausgeschieden. Mit der Bildung des Harns übernehmen die Nieren lebenswichtige Entgiftungs- und Regulationsfunktionen und tragen damit zur konstanten und normalen Zusammensetzung des Blutes bei. Außerdem werden in den Nieren lebenswichtige Hormone und die stoffwechselwirksame Verbindung des Vitamin D

Entgiftungsfunktion	Bildung des Harns und Ausscheidung einer Vielzahl von ausscheidungspflichtigen Stoffwechselendprodukten, insbesondere von Abbauprodukten des Protein- und Purinstoffwechsels wie Harnstoff, Kreatinin, Harnsäure Ausscheidung von Medikamenten/-abbauprodukten und anderer körperfremder Substanzen
Regulationsfunktion	weitgehende Konstanthaltung des Körperwasser- und Elektrolytgehalts durch angepaßte Harnmenge und Harnzusammensetzung Beteiligung an der Konstanthaltung des Blut-pH-Wertes (✓)
Stoffwechselfunktion (Nieren)	Bildung von Hormonen (✓) mit Bedeutung für Regulation des Wasser- und Elektrolythaushalts und der Blutbildung (rote Blutkörperchen) Bildung der stoffwechselaktiven Vitamin-D-Verbindung und damit Bedeutung für die Knochengesundheit

Tab. 20: Funktionen der Nieren und harnableitenden Organe

gebildet (Tab. 20). Ein Ausfall der Nierenfunktion, d.h. ein Nierenversagen, führt ohne Behandlung (Dialyse ✓) zum Tod (☞ Kap. 4.5).

Die Harnbildung erfolgt kontinuierlich über 24 Stunden in den Nephronen (✓). Jede Niere enthält etwa 1 Million Nephrone. Ein Nephron besteht aus dem Nierenkörperchen (Glomerulum ✓) und dem damit verbundenen Harnkanälchen (Tubulusapparat ✓). Um die Entgiftungs- und Regulationsfunktion erfüllen zu können, wird jedem Nierenkörperchen durch ein kleines arterielles Blutgefäß das zu reinigende Blut zugeführt. Nach der »Blutwäsche« im Nephron gelangt das Blut über ein abführendes Blutgefäß in den Körperkreislauf zurück. Die Nierenkörperchen sind die erste Bildungsstätte des Harns. Das zugeführte Blut wird zunächst filtriert, es entsteht der sogenannte Primärharn. Der Primärharn ist ein weitgehend eiweißfreies Filtrat der Blutflüssigkeit (Blutplasma ✓).

Die Harnbildung erfolgt kontinuierlich über 24 Stunden in den Nephronen. Ein Nephron besteht aus dem Nierenkörperchen (Glomerulum) und dem Harnkanälchen (Tubulusapparat). Im Nierenkörperchen wird das zugeführte Blut filtriert, es entsteht der Primärharn (ca. 180 l/24 Stunden).

In 24 Stunden werden durch die Funktion, d. h. die Filtrationsleistung aller Nierenkörperchen in beiden Nieren etwa 180 Liter Primärharn gebildet. Man spricht daher als Maß oder Kennzeichen für die Nierenfunktion auch von der glomerulären Filtrationsleistung (✓). Die glomeruläre Filtrationsleistung (GFR) beträgt umgerechnet beim gesunden älteren Menschen etwa 110–120 ml/Minute[3].

Im Tubulusapparat wird der Endharn gebildet. 99 % des Sekundärharns werden zurückgewonnen. Mit dem Harn werden Wasser, Elektrolyte, Abbauprodukte des Eiweißstoffwechsels und andere ausscheidungspflichtige Stoffwechselendprodukte ausgeschieden. Der Harn des Gesunden ist üblicherweise glukose-, eiweiß- und keimfrei.

Im Tubulusapparat wird der Primärharn stark konzentriert, dabei werden 99 % des Primärharns zurückgewonnen. Es entsteht der Sekundärharn, d. h. der ausscheidungsfähige Harn (Endharn).

Im Endharn sind Wasser, Elektrolyte (✓), nämlich Natrium, Kalium, Chlorid, Kalzium, Magnesium und Bikarbonat, weiterhin Phosphate, Harnstoff, Harnsäure und eine Vielzahl anderer ausscheidungspflichtiger Stoffwechselendprodukte sowie Medikamente oder deren Abbauprodukte enthalten. Aminosäuren und Glukose werden aus dem Primärharn wieder ausgeschleust und bleiben dem Körper als wichtige Nährstoffe erhalten.

Diese Rückgewinnung beispielsweise von Glukose kann jedoch nur in bestimmtem Umfang bewältigt werden. Ist etwa die Blutglukosekonzentration beim Diabetiker oder nach hoher Kohlenhydratzufuhr erhöht (> 160–180 mg%), so werden nicht mehr rückführbare, also überschüssige Mengen an Glukose mit dem Harn ausgeschieden.

Die gelbliche Färbung des Harns wird u. a. durch Urobilinogen verursacht. Ein rötlichbrauner Urin weist auf Blut und ein übelriechender, milchig-trüber Harn auf Harnwegsinfektionen hin.

Der Harn des Gesunden ist üblicherweise eiweiß- und glukosefrei, außerdem auch keimfrei. Die gelbliche Färbung der Harnflüssigkeit wird u. a. durch Urobilinogen (✓), das Abbauprodukt des Blutfarbstoffs Häm (✓) oder auch durch bestimmte Vitaminausscheidungsprodukte verursacht. Die Intensität der Harngelbfärbung gibt einen gewissen Hinweis über die Harnmenge. So führen geringe Harntagesmengen durch die stärkere Harnkonzentrierung zu einer intensiveren Gelbfärbung. Ein rötlich-brauner Urin ist zumeist durch Blutausscheidung bedingt. Ein übelriechender, milchig-trüber Harn kann die Folge von Harnwegsinfekten sein.

Über die Harnleiter gelangt der Harn aus den Nieren in die Blase (Fassungsvermögen 700–800 ml). Ab einem Füllungszustand von ca. 300–350 ml wird der Harndrang ausgelöst.

Von den Nierenkanälchen gelangt der Endharn über Sammelrohre und die Nierenkelche in das Nierenbecken. Aus dem Nierenbecken wird der Harn über die beiden Harnleiter in die Blase abgeleitet und von dort über die Harnröhre ausgeschieden. Harnleiter, Blase und Harnröhre werden als harnableitende Organe bezeichnet. Nierenkelche und Nierenbecken zählen

3 Die Angaben zur GFR beziehen sich heute in der Laborpraxis meist auf die Kreatininclearance, d. h. die Blutmenge, die in den Nierenkörperchen pro Minute von Kreatinin befreit werden kann. GFR bei alten Menschen auch < 110 ml/Min.

im strengen Sinne ebenfalls dazu. Das maximale Fassungsvermögen der Harnblase beträgt etwa 700–800 ml. Der Drang zur Blasenentleerung tritt aber bereits ab einer Füllmenge von 300–350 ml auf. Der Füllungsgrad der Blase wird über Dehnungsrezeptoren erfaßt. Bei zunehmender Dehnung der Blasenmuskulatur (> 300–350 ml Harnmenge) werden die entsprechenden Impulse der Dehnungsrezeptoren an das Zentralnervensystem weitergeleitet. Das Gefühl des Harndrangs wird ausgelöst. Bei Blaseninkontinenz, einem bei älteren Menschen häufiger auftretenden Problem, kann die Blasenentleerung nicht mehr ausreichend kontrolliert werden. Verschiedene Ursachen können eine Harninkontinenz auslösen, z. B. eine Senkung der Gebärmutter oder eine Prostatavergrößerung, aber auch neurologische Störungen und körperliche Belastungen. Patienten mit Harninkontinenz können ein erhöhtes Exsikkoserisiko (✓) haben, wenn aus Scham oder Angst das Trinken deutlich eingeschränkt wird. In der Betreuung älterer Menschen ist auf dieses Problem wegen möglicher schwerwiegender gesundheitlicher Konsequenzen besonders zu achten (☞ Kap. 2.5).

Kann die Blasenentleerung nicht mehr ordnungsgemäß kontrolliert werden, kommt es zur Harninkontinenz. Probleme mit Harninkontinenz führen nicht selten dazu, daß das Trinken stark eingeschränkt wird (Exsikkoserisiko!).

2.7 Verdauung und Resorption

Aufgaben der Verdauung

Um die Nährstoffe in den Lebensmitteln nutzbar zu machen, muß die Nahrung verdaut werden. Verdauung (✓) bedeutet die mechanische Zerkleinerung und der chemische Aufschluß der Nahrung. Erst nach Abschluß der Verdauungsvorgänge können die Nährstoffe die Darmwand passieren und über Blut und Lymphe in die verschiedenen Gewebe und Organe gelangen. Die Aufnahme der Nährstoffe aus dem Darm durch die Darmwand hindurch ins Körperinnere wird als Resorption (✓) bezeichnet.

Wir essen Lebensmittel, verwerten und benötigen aber die Nährstoffe in der Nahrung. Durch die Verdauungsvorgänge (mechanische Zerkleinerung, chemischer Aufschluß) gelingt es, die Nährstoffe in der Nahrung nutzbar zu machen.

Der Gastrointestinaltrakt leistet jedoch nicht nur Verdauungs- und Resorptionsarbeit, sondern erfüllt auch wesentliche Schutzfunktionen. Das ist notwendig, weil der Organismus durch den Verdauungstrakt eine vergleichsweise große Kontaktfläche zur »Umwelt« hat. Da unsere Nahrung nicht keimfrei ist, sieht man von parenteraler und dem überwiegenden Teil der Sondenernährung ab, bedarf es entsprechender

Die Aufnahme der Nährstoffe aus dem Darm ins Körperinnere wird als Resorption bezeichnet. In der Dünndarmwand werden die Nährstoffe in Blut- und Lymphgefäße aufgenommen und gelangen so in die verschiedenen Organe und Gewebe des Körpers, wo sie für Stoffwechselvorgänge benötigt oder gespeichert werden.

1. Mechanische Prozesse
   → Zerkleinerung der Nahrungsbissen
   → Durchmischung des Speisebreis mit Sekreten der Verdauungsorgane
   → Weitertransport im Verdauungstrakt
   → Ausscheidung nicht verwertbarer Nahrungsbestandteile

2. Chemische Prozesse
   → Auftrennung in verwertbare und nicht verwertbare Bestandteile
   → Zerlegung der verwertbaren Bestandteile in ihre Grundbausteine: stoffliche Umbildung und Überführung in wasserlösliche Form
   → Bereitstellung der Nährstoffe zur Resorption und zum Transport

3. Schutzwirkung für den Organismus (Eindringen von Erregern ins Körperinnere ↓, Ausscheidung unerwünschter Produkte)
   → Abwehr im Mund durch Speichelbestandteile
   → Abwehr im Magen durch Magensalzsäure
   → Abwehr im Dünndarm durch immunkompetentes Lymphgewebe und spezielle Zellen
   → Ausscheidung des Stuhls mit Gärungs- und Fäulnisprodukten, mit unerwünschten Stoffwechselprodukten und anderen zu entgiftenden Substanzen

Tab. 21: Aufgaben der Verdauung bzw. des Verdauungssystems

Durch spezifische Schutzmechanismen im Verdauungstrakt wird der Organismus vor dem Eindringen von Keimen und Krankheitserregern geschützt (Schutzfunktion). Mit dem Stuhl werden Stoffwechselabbauprodukte, unverdauliche und unverdaute Nahrungsbestandteile und Medikamente ausgeschieden (Entgiftungsfunktion).

Schutzmechanismen, um das Eindringen von Krankheitserregern ins Körperinnere zu verhindern. Schutzwirkung geht auch von der Ausscheidungsfunktion des Darms aus, denn mit dem Stuhl werden Abbauprodukte des Stoffwechsels, von Medikamenten sowie unverdaute und unverdauliche Nahrungsreste ausgeschieden. Eine unerwünschte Anreicherung von Stoffwechselendprodukten im Körper wird so vermieden.

Der Verdauungstrakt ist vereinfacht gesehen ein durchgängiges Rohr (daher auch der Begriff Verdauungskanal), durch den der Speisebrei hindurchtransportiert wird. Beteiligte Organe sind:

- Mund (Eintrittspforte und Verschluß)
- Mundhöhle
- Speiseröhre
- Magen
- Dünndarm
- Dick- und Mastdarm
- Anus (Verschluß und Austrittspforte)

Gebräuchlich ist auch der Begriff *Gastrointestinaltrakt* (*gaster* = griech. für Magen, *intestinum* = lat. für Darm) für Magen und

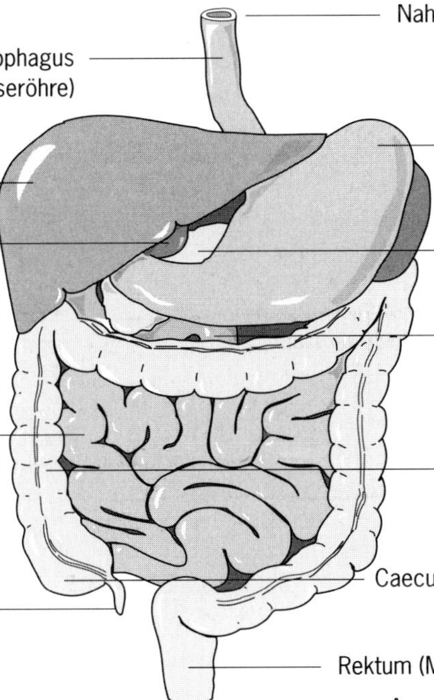

Abb. 3: Das Verdauungssystem des Menschen

Darmabschnitte des Verdauungstraktes. Für die Verdauung sind die Verdauungssäfte von Magen und Dünndarm, aber auch von Speicheldrüsen, Bauchspeicheldrüse und Galle erforderlich. Auch die Leber ist an der Verdauung beteiligt, da dort die Gallensäuresynthese erfolgt und die Gallenflüssigkeit gebildet wird, bevor sie an die Gallenblase abgegeben wird. Die unterschiedliche Zusammensetzung der verschiedenen Verdauungssekrete ermöglicht den schrittweisen und vollständigen Aufschluß der Nahrungsinhaltsstoffe.

Die Menge an Verdauungssäften, die täglich von den Verdauungsorganen abgegeben wird, beträgt etwa 7–8 Liter. Mehr als 95 % dieser Flüssigkeit werden im Dünndarm, weitere 3 % im Dickdarm rückresorbiert. Ein Rest von etwa 150 ml täglich wird mit dem Stuhl ausgeschieden. Die in den Verdauungssäften enthaltenen Enzymmengen sind um ein Vielfaches höher als für die Nährstoffverdauung tatsächlich benötigt. Diese Überschußproduktion der Verdauungsorgane trägt dazu bei, daß auch bei eingeschränkten Organleistungen die Verdauungsarbeit noch weitgehend aufrechterhalten bleibt. Erst bei schweren Funktionseinschränkungen kommt es zu Störungen

Die Verdauungsvorgänge benötigen verschiedene Verdauungssäfte, die von den Verdauungsorganen abgegeben werden (7–9 Liter/Tag). Davon werden 98 % in Dünn- und Dickdarm rückresorbiert. Die restlichen 2 % sind im Stuhl (ca. 150 ml/Tag) enthalten.

Sekret	**Herkunft**	**Sekretmenge pro Tag**	**Hauptenzym(e)**	**andere Enzyme**
Mundspeichel	Unterkiefer-, Ohr-, Unterzungenspeicheldrüsen	1–1,5 Liter	Amylase	Maltase Lipasen
Magensaft	Haupt-, Beleg-, Nebenzellen der Magenschleimhaut	1,5 Liter	Pepsin Kathepsin	Lipase
Bauchspeichel	exokrine (✓) Bauchspeicheldrüse	1–2 Liter	Trypsin*) Amylase Lipase	Maltase
Darmsaft	Lieberkühnsche Krypten und andere Zellen der Dünndarmschleimhaut	1–2 Liter	Erepsin**) Nukleasen Phosphatasen	Cholesterinesterasen Lezithinasen Amylase
Galle	Leber	1–1,2 Liter	»Hilfsstoff«: Gallensäuren	

Enzymnamen enden zumeist auf»–ase«
* Erepsin besteht aus: Chymotrypsin, Dipeptidasen, Aminopeptidasen, Protaminasen, Proteinasen
** Trypsin besteht aus: Proteinasen, Carboxypeptidasen

Tab. 22: Verdauungssekrete und ihre Funktion

der Verdauungs- und Resorptionsleistungen, die letztlich zur Nährstoffunterversorgung führen können (☞ Kap. 4.2). Die Tätigkeit der Verdauungsorgane, der Weitertransport des Speisebreis sowie die Freisetzung der Verdauungsekrete in Art und Menge wird in komplexer Weise durch nervale Einflüsse und verschiedene Hormone gesteuert.

Stationen der Verdauung und Verdauungsvorgänge

Mundhöhle

Mundhöhle: Mechanische Zerkleinerung fester Nahrung (Kauen), Einspeichelung (Formung abschluckbarer, gleitfähiger Bissen), Beginn der Kohlenhydratverdauung durch das Enzym Amylase (Stärke).

In der Mundhöhle wird die aufgenommene Nahrung, sofern es sich um feste Nahrung handelt, durch mechanische Zerkleinerung und Einspeichelung für die Verdauung vorbereitet.

Für die mechanische Zerkleinerung, die Formung abschluckbarer Bissen sind ein funktionierendes Gebiß bzw. eine funktionsfähige Prothese, eine bewegliche Gesichts-/Wangenmuskulatur, sekretionsfähige Speicheldrüsen und eine

Ausgangsprodukt	Enzym	Wirkort	Spaltprodukt
Stärke	Amylase	Mundhöhle (Beginn) [Magen] Dünndarm	Dextrine, Maltose
Dextrine	Amylase	Mundhöhle (Beginn) [Magen] Dünndarm	Maltose
Maltose	Maltase	Dünndarmwand	Glukose + Glukose
Saccharose	Saccharase	Dünndarmwand	Glukose + Fruktose
Laktose	Laktase	Dünndarmwand	Glukose + Galaktose
Triglyceride	Lipase	[Mundhöhle] Magen Dünndarm	Glycerin + 3 Fettsäuren, Mono-, Diglyceride (Glycerin mit 1 bzw. 2 Fettsäure(n))
Lipoide:			
Cholesterin	Cholesterinasen	Dünndarm	Cholesterin
Lezithin	Lezithinasen		Lezithin
Protein	Pepsin Kathepsin	Magen	Peptide
Protein und Peptide	Erepsin*) Trypsin**)	Dünndarm	Di-, Tripeptide
	Dipeptidasen	Dünndarmwand	Aminosäuren
Nukleinsäuren	Nukleasen	Dünndarm	Purine, Pyrimidine

Enzymnamen enden zumeist auf die Endung»–ase«
[ ] = Ort mit eingeschränkter Wirksamkeit des Enzyms
* Erepsin besteht aus: Chymotrypsin, Dipeptidasen, Aminopeptidasen, Protaminasen, Proteinasen
** Trypsin besteht aus: Proteinasen, Carboxypeptidasen

Tab. 23: Die wichtigsten Enzyme bei der Verdauung

intakte Mundschleimhaut erforderlich. In der Zungenoberfläche liegen Geschmackspapillen, mit denen die Geschmacksrichtungen süß, sauer, salzig und bitter wahrgenommen werden. Die Anregung der Geschmackspapillen, der Kontakt der Nahrungsbissen mit der Mundschleimhaut sowie Sinneseindrücke durch Geruch und Ansehen von Speisen bringen den Speichelfluß in Gang. Gebildet wird der Speichel zu etwa 70 % in den Unterkieferspeicheldrüsen, zu weiteren 25 % in den Ohrspeicheldrüsen, hinzu kommen die Sekrete aus den Speicheldrüsen unter der Zunge und der Mundschleimhaut. Durch die im Speichel enthaltene Amylase beginnt im Mund die Verdauung der Stärke. Proteine und Fette bleiben unverändert (Tab. 22, Tab. 24).

Das Abschlucken der Nahrung ist einer der kompliziertesten Reflexe, die im menschlichen Körper ablaufen, mehr als 20 Muskeln sind daran beteiligt. Da sich Speise- und Atemweg im

- Mechanische Zerkleinerung fester Nahrungsbestandteile durch Kauvorgang: Oberflächenvergrößerung, Formung von Speisebissen
- Vermischung der Nahrung mit Speichel: Durchfeuchtung und Erhöhung der Gleitfähigkeit
- Einleitung der chemischen Verdauung durch Enzymbeimischung aus Speichelsekret (Amylase): Verdauung von Stärke und Zerlegung in kleinere Kohlenhydrateinheiten (Dextrine, Maltose)
- Spülwirkung des Speichels, Reinigung der Zähne und Zahnzwischenräume

Zusammensetzung des Speichels:
- Mucine (Schleimstoffe): Erleichterung der Kaubewegung, Schlüpfrigmachen der Nahrungsbissen
- Amylase: Einleitung der Kohlenhydratverdauung
- Lipase: Einsetzen der Lipasewirkung erst im Magen
- Immunglobulin A (IgA), Lysozym und Rhodanid-Ionen: Abwehr von Krankheitserregern
- Hoher Bikarbonatgehalt (HCO_3^-): Einstellung des Speichelmilieus auf pH 7–8 (neutral bis leicht alkalisch): optimale Bedingungen für Amylasetätigkeit, Schonung des Zahnschmelzes

Tab. 24: Verdauungsvorgänge in der Mundhöhle

Beim Verlassen der Mundhöhle:
- Kohlenhydrate: nicht aufgeschlossene Stärke sowie Stärke teilweise aufgeschlossen in Dextrine und Maltose
- Fette: unverändert
- Proteine: unverändert

Rachen kreuzen, wird beim Abschlucken die Luftröhre mit dem Kehldeckel (Epiglottis) verschlossen.

Speiseröhre (Ösophagus)

Die Speiseröhre ist ein ca. 25 cm langer Muskelschlauch und verbindet Mundhöhle und Magen. Die Entfernung von den vorderen Zähnen bis zum Mageneingang beträgt etwa 40 cm (wichtig: Anlegen einer Sonde für Sondenernährung). Die Speiseröhrenwand besteht aus einer längs verlaufenden (außen) und einer ringförmigen Muskelschicht (innen). Durch rhythmisches Zusammenziehen der Ringmuskulatur wird der Speisebrei in Richtung Mageneingang weitertransportiert. Durch den stetigen Wechsel von Kontraktion und Erschlaffung der Ringmuskulatur entsteht eine sich wellenförmig fortsetzende Bewegung, auch als Peristaltik (✓) bezeichnet. Durch die Auskleidung mit einer Schleimhautschicht wird der Weitertransport unterstützt (Gleitfähigkeit ↑) und die Speiseröhre selbst geschützt. In der Speiseröhre finden keine Verdauungsvorgänge statt.

Speiseröhre: Weitertransport des Speisebreis in Richtung Magen, keine Verdauungsvorgänge

Magen (Ventriculus)

Der Magen ist dem Dünndarm als sackartige Erweiterung des Verdauungskanals vorgelagert. Die Größe des Magens ist von der Füllung mit Nahrung abhängig (Speicherfunktion). Die Magenwand ist aus drei Muskelschichten (längs, ringförmig, schräg) aufgebaut, was den Transport, die Durchmischung und die Anpassung der Kontraktionsbewegung an den jeweiligen Füllungszustand ermöglicht. Bei leerem Magen sind die Muskelfasern zusammengezogen. Gelangt Speisebrei in den Magen, erschlaffen die Muskeln, die Magenwände können sich ausdehnen. Zur weiteren Verarbeitung des Speisebreis wird der Mageninhalt dann durch peristaltische Bewegungen weitertransportiert, dabei erfolgt eine ständige Beimischung von Magensaft. Durch das Hormon Gastrin werden die Magenbewegung und die Freisetzung von Salzsäure angeregt. Gastrin wiederum wird aus der Magenschleimhaut freigesetzt, wenn sich die Magenwände dehnen. Gewürze, Alkohol oder Kaffee tragen ebenfalls zur Gastrinfreisetzung bei. Die Magenmotorik und die Sekretion von Magensaft werden außerdem durch nervöse Reize stimuliert.

Die im Magen wirksamen Enzyme sind Pepsin und Kathepsin; sie zerlegen Proteine in kleinere Bruchstücke (Peptide). Die Magensalzsäure aktiviert die Enzyme und unterstützt durch Denaturierung (✓) die Proteinverdauung. Dadurch wird die natürliche räumliche Struktur (Knäuel, Stränge) aufgehoben, die Enzyme können das Protein dann leichter zerlegen.

Magen: Durchmischung des Nahrungsbreis mit Magensaft, Beginn der Eiweißverdauung, teilweise auch Fettverdauung, Schutz gegen Keime und Krankheitserreger, Unterbrechung der Stärkeverdauung im sauren Magenmilieu, Bindung von Vitamin B12 an Intrinsic factor.

Durch Lipase (Lipase aus Zungengrunddrüsen) wird die Fettverdauung im Magen eingeleitet, etwa 10–30 % der Neutralfette werden gespalten. Durch den Intrinsic factor wird Vitamin B_{12} gebunden und damit die Resorption im Dünndarm vorbereitet, denn nur das an den Intrinsic factor (IF) gebundene B_{12} (Cobalamin-IF-Komplex) kann resorbiert werden.

Die Verweildauer der Nahrung im Magen ist äußerst unterschiedlich: Wasser und Getränke verbleiben etwa 10–20 Minuten, feste Nahrung 1–7 Stunden im Magen. Kohlenhydrate ver-

Pepsine (Pepsin und Kathepsin)	Aufschluß der Proteine
Salzsäure (HCl, 0,5 %ig)	Schaffung eines sauren Milieus für die optimale Wirkung der Pepsine; Ausfällung und Quellung von Protein; Abtötung von Krankheitserregern
Intrinsic factor	Bindung von Vitamin B_{12}
Mucine (Schleimstoffe)	visköser Schutzfilm zur Auskleidung der Mageninnenwand; Schutz vor Eigenverdauung der Magenwände
Produktion des Magensaftes	
Hauptzellen	Produktion von Pepsinogen (Bildung von aktiven Enzymen erst unter HCl-Wirkung im Magen selbst)
Belegzellen	HCl-Produktion
Nebenzellen	Mucinproduktion

Tab. 25: Zusammensetzung des Magensaftes und Funktion der Sekretbestandteile

Beim Verlassen des Magens:
- Kohlenhydrate: keine weiteren Verdauungsschritte (Amylase durch saures Magenmilieu gehemmt)
- Protein: unverändertes Protein sowie Peptide unterschiedlicher Größe
- Fette: unverändert, teilweise aufgeschlossen in Glyceride und Fettsäuren
- B_{12}: Komplexbindung an Intrinsic factor

lassen den Magen schneller als Proteine und diese wiederum zügiger als Fett. Der Mageninhalt wird portionsweise durch den Magenpförtner in den Dünndarm, d. h. in den Zwölffingerdarm (Duodenum) weitertransportiert. Die schubweise Abgabe von Mageninhalt in das Duodenum verhindert eine Überfrachtung der oberen Darmabschnitte. Der Mageninhalt kann dadurch nach und nach mit den Verdauungssäften des Darms vermischt werden.

Dünndarm

Der Dünndarm mit einer Gesamtlänge von etwa 5–6 Metern ist ein schlauchförmiges Organ. Man unterscheidet die Dünndarmabschnitte Zwölffingerdarm (Duodenum ✓), Leerdarm (Jejunum ✓) und Krummdarm (Ileum ✓). Im etwa 25 cm langen Duodenum gelangen die Verdauungssäfte der Bauchspeicheldrüse, der Galle und des Darms in den Speisebrei. Durch die beigemengten Enzyme, Gallensäuren und anderen Bestandteile der Verdauungssäfte kommt es im Duodenum und Jejunum zur Endverdauung des Speisebreis. Im Jejunum und Ileum erfolgen dann die Resorption der Nährstoffe (inklusive Lipoide, Purine, Pyrimidine, Vitamine, Mineralstoffe und Spurenelemente) sowie die Rückresorption von Wasser, Elektrolyten und Gallensäuren.

Dünndarm: vollständige Verdauung von Kohlenhydraten, Protein und Fett, von Vitamin- und Mineralstoffverbindungen etc.; Resorption der Nährstoffe, von Wasser, Gallensäuren.

Das *Pankreas* wird durch nervöse Reize (Nervus vagus) und durch Hormone zur Abgabe des Verdauungssaftes angeregt. Die Hormone Sekretin und Cholezystokinin-Pankreozymin (CCK-PKZ) werden im oberen Dünndarm freigesetzt, wenn der Speisebrei den Magen verläßt. Die Enzyme liegen im Pankreas und dem Pankreassaft nicht in der aktiven Wirkform vor, dadurch schützt sich das Organ vor einer Selbstverdauung. Die Pankreasenzyme werden erst im Darm aktiv. Zum Schutz der Darmwand vor einer Verdauung enthält der Darmsaft reichlich Schleimstoffe (Mucine). Das Sekret der Bauchspeicheldrüse setzt sich nicht nur aus Enzymen, Wasser und Elektrolyten zusammen, sondern enthält auch hohe Mengen an Bikarbonat (HCO_3^-). Bikarbonat bewirkt, daß das sehr saure Milieu des Speisebreis nach Verlassen des Magens auf alkalische Werte (pH-Wert ✓ von 7–8) eingestellt wird. Dadurch werden die Aggressivität des Mageninhalts herabgesetzt (zusätzlicher Schutz der Darmwände) und die optimalen Bedingungen für die Enzymtätigkeiten im Darm geschaffen.

Die Gallensäuren und der Gallensaft werden in der Leber gebildet. Wird die Galle nicht unmittelbar zur Verdauung benötigt, erfolgt eine Speicherung konzentrierter Gallenflüssigkeit in der Gallenblase. Die portionsweise Entleerung der Gallenblase (Kontraktionen) wird durch Reize, die vom Nahrungsbrei selbst ausgehen (Fettgehalt), und unter Einfluß des Hormons CCK-PKZ angeregt. Die Gallenflüssigkeit enthält die Gallensäuren Cholsäure und Chenodesoxycholsäure, außerdem Cholesterin und Lezithin sowie Wasser und Elektrolyte. Mit dem Gallensaft gelangen auch Abbauprodukte des Stoffwechsels oder körperfremde Substanzen, z. B. Abbauprodukte von Medikamenten in den Darm. Mit dem Stuhl werden sie dann ausgeschieden (entgiftet). Die gelblich-grüne Farbe

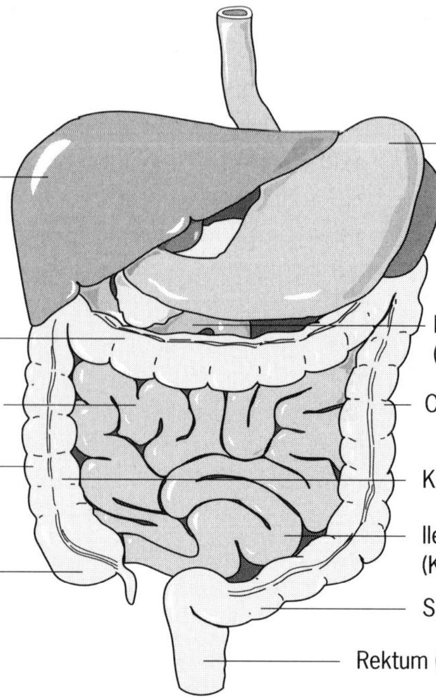

Abb. 4: Die verschiedenen Dünn- und Dickdarmabschnitte

der Gallenflüssigkeit ist durch Bilirubin (✓) und durch Biliverdin verursacht, die beim Abbau des Blutfarbstoffs Hämoglobin anfallen.

Für die Durchmischung des Speisebreis mit den Verdauungssäften sorgen die verschiedenen Dünndarmbewegungen, einerseits rhythmisches Dehnen und Einschnüren der Ringmuskulatur und andererseits Pendelbewegungen, die von der Längsmuskulatur ausgehen. Mittels peristaltischer Bewegungen wird der Darminhalt weiter in Richtung Dickdarm transportiert. Die Passagezeit im Dünndarm beträgt bei üblicher Mischkost 6–10 Stunden.

Verdauung

Durch die Amylase des Pankreas und die Enzyme an der Darmwand (Tab. 22 und 23) entstehen als Endprodukte der Verdauung Monosaccharide, und zwar in der Hauptsache Glukose, Fruktose und Galaktose. Für eine optimale Stärkeverdauung ist nicht zuletzt auch die Lebensmittelverarbeitung ausschlaggebend. Die in Kartoffeln oder Hülsenfrüchten enthaltene Stärke quillt beim Kochen auf und wird strukturell verändert, dadurch kann sie besser von der Amylase aufgeschlossen werden.

Die in den Darm gelangenden Proteine und Peptide werden durch die eiweißspaltenden Enyzme des Bauchspeicheldrüsensaftes in Di- und Tripeptide zerlegt. Diese werden durch Peptidasen der Darmwand weiter in ihre Aminosäuren aufgeschlossen (Tab. 22 und 23). Die Nukleinasen des Darmsaftes setzen Purine und Pyrimidine aus den Nukleinsäuren frei. Die Erhitzung (Kochen, Dünsten, Braten etc.) von eiweißhaltigen Lebensmitteln (z. B. Fleisch, Fisch, Eier) führt zur Denaturierung (✓) des Proteins, was die Verdauung erleichtert.

Da die Fette und Lipoide nicht wasserlöslich sind, werden entsprechende Lösungsvermittler, die Gallensäuren, benötigt. Die Gallensäuren wirken wie Emulgatoren, die das Fett in feine Tröpfchen auftrennen. Die Fetttröpfchen sind durch ihre größere Oberfläche und die Löslichkeit im wäßrigen Milieu des Darms besser für die Pankreaslipase angreifbar. Unter Lipaseeinwirkung werden die Neutralfette in freie Fettsäuren und Monoglyceride (Glycerin und 1 Fettsäure) aufgespalten. Auch die Lipoide wie Cholesterin und Lezithin werden durch spezifische Enzyme aus der Nahrung freigesetzt. Monoglyceride, freie Fettsäuren, Cholesterin und andere Lipoide lagern sich in Verbindung mit Gallensäuren zu winzigen kugel- oder zylinderförmigen Partikeln, den *Micellen*, zusammen. Die Micellen sind charakteristischerweise so gebildet, daß die wasserlöslichen Substanzen (Gallensäuren) nach außen zeigen (äußerer Mantel) und die Lipidbestandteile und Lipoide nach innen. In Form der Micellen werden Fettverdauungsprodukte zur Darmwand transportiert.

Die wasserunlöslichen Fettsäuren werden im Dünndarm mit den wasserlöslichen Gallensäuren (Gallensaft) verbunden. In den Micellen aus Fettsäuren, Monoglyceriden, Cholesterin, anderen Lipoiden und Gallensäuren werden die Fettverdauungsprodukte an die Darmwand zur Resorption transportiert. Die Micellen sind wasserlöslich: die Gallensäuren bilden die äußere Hülle um Fettsäuren, Glyceride und Lipoide.

Eine solche Micellenbildung ist für Triglyceride mit Fettsäuren einer Kettenlänge ab 12 Kohlenstoffatomen notwendig. Die MCT-Fette (mittelkettige Neutralfette) werden hingegen ohne Micellenbildung transportiert. Die Aufspaltung der MCT-Fette (✓) kann außerdem noch bei stark eingeschränkter Lipaseaktivität und ohne die Anwesenheit von Gallensäuren ablaufen. Sogar bei stark verminderter Lipaseaktivität (☞ Kap. 4.2) können die MCT-Fette noch aufgespalten und resorbiert werden.

MCT-Fette benötigen keine Micellenbildung und können auch bei stark verminderter Lipaseaktivität aufgespalten und resorbiert werden.

Auch die Vitamine liegen in der Nahrung nicht grundsätzlich in der resorbierbaren Form vor, sondern müssen aus komplexen Vitaminstrukturen, z. B. dem Verbund mit Proteinen oder Phosphaten freigesetzt werden. Dies gilt für die Vitamine B_1, B_2, B_6, Folsäure, Niacin, Biotin und Pantothensäure. Vitamin B_{12} gelangt als Cobalamin-IF-Komplex in den Darm.

Resorptionsvorgänge im Dünndarm

Durch Resorption gelangen die Nährstoffe ins Körperinnere. Besonders rasch verläuft der aktive Transport, bei dem beispielsweise Nährstoffe mittels eines Carriers unter Verbrauch von Energie resorbiert werden.

Durch die Resorption werden die Nährstoffe von der Oberfläche des Dünndarms durch die Schleimhaut hindurch in die Darmzellen transportiert. Die Nährstoffe passieren die Darmzellen und gelangen über die Kapillargefäße der Zotten (Abb. 5) in die Pfortader und damit ins Körperinnere zu ihren Zielorganen. Andere Nährstoffe (z. B. Eisen) werden vor einem Abtransport in der Darmwand auch kurzfristig gespeichert. Lediglich die Fette können nicht über den Blutweg, sondern müssen mit der Lymphflüssigkeit abtransportiert werden. Die Aufnahme der Nährstoffe in die Darmzellen erfolgt durch verschiedene Mechanismen:

- *Passive Diffusion* = Übertritt des Nährstoffs ohne Energieaufwendung von einem Ort hoher Nährstoffkonzentration (Darmlumen) zu einem Ort mit niedriger Nährstoffkonzentration (Darmzelle, Blutflüssigkeit bzw. Körperinneres). Dieser passive Transport in Richtung eines Konzentrationsgefälle ist vergleichsweise langsam.
- *Aktiver Transport* = Der aktive Transport verläuft deutlich schneller als die passive Diffusion, ist abhängig von spezifischen Trägersubstanzen (Carrier oder Vehikel) und verbraucht Energie. Durch den aktiven Transport können Nährstoffe auch gegen ein Konzentrationsgefälle (zum Ort höherer Nährstoffkonzentration) aufgenommen werden.
- *Erleichterte Diffusion* = Die erleichterte Diffusion ist schneller als passive Transportvorgänge, aber langsamer als aktive Prozesse. Es wird ein Carrier benötigt, der den Nährstoff mit einem Konzentrationsgefälle in bzw. durch die Darmzelle transportiert. Die erleichterte Diffusion verbraucht keine Energie.

Die Dünndarmschleimhaut ist so aufgebaut, daß durch eine extrem starke Vergrößerung der Oberfläche ausreichende Kontaktmöglichkeiten für die Nährstoffresorption entstehen (Abb. 5). Die Dünndarmwand ist nicht glatt, sondern mit Falten, den sogenannten Kerckringschen Falten ausgekleidet.

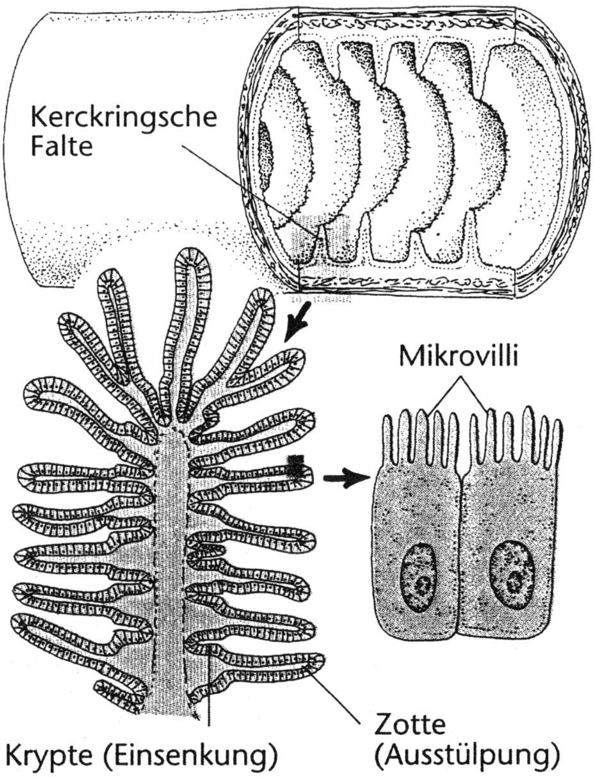

Abb. 5: Aufbau der Dünndarmschleimhaut (aus: A. Schäffler, S. Schmidt, Mensch, Körper, Krankheit. Jungjohann Verlag, Ulm, 1995. Mit freundlicher Genehmigung.)

Zwischen den Schleimhautfalten liegen Vertiefungen (Einstülpungen), die Dünndarmkrypten. Die Kerckringschen Falten wiederum sind von Zotten, fingerförmigen, eng beieinander stehenden Fortsätzen (1mm Länge) besetzt. Die einzelnen Zotten sind von einem Stäbchensaum (Mikrovilli) überzogen, der in das Darmlumen hineinragt und letztlich die große Oberfläche ausmacht. In den Zotten befinden sich Kapillar- und Lymphgefäße zur Aufnahme der resorbierten Nährstoffe. Die Dünndarmoberfläche von etwa 200 m^2 (Größe eines Tennisplatzes) sichert hohe Reservekapazitäten für die Resorption, vor allem der Hauptnährstoffe.

Glukose und Galaktose werden durch aktiven Transport und damit rasch aufgenommen, die Fruktose durch erleichterte

Nährstoff	Resorptionskapazität pro 24 Stunden	Durchschnittszufuhr mit der Nahrung pro Tag
Glukose	2 000–2 500 g	200–500 g
Aminosäuren	400–600 g	70–120 g
Triglyceride	500–700 g	70–150 g
Wasser	18 Liter	1, 0–2,5 Liter

Tab. 26: Reservekapazitäten für die Nährstoffresorption beim Gesunden

Diffusion. Das Resorptionsvermögen für Fruktose ist aufgrund des nicht-aktiven Aufnahmemechanismus im Vergleich zur Glukose begrenzt. Die Toleranzschwelle wird für Fruktose (als Einzeldosis) mit 50–70 g angegeben. Bei höheren Zufuhren können Durchfall und Blähungen auftreten. Die Zuckeralkohole Sorbit und Xylit und andere werden sehr viel langsamer als Glukose resorbiert (Diffusion) und auch im Vergleich zur Fruktose ist das Ausmaß der Resorption deutlich begrenzt. Verträgliche Einzeldosen liegen bei 10–25 g. Fruktose, Sorbit und Xylit, die nicht resorbiert wurden, gelangen unverändert in tiefere Darmabschnitte, wo sie bakteriell abgebaut werden. Dies verursacht Bekömmlichkeitsprobleme wie Blähgefühl, Oberbauchschmerzen und Durchfall. Bei Diabetikern, die regelmäßig auf Lebensmittel und Süßungsmittel mit Fruktose, Sorbit oder Xylit zurückgreifen, tritt im Verdauungstrakt ein gewisser Gewöhnungseffekt auf, so daß auch höhere Mengen resorbiert und vertragen werden. Im Einzelfall sind Steigerungen der Zufuhr von Xylit und Sorbit auf 30–50 g möglich.

Die Aminosäuren werden ebenfalls durch aktive Prozesse aufgenommen. Eine aktive Resorption ist, wenn auch in geringerem Ausmaß, für Di- und Tripeptide nachzuweisen. Fette und fettähnliche Stoffe werden mit den Micellen an die Darmwand transportiert. Dort nehmen die Micellen Kontakt mit den Darmwandzellen auf, und der Micelleninhalt (Fettsäuren, Monoglyceride und Lipoide) wird passiv in die Darmzelle eingeschleust. Die Gallensäuren verbleiben im Darm; sie werden im unteren Dünndarm resorbiert und gelangen mit dem Pfortaderblut zur Leber zurück. Die Gallensäuren können dann erneut mit der Gallenflüssigkeit ausgeschüttet werden. Diesen Kreislauf durchlaufen die Gallensäuren etwa zweimal pro Mahlzeit, nur etwa 15–20 % der Gallensäuren werden abgebaut und mit dem Stuhl ausgeschieden. In der Darmzelle werden die resorbierten Fettbestandteile wieder zu wasserlöslichen Partikeln, den Chylomikronen aufgebaut. In den Chylomikronen sind Fettsäuren, Cholesterin und Glyceride an Protein gebunden (daher der Begriff: Lipoproteine). Wegen der Partikelgröße der Chylomikronen erfolgt der Abtransport aus der Darmzelle mit der Lymphe. Über das größte Lymphgefäß des Körpers (Ductus thoracicus) gelangen die Chylomikronen ins venöse Blut und dann in die Leber. Die MCT-Fette (✓) müssen nicht in Chylomikronen verpackt werden und gelangen direkt durch die Pfortader in die Leber.

Die sich im Darm befindenden Elektrolyte (Na, K, Mg, Ca, Cl) stammen entweder aus den Verdauungssekreten oder aus den Mineralsalzen der Nahrung und deren Resorption erfolgt vorwiegend im oberen Dünndarm. Dem resorbierten Natrium folgt Wasser passiv nach, so daß einerseits Flüssigkeit der Verdauungssäfte zurückgewonnen wird und andererseits mit der Nahrung und Getränken zugeführte Flüssigkeit ins Körperinnere gelangt. Natrium und Chlorid werden aktiv und mengenmäßig nahezu vollständig resorbiert. Der Natriumtransport erfolgt aktiv (Ileum) und teils passiv (Jejunum). Chloridionen folgen passiv dem aktiv resorbierten Natrium. Der Resorptionsmechanismus des Kaliums ist noch nicht vollständig geklärt. Kalzium und Magnesium werden aktiv resorbiert, die Resorptionsraten liegen bei 20–40 % bzw. 30–50 %. Für Kalzium ist bekannt, daß ein spezifisches kalziumbindendes Protein in der Darmwand die Aufnahme bewirkt. Die stoffwechselaktive Form des Vitamin D wiederum begünstigt die Bildung dieses kalziumbindenden Proteins und beeinflußt so entscheidend die Kalziumresorption.

Auch für eine Reihe von Spurenelementen, z. B. Eisen, Jod oder Zink sind die Resorptionsvorgänge näher geklärt. Die Spurenelemente liegen in der Regel als Mineralsalze oder an Aminosäuren gebunden in der Nahrung vor. Eine Resorption setzt zumeist eine Freisetzung aus den entsprechenden Verbindungen voraus. Während Jod sehr rasch, anteilig schon im Magen resorbiert wird, kann Eisen aus einer Mischkost nur zu etwa 10 % resorbiert werden. Im Eisenmangel steigt die Resorptionsrate auf etwa 20–25 % an. Für die Aufnahme des Eisens ist ein eisenspezifischer Carrier notwendig, der das Eisen in die Darmzelle einschleust. Dort wird Eisen zur Zwischenspeicherung auf ein anderes Protein (Ferritin) übertragen. Auch im Blut wird das Eisen an ein Transportprotein gekoppelt (Transferrin), um es zu den Verbrauchs- und Speicherorganen (Leber, Knochenmark) zu befördern.

Die fettlöslichen Vitamine A, D, E und K sowie β-Carotin müssen wie die Fettsäuren in Micellen verpackt werden, um resorbiert zu werden. Eine gleichzeitige Aufnahme von Nahrungsfett wirkt sich durch die Anregung der Micellenbildung daher günstig auf die Resorption aus. Handelt es sich um fettarme bzw. nahezu fettfreie Lebensmittel (z. B. Gemüse, Pilze), wirkt eine Zubereitung mit Fett resorptionsfördernd. Im Falle des β-Carotin unterstützt auch die Zerkleinerung des Lebensmittels (z. B. von Möhren, Paprika) und eine Erwärmung der Speisen (Dünsten des Gemüse) die Resorption.

Die Resorptionsraten sind sehr unterschiedlich, und reichen von nahezu quantitativer Aufnahme bei Vitamin A (erleichterte Diffusion) bis zu Resorptionsraten von lediglich 12 % für β-Carotin. Der Weitertransport im Blut unterliegt auch bei den fettlöslichen Vitaminen der Chylomikronenbildung. Die Resorption der wasserlöslichen Vitamine verläuft sehr unterschiedlich. So enthält die Schleimhaut des Ileums hochspezifische Rezeptoren für den im Magen gebildeten B_{12}-IF-Komplex. Der Rezeptor bindet das Cobalamin und schleust es in das Zellinnere. Die Rezeptordichte ist jedoch nicht sehr hoch, entsprechend beträgt bei unseren Kostgewohnheiten die mittlere Resorptionsrate 50 %. Folsäure wird im Jejunum aktiv durch spezielle Transportmechanismen aufgenommen. Die in der Nahrung enthaltene freie, d. h. nicht gebundene Folsäure, wird nahezu hundertprozentig resorbiert. Die Resorptionsrate von Folsäure, die in Vitaminstrukturen gebunden ist und zunächst freigesetzt werden muß, sinkt je nach Komplexität der Verbindung auf bis zu 20 % ab. Im Durchschnitt sind aus unserer Kost 50 % der Folsäure verfügbar. Vitamin B_1, Vitamin B_2, Ascorbinsäure und Biotin werden im Jejunum aktiv und im Gefolge von Natrium (Co-Transport) resorbiert. Die Resorptionsrate von B_1 und B_2 ist nahezu 100 %, von Vitamin C etwa 80–90 %. Pantothensäure wird aktiv sowie passiv über den gesamten Dünndarm resorbiert. Vitamin B_6 und Niacin werden überwiegend im oberen Jejunum durch passive Diffusion resorbiert. Das Ausmaß der Resorption und der Resorptionsmechanismus werden generell stark durch die Höhe der Vitaminzufuhr beeinflußt. In hohen/pharmakologischen Dosierungen sinkt die Resorptionsrate prozentual deut-

Beim Verlassen des Dünndarms befinden sich im Darminhalt:
- nicht resorbierte Mineralstoffe, Spurenelemente und Vitamine
- nicht (rück)resorbiertes Wasser
- unverdauliche und unverdaute Nahrungsbestandteile
- Verdauungsenzyme
- abgestoßene Darmepithelien

lich ab, denn die Aufnahme erfolgt dann passiv – auch bei zuvor aktiven Vorgängen.

Verdauungsvorgänge im Dickdarm

Der Dickdarm mit einer Gesamtlänge von 1,5 m und einer Weite von 6–8 cm ist zwar deutlich kürzer, aber deutlich weiter als der Dünndarm. Der Dickdarm gliedert sich in die Abschnitte: Blinddarm (Caecum), Grimmdarm (Colon) und Rektum (Mast- oder Enddarm). Der Dickdarm hat bei der Verdauung folgende Aufgaben:

- Weitere Eindickung des Darminhalts durch Rückresorption von Wasser und Elektrolyten,
- Bildung des Kots,
- bakterieller Abbau von unverdaulichen Nahrungsbestandteilen,
- bakterielle Syntese von Vitamin K und B-Vitaminen
- Ausscheidung von Gärungs- und Fäulnisprodukten und
- Ausscheidung von Enzymen (Trypsin, Chymotrypsin) und zu entgiftenden Produkten (Harnstoff, Medikamente, Abbauprodukt von Bilirubin u. a.).

Im Dickdarm werden unverdaute und unverdauliche Nahrungsbestandteile sowie Stoffwechselprodukte (Ballaststoffe, Kohlenhydrate, Harnstoff) durch die natürlich vorkommenden Darmbakterien abgebaut. Es entstehen Gärungs- und Fäulnisprodukte. Durch die weitere Eindickung des Darminhalts (Rückgewinnung von Wasser) wird der Stuhl gebildet. Mit dem Stuhl werden bakterielle Abbauprodukte, unverdaute, unverdauliche Nahrungsbestandteile, Stoffwechselendprodukte, abgestoßene Darmzellen, Darmbakterien und Medikamenten- abbauprodukte ausgeschieden.

Das Ileum mündet in den aufsteigenden Teil des Dickdarms. Zwei schlitzförmige Schleimhautfalten der Darmwand bilden die sogenannte *Ileozäkalklappe*, einen Verschluß zwischen Dünndarm und Dickdarm. Die Ileozäkalklappe läßt normalerweise nur einen Übertritt von Darminhalt in Richtung Dickdarm zu und nicht in umgekehrter Richtung. Unterhalb der Ileozäkalklappe liegt der Blinddarm mit dem Wurmfortsatz (Appendix) (Abb. 3 und 4). Das Kolon gliedert sich in aufsteigenden (Colon ascendens), querverlaufenden (C. transversum) und absteigenden Grimmdarm (C. descendens), an den sich der s-förmige Grimmdarm (C. sigmoideum, Kurzbezeichnung: Sigma) anschließt. Das Sigma geht in den 15–20 cm langen Enddarm über. Der Darmausgang (Anus) wird aus einem inneren und äußeren Schließmuskel gebildet. Unter der Schleimhaut des Rektums liegt im Hämorrhoidalbereich ein Venengeflecht, das den muskulären Verschluß des Anus unterstützt.

Der Darminhalt wird durch Kontraktionen der Darmwandmuskulatur durchgeknetet und durch peristaltische Bewegungen der Ringmuskulatur in Richtung Darmausgang fortbewegt. Die Dickdarmpassagezeit beträgt zwischen 12 und 60 Stunden und ist stark abhängig von der Nahrungszusammensetzung (z.B. Höhe der Ballaststoffaufnahme). Die eigentliche Darmentleerung ist ein Reflex, der jedoch willentlich beeinflußt werden kann. Durch die Dehnung des Enddarms werden entsprechende Rezeptoren gereizt, was sich letztlich im Stuhldrang äußert. Das Stuhlgewicht beträgt etwa 150–200 g. Der Stuhl besteht im wesentlichen aus Wasser (ca. 70 %) und Abbauprodukten, aus Bakterienmasse, Schleim und abgesonderten Darmepithelzellen.

Im Dickdarm sind bis zu 400 verschiedene Bakterien und Pilze nachzuweisen. Überwiegend sind es Organismen, die ohne Sauerstoffverbrauch Gärungs- und Fäulnisprozesse bewirken. Aus dem Abbau von Ballaststoffen und unverdauter Stärke gewinnen die Bakterien Energie und aus der Zerlegung des Harnstoffs beziehen sie Stickstoff für ihren Stoffwechsel.

Durch die bakterielle Zerlegung insbesondere von Ballaststoffen und Kohlenhydraten entstehen Darmgase und verschiedene organische Säuren. Darmgase und Säuren und unverdauliche Nahrungsreste regen auf verschiedene Weise die Dickdarmbewegung an und beschleunigen die Stuhlpassage. Die Darmentleerung wird angeregt.

Enterale Vitaminsynthese Die Darmflora synthetisiert üblicherweise Vitamin K und Vitamine der B-Gruppe. Es ist jedoch fraglich, ob dadurch der Vitaminbedarf des Menschen anteilig zu decken ist. Da die entsprechenden (aktiven) Resorptionsleistungen des Dickdarms sehr begrenzt sind, ist die Vitaminversorgung durch die enterale Synthese wahrscheinlich von untergeordneter Bedeutung. Eine Ausnahme bilden möglicherweise Vitamin K und Biotin.

Abbau von Kohlenhydraten und Ballaststoffen Ein Teil der aufgenommenen Stärke kann unverdaut in den Dickdarm gelangen, vor allem dann, wenn die stärkehaltigen Produkte nicht ausreichend hitzebehandelt wurden. Man spricht dann von resistenter Stärke. Bei unzureichender Aktivität des Enzyms Laktase gelangt beispielsweise auch Laktose unverändert in den Dickdarm und aufgrund der begrenzten Resorptionskapazität für Sorbit und Xylit können auch diese Zuckeraustauschstoffe in den Dickdarm gelangen. Den bakteriellen Abbau von Kohlenhydraten bezeichnet man als Gärung. Beim Abbau der Kohlenhydrate entstehen wie bei der bakteriellen Verstoffwechslung der Ballaststoffe Darmgase (Kohlendioxid, Methan → Geruch!, Wasserstoff) und kurzkettige Fettsäuren. Die kurzkettigen Fettsäuren (Essig-, Buttersäure) werden ebenfalls mit dem Stuhl ausgeschieden, anteilig auch resorbiert und tragen zur Energiegewinnung von etwa 40 kcal bei ballaststoffarmer und von mehr als 200 kcal bei sehr ballaststoffreicher Ernährung bei. Die organischen Säuren und unverdauten Ballaststoffe binden Wasser und erhöhen dadurch den Füllungszustand des Dickdarms. Die Darmwände werden dadurch stärker gedehnt, außerdem erhöhen die Darmgase den Druck auf die Darmwände. Das regt die Dickdarmbewegung an, beschleunigt die Stuhlpassage, und die Darmentleerung wird angeregt.

Durch die bakterielle Zerlegung insbesondere von Ballaststoffen und Kohlenhydraten entstehen Darmgase und verschiedene organische Säuren. Darmgase und Säuren und unverdauliche Nahrungsreste regen auf verschiedene Weise die Dickdarmbewegung an und beschleunigen die Stuhlpassage. Die Darmentleerung wird angeregt.

Abbau von Bilirubin Durch den bakteriellen Abbau von Bilirubin entsteht Sterkobilin, was die typische Stuhlfärbung verursacht. Gelangt durch Verschluß der Gallengänge keine Gallenflüssigkeit und damit kein Bilirubin in den Darm, hat der Stuhl eine weiß-graue Farbe.

Ausnutzung der Nahrung

Inwieweit die in der Nahrung enthaltenen Nährstoffe tatsächlich resorbiert werden und ins Körperinnere gelangen, hängt nicht ausschließlich von der Funktionsfähigkeit des Verdauungssystems ab. Eine Reihe anderer Einflußfaktoren ist zusätzlich von Bedeutung, so etwa

- die kombinierte Aufnahme von Lebensmitteln bzw. Nährstoffen und
- das Vorkommen von Resorptionsinhibitoren.

Auch die richtige Kombination von Lebensmitteln bzw. den darin enthaltenen Nährstoffen vermag die Resorption zu steigern. So kann durch die gleichzeitige Aufnahme von tierischen (z. B. Rindfleisch) und pflanzlichen Lebensmitteln (Gemüsen) die Eisenresorption aus den pflanzlichen Produkten deutlich gesteigert werden. Auch die Zufuhr von Vitamin C (z. B. ein Glas Orangensaft) steigert deutlich die Ausnutzung des Eisens aus gleichzeitig verzehrten pflanzlichen Lebensmitteln (Gemüse, Getreideprodukte).

Eine Reihe von unerwünschten Lebensmittelinhaltsstoffen können die Verdauung und Ausnutzung von Nährstoffen nachteilig beeinflussen oder komplett hemmen. Sie werden daher als Resorptionsinhibitoren (✓) oder als antinutritive Substanzen bezeichnet. Durch die Lebensmittelverarbeitung bzw. -zubereitung wie Erhitzen (Kochen, Dünsten), das Weggießen von Kochwasser (Kartoffeln) oder durch Einweichen und Keimen (Hülsenfrüchte) werden diese Inhaltsstoffe zerstört bzw. eliminiert. Eine Reihe traditioneller Zubereitungsverfahren haben im Hinblick auf die Zerstörung von Resorptionsinhibitoren ihre Berechtigung und tragen zur besseren Bekömmlichkeit im Vergleich zu unbehandelten Produkten (Rohkost) bei. Eine ausschließliche Rohkosternährung ist nicht zuletzt aus diesem Grund abzulehnen.

Im rohen Eiklar kommt Avidin, eine proteinverwandte Verbindung vor, die das B-Vitamin Biotin bindet, so daß aus rohen Eiern bzw. rohem Eiklar das Biotin nicht resorbiert werden kann. Kochen zerstört Avidin, und Biotin kann resorbiert werden. In der Literatur wird über Biotinmangel bei Patienten, die eine Sondenernährung mit rohem Eiklar erhielten, berichtet. In Gemüsen wie Hülsenfüchten, Sojabohnen und in Kartoffeln sind Protease-Inhibitoren enthalten, die die Aktivität der eiweiß- und peptidspaltenden Enzyme hemmen. Häufig sind auch Trypsin-Inhibitoren, die das proteinspaltende Enzym des Pankreassekrets hemmen. Durch Kochen werden diese Inhibitoren zerstört. Phytohämagglutinine, auch als Lektine bezeichnet, kommen beispielsweise in rohen Bohnen vor. Sie bewirken, daß die roten Blutkörperchen zusammenkleben. Dadurch kann es zu Blutungen und entzündlichen Schädigungen der Darmschleimhaut kommen. Durch Kochen (Temperaturen von 100 °C) werden die Phytohämagglutinine inaktiviert. Auch das Einweichen und Keimen von Hülsenfrüchten trägt zur Reduzierung der unerwünschten Inhaltsstoffe bei und verkürzt die zur Zerstörung der Lektine notwendige Erhitzungsdauer (Erhalt von Vitaminen!).

3 Ernährung älterer Menschen – Probleme und Abhilfe

3.1 Ernährungsprobleme älterer Menschen und gesundheitliche Risiken

Ernährungsprobleme von Senioren können an dieser Stelle nur in pauschaler Weise behandelt werden, denn gerade die Gruppe der älteren und alten Menschen ist äußerst heterogen. Der »Lebensabend« jenseits des 65. Lebensjahres umfaßt heute im Durchschnitt noch 15–20 Jahre, nicht selten aber auch drei Lebensjahrzehnte und mehr. In dieser Zeitspanne unterliegen Lebens- und Ernährungsgewohnheiten, gesundheitliche Verfassung, körperliche Fitness und geistiges Leistungsvermögen erheblichen Veränderungen. So wenig, wie es also **den** älteren Menschen gibt, so wenig existieren **die** Ernährungsprobleme älterer Menschen. Dennoch erlaubt eine Vielzahl wissenschaftlicher Untersuchungen an repräsentativen Kollektiven älterer Menschen Einblicke in typische Ernährungsgewohnheiten, den durchschnittlichen Verzehr von Lebensmitteln und die daraus resultierende Versorgungslage mit Nährstoffen. Diese Kenntnisse sollen in der Praxis das Augenmerk für charakteristische Ernährungsprobleme und -fehler der älteren Generation schärfen, ohne aber den Blick für individuelle Gegebenheiten zu verstellen.

Die im folgenden dargelegten Zusammenhänge und Daten zur Nährstoffversorgung stützen sich auf die Ergebnisse der *Ernährungsberichte* (☞ Literaturhinweise), die von der Deutschen Gesellschaft für Ernährung im Auftrag des Bundesgesundheitsministeriums im vierjährigen Rhythmus erstellt werden. Die Ernährungsberichte geben Daten des Statistischen Bundesamtes (Wiesbaden) zum Kalorien- und Nährstoffverbrauch und Ergebnisse aktueller Untersuchungen zur Vitaminversorgung wieder. Im Ernährungsbericht 1996 und im Ergänzungsband des Ernährungsberichtes 1992 sind entsprechend die Ergebnisse der Nationalen Verzehrsstudie (☞ Literaturhinweise) wiedergegeben. Die *Nationale Verzehrsstudie* ist die bislang größte repräsentative Studie zur Ernährungs-

Aktuelle Informationen über die Ernährungssituation der deutschen Bevölkerung geben die Ernährungsberichte der Deutschen Gesellschaft für Ernährung, Frankfurt/M., die alle vier Jahre erscheinen (zuletzt Dezember 1996).

	Flüssigkeit ml/Tag		**Energie** kcal/Tag		**Protein** g/Tag		**Protein** %		**Fett** g/Tag		**Fett** %	
	Ist***	Soll***	Ist	Soll	Ist	Soll	Ist	Soll	Ist	Soll	Ist	Soll
Männer	1312	1800	2227	1900	78	60–80	14	10–15	101	60–70	41	25–30
Frauen	1051	1800	1820	1700	65	60–80	14	10–15	83	60–70	41	25–30

	Kohlenhydrate g/Tag		**Kohlenhydrate** %		**Ballaststoffe** g/Tag		**Cholesterin** mg/Tag		**Harnsäure** mg/Tag	
	Ist	Soll	Ist	Soll	Ist	Soll	Ist	Soll	Ist	Soll
Männer	217	220–250	39	50–55	21	30	398	300	398	500
Frauen	188	220–250	41	50–55	18	30	344	300	319	500

* Zufuhrempfehlungen der Deutschen Gesellschaft für Ernährung, 1995
** Angaben aus dem Ernährungsbericht 1996 und dem Ergänzungsband zum Ernährungsbericht 1992 der Deutschen Gesellschaft für Ernährung (Nationale Verzehrsstudie)
*** Angaben beziehen sich auf die Flüssigkeitszufuhr durch Getränke; Flüssigkeitszufuhr durch Getränke *und* Wassergehalt in Lebensmitteln: Ist– 1836 ml/Tag (Männer), 1 762 ml (Frauen), Soll–2 650 ml/Tag

Tab. 27: Zufuhr von Flüssigkeit, Kalorien, energieliefernden Nährstoffen und anderen Lebensmittelinhaltsstoffen – Vergleich der mittleren Tageszufuhr** und der Zufuhrempfehlung* (Angaben für ältere Männer und Frauen, > 65 Jahre)

und Gesundheitslage der deutschen Bevölkerung. Es wurden im Zeitraum von 1985–1989 mehr als 23 000 westdeutsche Männer und Frauen im Alter von 18–>65 Jahre hinsichtlich ihrer Ernährungsgewohnheiten erfaßt (7-Tage-Verzehrsprotokolle). Bei etwa 10 % der Untersuchungsteilnehmer wurden zusätzlich klinisch-chemische Befunde erhoben, z. B. Blutfett-, Blutglukosewerte, Blutdruck, Vitamin- und Mineralstoffversorgung (Blut, Harn etc.), Belastung mit Schwermetallen und anderen Schadstoffen. Anhand dieser und anderer, früherer Untersuchungen lassen sich für die ältere Generation folgende generellen Ernährungsprobleme feststellen. (Detaillierte Angaben sind den Tabellen 27 und 28 zu entnehmen):

Ernährungsprobleme älterer Menschen sind die im Mittel zu hohe Kalorienzufuhr, die reichliche Aufnahme von Fett (gesättigte Fettsäuren), von Cholesterin und Purinen. Andererseits lassen sich Ver-

- unzureichende Flüssigkeitszufuhr
- im Mittel zu hohe Kalorienzufuhr; bei Hochbetagten und geriatrischen Patienten auch Probleme durch unzureichende Energiezufuhr (Untergewicht und Mangelernährung)
- hohe Energiezufuhr durch überhöhte Fettzufuhr, bei Männern auch durch regelmäßigen Alkoholkonsum

- hohe Aufnahme von Cholesterin, von gesättigten Fettsäuren und Purinen
- inadäquate Vitaminversorgung (biochemisch-klinische Untersuchung) in unterschiedlicher Ausprägung: Vitamine A,D, ß-Carotin, B_1, B_2, B_6, Folsäure, C, B_{12} und Niacin
- inadäquate Mineralstoffzufuhr; zu niedrig: Kalzium, auch Kalium und Magnesium; zu hoch: Natrium
- zu geringe Spurenelementzufuhr: Jod und Zink

sorgungsdefizite und unzureichende Zufuhren bei einer Reihe von Vitaminen, Mineralstoffen und Spurenelementen feststellen. Die Kohlenhydrataufnahme liegt insbesondere bei den älteren Frauen niedriger als empfohlen. Ungünstig ist in diesem Zusammenhang der zu geringe Verzehr an stärke- und ballaststoffreichen Lebensmitteln.

Flüssigkeitszufuhr

Legt man die Empfehlungen für eine ausgewogene Flüssigkeitsbilanz zugrunde (☞ Kap. 2.5), so bewegt sich die Getränkezufuhr im Bereich der Minimalzufuhr. Dies gilt vor allem für ältere Frauen (Tab. 27). Auch die Flüssigkeitsaufnahme durch Getränke und den Wassergehalt von Lebensmitteln liegt nicht im optimalen Zufuhrbereich. Spezielle Studien zum Getränkekonsum von Altenheimbewohnern bestätigen ebenfalls, daß etwa 50 % der Senioren lediglich 1–1,5 Liter täglich trinken, weitere 25 % sogar weniger als 1 Liter. Auch die Art der Getränkeauswahl ist problematisch. Es werden solche Getränke bevorzugt, die wenig oder gar nicht zur Nährstoffversorgung beitragen, nämlich Kaffee und Tee (Männer 40 %, Frauen 48 % des Gesamtgetränkekonsums), Erfrischungsgetränke sowie Alkoholika (Männer 28 %, Frauen 9,5 % des Gesamtgetränkekonsums). Hingegen sind Milch, Obst-/Zitrusfruchtsäfte sowie Mineralwässer im Verhältnis weniger beliebt.

Die unzureichende Flüssigkeitsaufnahme ist ein weiteres gravierendes Ernährungsproblem.

Kalorien, energieliefernde Nährstoffe, Cholesterin und Purine

Bei einem Teil der Menschen jenseits des 65. Lebensjahres liegt der Kalorienverbrauch über der notwendigen Zufuhr. Im Mittel beträgt die Kalorienmehrzufuhr bei Männern 17 % und bei Frauen 7 %. Ein stetiger Kalorienüberschuß ist Wegbereiter für Übergewichtsprobleme. Übergewicht wiederum ist ein wesentlicher Risikofaktor für Stoffwechselerkrankungen, für Bluthochdruck (☞ Kap. 4.1), für Probleme des Bewegungsapparates, erhöht zudem das Risiko bei Operationen und kann Wundheilungstörungen bereiten.

Die Höhe der Energieaufnahme wird im wesentlichen durch die Höhe der Fettzufuhr bestimmt. Im Mittel nehmen Männer 44 % und Frauen 38 % mehr Fett auf als täglich benötigt. Eine überreichliche Fettzufuhr ist aufgrund der Lebensmittelauswahl auch mit einer unerwünscht hohen Aufnahme an Cholesterin und gesättigten Fettsäuren verbunden. Bevorzugte fettliefernde Lebensmittel sind überwiegend tierischen Ursprungs: Fleisch, vor allem Fleisch- und Wurstwaren, fetter Käse und Eier. Hinzu kommt die reichliche Verwendung von Streich- und Zubereitungsfetten (Butter, tierische Fette, pflanzliche Öle, Margarine, Saucen etc.). Mit der Verwendung von Margarine und Ölen wird zwar der Bedarf an essentiellen Fettsäuren (Linol-, α-Linolensäure) bei Männern und Frauen im Durchschnitt gedeckt, doch durch die tierischen Fettlieferanten ist im Verhältnis die Zufuhr an gesättigten Fettsäuren zu hoch. Das Verhältnis von gesättigten zu mehrfach ungesättigten Fettsäuren beträgt nicht wie empfohlen 1:1, sondern 3:1. Die hohe Gesamtfettaufnahme, das relative Überangebot an gesättigten Fettsäuren im Verbund mit der erhöhten Cholesterinzufuhr sind mit ausschlaggebend für die Entwicklung von Fettstoffwechselstörungen (Blutcholesterin ↑) und damit Risikofaktoren für arteriosklerotische (✓) Gefäßveränderungen.

Die Proteinaufnahme ist ausreichend und bewegt sich im Mittel in der Größenordnung der Zufuhrempfehlung. Proteinlieferanten sind hauptsächlich tierischen Ursprungs (Fleisch, Fleischwaren, Wurst, Eier, Käse, Fisch, Milch, Milchprodukte), wodurch eine Versorgung mit biologisch hochwertigem Eiweiß sichergestellt ist. Durch den bevorzugten Verbrauch (insgesamt: Männer 186 g, Frauen 145 g täglich) von Fleisch, Fleisch- und Wurstwaren, anteilig auch von Fisch und Fischdauerwaren ist jedoch, vor allem bei den Männern, die höhere Purinzufuhr bedingt. Eine hohe Purin- bzw. Harnsäureaufnahme im Verbund mit Übergewicht und regelmäßigem Alkoholkonsum erhöhen das Risiko für Harnsäurestoffwechselstörungen. Hyperurikämie und Gicht sind besonders häufig bei Männern anzutreffen (☞ Kap. 4.1).

Die Kohlenhydratzufuhr liegt aufgrund der Bevorzugung tierischer Lebensmittel niedriger als empfohlen (Zufuhrdefizit bei Männern und Frauen 13–14 %). Die Mindestzufuhr von 120–140 g täglich ist allerdings sichergestellt. Es zeigt sich, daß vor allem stärke- und ballaststoffreiche Lebensmittel in unzureichender Menge verzehrt werden und ein nicht unwesentlicher Teil der zugeführten Kohlenhydrate (30–40 %) aus Mono- und Disacchariden besteht. Nachteilig ist dabei, daß Lebensmittel wie Zucker, Marmelade, Süßigkeiten und Backwaren oder auch alkoholische Getränke im Verhältnis zum Kaloriengehalt wenig und gar keine Nährstoffe enthalten. Man spricht in diesem Sinne auch von sogenannten leeren Kalorienträgern. Die Bedarfsdeckung mit Vitaminen und Mineralstoffen wird durch eine solche Lebensmittelauswahl erschwert.

Bei hochbetagten, bei geriatrischen Patienten in Langzeitpflegeheimen und bei Geriatriepatienten in Akutkrankenhäusern bietet sich jedoch ein anderes Bild. Beträgt das Verhältnis von Über- zu Untergewicht jenseits des 65. Lebensjahres etwa 3:2, so besteht bei über 80jährigen Menschen eine Relation von 1:5. Aktuellen Untersuchungen (☞ Literatur: Ernährungsbericht 1996) zufolge ist bei hochbetagten Menschen und vor allem bei geriatrischen Patienten von unzureichender Energieversorgung und erheblichen Ernährungsdefiziten auszugehen.

Im Mittel betrug die Kalorienaufnahme bei hochbetagten Menschen noch 1 500–1 700 kcal bzw. bei Geriatriepatienten in Akutkliniken lediglich 1 000–1 400 kcal täglich. Auch wenn man berücksichtigt, daß jenseits des 70. und 80. Lebensjahres der Energiebedarf (Grundumsatz und körperliche Aktivität ↓) noch weiter abnimmt, so kommt es doch bei einem Teil der alten Menschen zwangsläufig zum Untergewicht. Untergewicht geht einher mit abnehmender körperlicher Belastbarkeit, Antriebsschwäche und nachlassender Immunabwehr sowie dem Risiko für Mangelerkrankungen.

Bei hochbetagten Menschen, bei geriatrischen Patienten in Pflegeheimen und Akutkliniken ist die Nahrungszufuhr oft nicht ausreichend. Mangelnder Appetit scheint altersbedingt durch Veränderungen der Hunger-Sättigungsregulation bedingt zu sein. Demenz, körperliche Schwäche, Unverträglichkeiten und soziale Probleme mit dem Umfeld in Heim oder Klinik sind weitere häufige Ursachen. Untergewicht und Mangelernährung können die Folge sein. Essensprobleme werden oft nicht als gravierendes Problem erkannt.

Die Ursachen für eine mangelnde Nahrungszufuhr sind sehr verschieden: Lustlosigkeit am Essen bei ungewohntem Nahrungsangebot im Heim, Probleme mit dem sozialen Umfeld in Heim und Klinik, Appetitmangel, nachlassende Geruchs- und Geschmacksempfindung, psychische Störungen und Nahrungsverweigerung bei Demenz (✓) und Depressionen (✓), Kau- und Schluckbeschwerden sowie Unverträglichkeiten von Speisen. Appetitlosigkeit stellt sich nach aktuellen Untersuchungen (☞ Literatur: Ernährungsbericht 1996) als ein gravierendes Problem bei alten Menschen dar. Allerdings sind davon nicht nur geriatrische Patienten mit schlechter gesundheitlicher Verfassung, sondern auch Alte in vergleichsweise gutem

Gesundheitszustand betroffen. Es wird vermutet, daß bei einem Teil der älteren und alten Menschen nicht nur von einer Durst-, sondern auch von einer gestörten Hungerempfindung auszugehen ist. Als Ursache werden Veränderungen der Hunger-Sättigungsregulation im Alter vermutet. Beobachtungen im Krankenhaus legen auch nahe, daß Essensprobleme oft nicht durch verstärkte pflegerische Betreuung und Beobachtung kompensiert werden (können). Der zeitliche Anteil, der für Betreuung und Hilfe bei Essen und Trinken (Ernährungspflege) aufgewendet wird, ist nicht selten zu gering. Auch werden mögliche Essensdefizite unter Umständen nicht als wesentliches Problem erkannt.

Vitamine

Trotz des vielfältigen Lebensmittelangebots, der Fortschritte in der Lebensmittelverarbeitung und -frischhaltung und vergleichsweise stabiler Nahrungsmittelpreise ist die Vitaminversorgung nicht generell ausreichend (Tab. 28). Bei einer Reihe von Vitaminen zeigen sich Versorgungsdefizite. Das Ausmaß der Unterversorgung ist jedoch heute weniger gravierend, denn das Angebot von nährstoffangereicherten Lebensmitteln und die relative Preisgünstigkeit von Vitaminpräparaten haben im letzten Jahrzehnt auch in der älteren Generation zur Verbesserung der Situation beigetragen.

Problemvitamine sind Vitamin D (Osteoporose!), Thiamin, Riboflavin und Folsäure, weiterhin Vitamin C, Vitamin A, ß-Carotin, Vitamin B_6 und B_{12}. Bei unzureichender Nahrungszufuhr kommt es generell zu erheblichen Versorgungsdefiziten mit wasser- und fettlöslichen Vitaminen.

Kritisch ist bei den fettlöslichen Vitaminen die Zufuhr vor allem mit Vitamin D, aber auch mit Vitamin A und ß-Carotin. Bei den wasserlöslichen Vitaminen sind Versorgungsdefizite unterschiedlicher Ausprägung für Thiamin, Riboflavin, Pyridoxin, Folsäure, aber auch für Vitamin C, Cobalamin und Niacin festzustellen. Eine mangelnde Vitamin-D-Versorgung kommt gehäuft im Winter und Frühjahr vor – infolge fehlender Eigensynthese in der Haut (mangelhafte UV-Bestrahlung) und nach Verbrauch der Reserven. Eine aktuelle europaweite Untersuchung bestätigt eine ausreichende Vitamin-D-Versorgung als grundsätzliches Ernährungsproblem der älteren Generation, denn auch bei mobilen älteren Menschen, die sich im Sommer im Freien aufhalten, zeigte sich die Versorgungslage als unbefriedigend. Die Gründe sind vielfältig. Einerseits wird sich der Sonne nicht intensiv ausgesetzt, und es wird schützende Kleidung getragen; außerdem läßt wahrscheinlich

Vitamine	Ernährungsbericht 1992 (Ergänzungsband) Männer	Frauen	Ernährungsbericht 1988+) Männer	Frauen	Ernährungsbericht 1984++) Männer	Frauen
A	2,9	0,9	11,7	6,8	9,4	4,8
D	2,9 (0,6–11,8***)	5,4 (1,1–10,1***)	–	–	7,8–23***)	11–38***)
E	1,0	0	0,6	2,5	0	0,5
β-Carotin	9,7	0,9	–	–	–	–
B_1	3,9–12,5****)	4,5–9,3****)	5,1	6,5	4,1–14,8****)	2,8–15****)
B_2	3,9–4,1****)	1,8–5,6****)	8,8	6,6	5,9	2,2–5,4
Niacin	3,1	15	–	–	–	–
Folsäure	3,9	3,6	13,5	15,5	8,9–19,2****)	9,4–15,4****)
B_6	1,9–3,1****)	2,8–5,4****)	3,5	6,2	5,5	10,8
B_{12}	12,6	3,6	1,0	1,5	1,2	0,5
C	14	4,7	13,3	6,7	10,0	6,9–8,7****)

* Überprüfung der Versorgungslage durch Erfassung des Vitamingehaltes im Blut, in Erythrozyten (✓), durch Messung der Vitaminharnausscheidung und anderer vitaminabhängiger Stoffwechselparameter
** aufgrund von Veränderungen in der Meßmethodik und der Beurteilungsmaßstäbe nicht in allen Fällen eine absolute Vergleichbarkeit der Angaben
*** Schwankungsbreite in Abhängigkeit von der Jahreszeit
**** Schwankungsbreite durch Beurteilung der Vitaminversorgung mit mehreren Meßgrößen (Stoffwechselparameter, Harnausscheidung) bzw. aufgrund unterschiedlicher Grenzwerte
\+ Senioren 65–91 Jahre
++ Senioren 65–74 Jahre

Tab. 28: Versorgungslage mit Vitaminen – Häufigkeit erniedrigter Vitamin-Meßwerte*)**), Angaben für ältere Männer und Frauen > 65 Jahre

das Vitamin-D-Synthesevermögen der Haut im Alter nach. Andererseits ist eine Vitamin-D-Zufuhr mit der Nahrung (z.B. Fisch, Margarine, Pilze) nicht in ausreichendem Maße sichergestellt. Auf eine bedarfsgerechte Vitamin-D-Versorgung ist aber gerade im Alter zu achten, da Vitamin D die Kalziumresorption fördert und damit das Fortschreiten bzw. die Entwicklung einer Osteoporose wesentlich beeinflußt werden kann.

Abgesehen von der speziellen Problematik der Vitamin-D-Versorgung gibt es eine Reihe verschiedener Ursachen für die Minderversorgung mit Vitaminen, die nicht selten kombiniert auftreten:

- Lebensmittelwahl
  z.B. Vitamin A: geringer Verzehr von Leber, Leberwurst, Käse, Butter und Margarine sowie geringe Aufnahme von

Provitamin A (ß-Carotin) mit Grüngemüsen, Feldsalat, Möhren, Spinat
Vitamin B_2: vor allem unzureichender Konsum von Milch und Milchprodukten; geringer Verzehr von Innereien
Vitamin B_1: unzureichender Verbrauch an Vollkornprodukten, Haferflocken, Kartoffeln oder Hülsenfrüchten, der durch den Verzehr anderer thiaminhaltiger Lebensmittel (Schweinefleisch, Innereien) nicht ausgeglichen wird
Folat: unzureichender Verzehr von Grün-, Kohlgemüse, Hülsenfrüchten, geringer Verzehr von Leber

- Zubereitungsverluste
  vor allem bei Vitaminen B_1, B_2, Folsäure und Vitamin C: unsachgemäße Lagerung, durch Wässern, Waschen der Lebensmittel und lange Koch- bzw. Warmhaltezeiten
- Resorptionsprobleme
  Vitamin B_{12}: relativer Mangel an Intrinsic factor im Magen; generell nachlassendes Resorptionsvermögen im Alter (bislang ungeklärt)
- bestimmte Lebensgewohnheiten
  Rauchen: vor allem Vitamin C (stark erhöhter Bedarf); erhöhter Verbrauch an Zellschutzvitaminen (ß-Carotin, Vitamin A, Vitamin E)
  regelmäßiger Alkoholkonsum: Vitamine B_1, B_6, Folsäure und andere B-Vitamine
- höherer Bedarf im Alter?: nicht generell geklärt; für Vitamin C wahrscheinlich
- Medikamentengebrauch

Da mit steigendem Lebensalter die Zahl derjenigen abnimmt, die rauchen und regelmäßig Alkohol trinken, sind es im wesentlichen die Lebensmittelauswahl, Zubereitungsverluste und Resorptionsprobleme, die die Versorgungslage mit Vitaminen beeinflussen. Bei einem Teil der Senioren wird die Lebensmittelauswahl wesentlich durch Renteneinkommen, durch Einkaufsmöglichkeiten vor Ort und die eigene Mobilität bestimmt. Bei Alleinlebenden führen Einsamkeit und Desinteresse am Kochen nicht selten zur Vernachlässigung des regelmäßigen Essens. Hinzu kommt, daß Krankheiten, Rekonvaleszenz (✓) und chronischer Medikamentengebrauch den Vitaminbedarf erhöhen können. Wie entsprechende Untersuchungen zeigen, kommt es insbesondere bei hochbetagten Menschen nicht nur zum Kaloriendefizit und Untergewicht, sondern gleichzeitig zu gravierenden Minderzufuhren an Vitaminen und Mineralstoffen. Je nach Vitamin werden täglich nur etwa 26–63 % der empfohlenen Zufuhr auch tatsächlich aufgenommen.

Auswirkungen von Vitamindefiziten sind vielfältig: Beeinträchtigung von körperlicher und geistiger Leistungsfähigkeit, Schwächung der Abwehrkräfte, Blutarmut, neurologische Störungen, Begünstigung arteriosklerotischer Gefäßveränderungen.

Eine defizitäre Vitaminversorgung führt zu vielfältigen Beeinträchtigungen des körperlichen Wohlbefindens, des Leistungsvermögens, zur Schwächung der Immunabwehr, zu Anämie und anderen Ausfallerscheinungen. Oft wird wenig beachtet, daß eine optimale Vitaminversorgung geistiges Leistungsvermögen (Merkfähigkeit, Aufmerksamkeit) und psychische Verfassung (Depression, Antriebsschwäche, Aggressivität, Hypochondrie ✓ u. ä.) günstig beeinflussen. Belege dafür liefert eine Untersuchung bei gesunden, älteren Menschen, bei denen sich nach Verbesserung der Vitaminversorgung (Verabreichung von Vitaminpräparaten vor allem B_1, B_2, B_{12}, C) meßbare Größen der geistigen Leistung und der psychischen Verfassung positiv veränderten. Eine ausreichende Vitamin-C-Versorgung (optimaler Vitamin-C-Blutspiegel) hat entscheidenden Einfluß auf die Stärkung der körperlichen Abwehrkräfte gegenüber bakteriellen und viralen Infektionen. In jüngster Zeit ist weiterhin der Zusammenhang einer unzureichenden Versorgung mit Folsäure, B_{12} und B_6 und arteriosklerotischer Gefäßveränderungen bekannt geworden. Demnach ist davon auszugehen, daß nicht nur durch eine hohe Fett- und Cholesterinzufuhr, sondern auch durch ein Defizit an Folsäure, B_{12} und B_6 (erniedrigte Vitaminkonzentrationen in den Zellen) das Fortschreiten von arteriosklerotischen (✓) Gefäßprozessen wesentlich beeinflußt wird.

Mineralstoffe und Spurenelemente

Problematisch sind die im Durchschnitt reichliche Kochsalzzufuhr (NaCl) und vor allem die Minderversorgung mit Kalzium und Jod. Eine zu hohe Kochsalzaufnahme stellt für einen Teil der älteren Menschen einen Risikofaktor für die Entwicklung eines Bluthochdrucks dar (☞ Kap. 4.1). Folgen einer chronischen Minderversorgung mit Kalzium und Jod sind Osteoporose und Kropf, beides Erkrankungen mit volksgesundheitlicher Bedeutung. Zufuhrdefizite bestehen auch bei Magnesium. Beim Kalium wird zwar der Bedarf gedeckt, aber die wünschenswerte Zufuhrrelation von Natrium zu Kalium von 1:1 bis 1:2 wird aufgrund der hohen Kochsalzzufuhr nicht

Probleme bereitet bei den Mineralstoffen und Spurenelementen die ausreichende Versorgung mit Kalzium und Jod, aber auch mit Magnesium und Kalium. Über Zinkmangelfolgen (Wundheilungsstörung, Immunschwäche) wird ebenfalls berichtet.

realisiert. Bei älteren Menschen, die regelmäßig Abführmittel und/oder Diuretika des Thiazidtyps (✓) einnehmen, kann es zur Verschärfung der Versorgungsprobleme mit Kalium und Magnesium kommen (Hypokaliämie, -magnesiämie ✓).

Beeinträchtigungen der Herz-Kreislauffunktion (z. B. Herzrhythmusstörungen) sind mögliche Folgen. Allerdings können bei sogenannten kaliumsparenden Diuretika auch ernsthafte Komplikationen durch Hyperkaliämien (✓) auftreten. Es kann zu verlangsamtem Herzschlag (Bradykardie ✓), Herzrhythmusstörungen, Verwirrtheitszuständen und körperlicher Schwäche kommen.

Defizite in der Eisenzufuhr können sich bei fleischloser Ernährung ergeben. Aber auch bei bedarfsgerechter Zufuhr können Resorptionsstörungen (z. B. Gastritis ✓) oder erhöhte Verluste (okkulte Blutverluste ✓ mit dem Stuhl) zu einem Eisenmangel führen. Besonders gefährdet sind in dieser Hinsicht Patienten mit chronisch entzündlichen Darmerkrankungen und gastrointestinalen (✓) Geschwüren. Folge eines Eisendefizits ist die Entwicklung einer Blutarmut (Anämie ✓), verbunden mit erhöhter Infektanfälligkeit und Leistungsminderung. Über Zinkmangelprobleme im Alter und dadurch verursachte Störungen der Wundheilung und Immunabwehr wird ebenfalls berichtet.

Die unzureichende Kalziumversorgung ist im Verbund mit einer Vitamin-D-Unterversorgung entscheidend für Entwicklung und Fortschreiten der Osteoporose im Alter. Unter Osteoporose versteht man die Verminderung der Knochenmasse durch verstärkten Knochenabbau (☞ Kap. 4.4). Im Röntgenbild erscheint ein aufgelockertes, weniger dichtes, nämlich kalziumärmeres Knochengewebe. Der Grundstein für osteoporotische Knochenveränderungen wird bei einem nicht unbedeutenden Teil der Frauen und Männer bereits in jungen und mittleren Lebensjahren gelegt. Bereits bei (Klein)Kindern und Jugendlichen ist die Kalziumversorgung unzureichend, bedingt durch den ungenügenden Konsum von Milch und Milcherzeugnissen. Das Optimum der Knochendichte bzw. der Knochenstabilität wird dadurch oftmals gar nicht erreicht. Frauen sind besonders häufig von Osteoporose betroffen. Denn der Prozeß des Knochenabbaus kommt bei den Frauen bereits dann stärker in Gang, wenn der erhöhte Bedarf in Schwangerschaft(en) und Stillzeit(en) nicht durch eine adäquate Kalziumaufnahme ausgeglichen wird. Im Verlauf der Wechseljahre wird der Knochenabbau infolge des Rückgangs der Östrogenproduktion weiter forciert, weil die knochenaufbauende Wirkung des Östrogens an Bedeutung verliert (hormoneller Schutz). Eine Reihe von Studien belegen, daß eine erhöhte Kochsalzaufnahme die Kalziumausscheidung fördert und somit zur negativen Kalziumbilanz beitragen kann.

Sofern man die Zufuhrempfehlungen der Deutschen Gesellschaft für Ernährung von 800 mg/Tag zugrunde legt, beträgt das Zufuhrdefizit an Kalzium bei älteren Frauen etwa 19 %, bei den Männern im Mittel ca. 11 % (Daten der Nationalen Verzehrsstudie, ☞ Literaturverzeichnis). Andere Gesundheitsbehörden und wissenschaftliche Gremien empfehlen im Alter eine wesentlich höhere Kalziumzufuhr von etwa 1200–1500 mg/Tag, um den Prozeß des Knochenabbaus zu verlangsamen. Danach wäre das Defizit bei älteren Menschen mit 39–51 % bei den Männern und 45–56 % bei den Frauen allerdings sehr gravierend. Bei Immobilität und Bettlägerigkeit schreitet der Prozeß des Knochenabbaus noch schneller voran. Folgen der Osteoporose können Schmerzen bei Belastung des Bewegungsapparates, Bildung eines Krummrückens (»Witwenbuckel«) sowie Spontanfrakturen (✓) beispielsweise des Oberschenkelhalses sein (☞ Kap. 4.4).

Die Osteoporose ist eine Alterserkrankung mit erheblicher Bedeutung in Deutschland. Insbesondere Frauen sind betroffen. Die lebenslange unzureichende Kalziumzufuhr ist die wesentliche Ursache für die Osteoporose im Alter.

Der Jodmangel ist kein spezifisches Problem der älteren Generation, sondern ein bevölkerungsweites Problem. Grund ist die Jodarmut von Wasser und Luft, aber auch der Böden, so daß auch die landwirtschaftlichen Erzeugnisse (pflanzliche und tierische Lebensmittel) generell jodarm sind. Der Jodgehalt in Milch und Eiern ist je nach Fütterung der Tiere oder durch Jodeintrag in die Milch aus Zitzendesinfektionsmitteln nennenswert. Milch, Milcherzeugnisse und Eier sind jedoch keine verläßlichen Jodquellen. Jodreich sind Fisch und Meerestiere, die jedoch von der Bevölkerung, sieht man von individuellen Ausnahmen ab, nur unzureichend verzehrt werden. Bei Männern und Frauen jenseits des 65. Lebensjahres beträgt der wöchentliche Konsum ca. 120–160 g Fisch, einschließlich Fischprodukte und geräucherte Fischwaren, damit ist der Jodbedarf nicht zu decken. Eine ergänzende Jodzufuhr ist durch die Verwendung von jodiertem Speisesalz möglich. Jodsalz wird mittlerweile in der überwiegenden Zahl der Privathaushalte verwendet (63–89 % je nach Bundesland), dabei läßt sich jedoch gerade die ältere Generation offenbar zögernder von der Notwendigkeit

Die unzureichende Jodversorgung ist für die Gesamtbevölkerung in Deutschland ein gravierendes Ernährungsproblem. Bei langfristiger Jodunterversorgung kommt es zur Schilddrüsenunterfunktion und zum Jodmangelkropf. Im Alter besteht zudem das Risiko der geweblichen Veränderungen der Schilddrüse.

des Jodsalzgebrauchs überzeugen als andere Altersklassen, wie neuere Untersuchungen zeigen. Auch in Groß- und Heimküchen wird heute Jodsalz vermehrt zur Speisenzubereitung eingesetzt. Daneben wird Jodsalz auch von Bäckern, Metzgern und Teilen der Lebensmittelindustrie für die Lebensmittelproduktion verwendet, dennoch bleibt bei einem Großteil der Bevölkerung nach wie vor eine (deutliche) Versorgungslücke.

Bei chronischem Jodmangel kann es zur Schilddrüsenunterfunktion kommen, denn Jod fehlt für die Produktion der Schilddrüsenhormone. Schließlich kann sich bei unbehandelter, chronischer Schilddrüsenunterfunktion (Hypothyreose ✓) ein Jodmangelkropf (Struma) entwickeln. Je nach Größe und Lage des Kropfs kommt es zu Schluck- und Atembeschwerden, zu Heiserkeit und Beklemmungsgefühl. Eine Schilddrüsenunterfunktion kann die körperliche und geistige Leistungsfähigkeit sowie die Beschaffenheit von Haut (kühl, schuppig) und Haaren (schütter, struppig) negativ beeinflussen, zu Schlafstörungen, Angstgefühlen, innerer Unruhe führen und Obstipation verursachen. Mehr als 80 % der Schilddrüsenunterfunktionen und Jodmangelkröpfe (✓) entwickeln sich bereits vor dem 50. Lebensjahr. Bei bestehendem Kropf besteht dann mit der Dauer und zunehmendem Alter das Risiko von Schilddrüsengewebsveränderungen. Es kommt zur Ausbildung sogenannter heißer oder kalter Schilddrüsenknoten. Heiße Knoten sind Bezirke mit unkontrollierter Hormonproduktion, so daß es zu Situationen mit Schilddrüsenüberfunktion kommen kann. Im Bereich kalter Knoten findet keine Bildung von Schilddrüsenhormonen statt; kalte Knoten können allerdings bösartig entarten. Bei älteren Menschen, die noch schilddrüsengesund sind, sollte weiterhin auf eine ausreichende Jodzufuhr geachtet werden (Fisch, Jodsalz, mit Jodsalz hergestellte Lebensmittel, evtl. Jodtabletten). Ältere Menschen mit bekannten Schilddrüsenerkrankungen sollten regelmäßig ärztlich untersucht werden (medikamentöse Behandlung). Kommt es zu akut auftretenden gesundheitlichen Problemen durch erhöhten Herzschlag (Tachykardie ✓), nervöse Unruhe, Hitzegefühl oder Schlafstörungen, muß an Situationen mit Schilddrüsenüberfunktion gedacht werden. Eine medizinische Behandlung ist dann unbedingt erforderlich.

Bei Verdacht auf Vitaminunterversorgung, aber vor allem bei Osteoporose und Jodmangelkropf gehört die Substitution mit Nährstoffen bzw. die Behandlung der Erkrankungen in die

Hände des Arztes. Eine unkontrollierte Zufuhr von Vitaminen, Mineralstoffen und Spurenelementen kann zu gesundheitlichen Risiken führen.

3.2 Gesunderhaltende Ernährung im Alter

Mit zunehmendem Alter sinkt der Energiebedarf des älteren Menschen (☞ Kap. 2.2). Der Bedarf an lebensnotwendigen Nährstoffen (☞ Kap. 2.4), wie essentiellen Amino- und Fettsäuren, Vitaminen und Mineralien ist hingegen unverändert, d. h. ebenso hoch wie im mittleren Lebensalter. Eine Ausnahme bildet der Eisenbedarf der Frau. Denn im Verlauf der Wechseljahre und der ausbleibenden Regelblutungen nimmt der Eisenbedarf ab und erreicht dann die Bedarfshöhe, die auch für Männer gleichen Lebensalters besteht (☞ Kap. 2.4).

Möglicherweise muß die Zufuhr einer Reihe von Nährstoffen (Kalzium, Vitamin C, verschiedene B-Vitamine) sogar höher als in jüngeren Jahren sein, um einen ausgegliche-

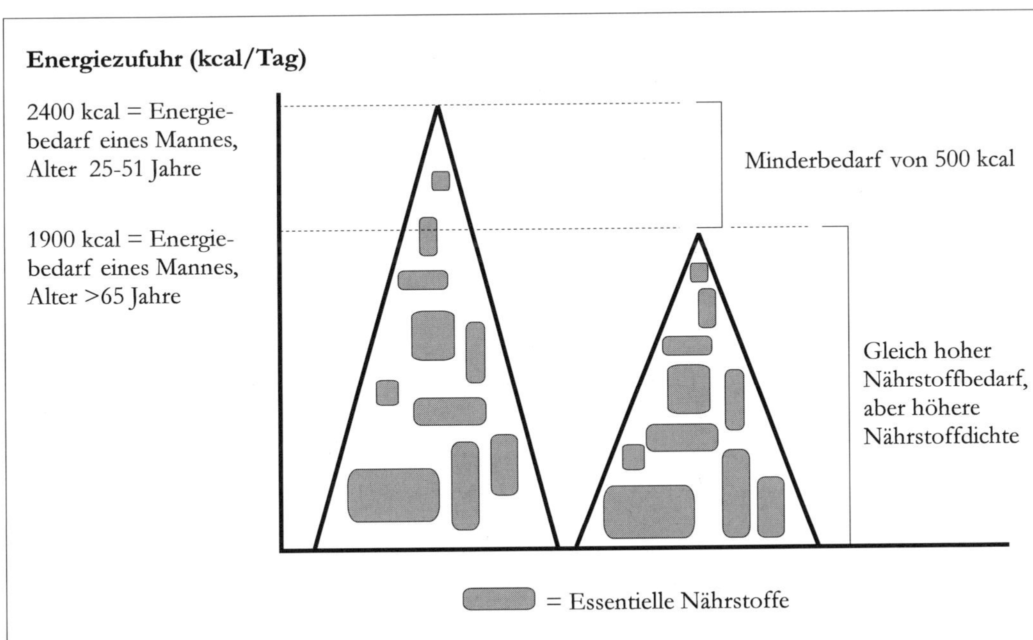

Abb. 6: Konzept der Nährstoffdichte

nen Stoffwechsel und Wohlbefinden zu garantieren oder arteriosklerotischen (✓) Gefäßveränderungen vorzubeugen (☞ Kap. 2.4, 3.1, 4.4). Die Ernährung des älteren Menschen muß also auf jeden Fall kalorienärmer sein, zugleich aber nährstoffreich, eventuell sogar nährstoffreicher als bei Jüngeren. Die Kost muß demzufolge eine höhere Nährstoffdichte haben, was eine besonders sorgfältige Auswahl der Lebensmittel erfordert.

Die 10 Regeln für eine vollwertige Ernährung

Um den Anspruch an eine hohe Nährstoffdichte zu erfüllen, muß die Lebensmittelauswahl sehr sorgfältig erfolgen. Zu bevorzugen sind solche Lebensmittel, die vergleichsweise wenig Kalorien liefern, aber reich an Nährstoffen sind. Leere Kalorienträger, also Lebensmittel, die Kalorien liefern, aber keine essentiellen Nährstoffe enthalten oder nur unbedeutend

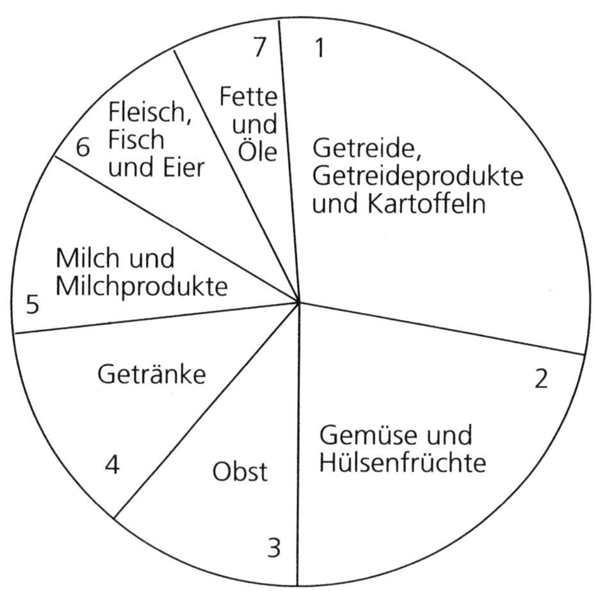

Abb. 7: DGE-Ernährungskreis (Copyright: Deutsche Gesellschaft für Ernährung e.V., Frankfurt/M.)

zur Nährstoffversorgung beitragen, gehören nicht in den Speiseplan des älteren Menschen. Zur richtigen Zusammenstellung muß eine nährstoffschonende Zubereitung hinzukommen.

Eine Anleitung für eine sinnvolle Ernährung geben die 10 Regeln für eine vollwertige Ernährung, zusammengestellt von der Deutschen Gesellschaft für Ernährung. Zur Veranschaulichung der Ernährungsregeln dient der Ernährungskreis (Abb. 7).

Gesunderhaltend essen und trinken bedeutet, die richtigen Lebensmittel auswählen und in den richtigen Mengen verzehren.

Die Ernährung nach den nachfolgend erläuterten Empfehlungen stellt für den größten Teil der Bevölkerung eine wesentliche Umstellung im Vergleich zu bestehenden Ernährungsgewohnheiten dar. Doch gerade die vorherrschenden Ernährungsfehler (☞ Kap. 3.1) bergen neben anderen Lebensgewohnheiten ein teilweise erhebliches Risiko für ernährungsabhängige Erkrankungen mit volksgesundheitlicher Bedeutung (Herz-Kreislauf-Krankheiten, Osteoporose, Jodmangelkropf, Obstipation, u. a.).

Eine Ernährung nach den 10 Regeln für eine vollwertige Ernährung dient der Gesunderhaltung und der Krankheitsprophylaxe.

Regel 1: Vielseitig – aber nicht zuviel!

Je vielseitiger eine Kost zusammengestellt ist, desto geringer ist das Risiko einer unzureichenden Nährstoffversorgung. Zudem ist eine abwechslungsreiche Speiseplangestaltung sensorisch attraktiver und appetitanregender. In einer Tageskost sollten täglich Lebensmitteln der sieben verschiedenen Lebensmittelgruppen (siehe Abb. 7) enthalten sein. Das gilt für die Individualernährung wie für die Verpflegung in Heimen und Kliniken. Der Ernährungskreis unterscheidet folgende Lebensmittelgruppen:

1. Brot, Kartoffeln und Getreideprodukte
2. Gemüse, Salate und Hülsenfrüchte
3. Frischobst
4. Getränke
5. Milch, Milchprodukte und Käse
6. Fleisch, Fleischwaren, Wurst, Fisch und Eier
7. Fette und Öle

Täglich und bevorzugt sollten Lebensmittel der Gruppen 1, 2, 3 und 5, abwechselnd und gezielt Lebensmittel der Gruppen 6 und 7 verzehrt werden.

Täglich und bevorzugt: Lebensmittel aus den Gruppen 1, 2, 3 und 5. Abwechselnd und gezielt: Lebensmittel aus den Gruppen 6 und 7. Wird auf Fleisch, Wurst und Fisch verzichtet, ergeben sich Engpässe in der Nährstoffversorgung (Eisen, Jod, verschiedene B-Vitamine, Vitamin D).

Regel 2: Sparsam mit Fett!

Die Höhe der Kalorienaufnahme wird im wesentlichen durch die Fettzufuhr bestimmt. Für die Ernährung des älteren Menschen heißt das: mit Fett geizen!

Im Alter ist die Gesamtfettaufnahme auf 60–70 g (Kalorien einsparen!) zu beschränken. Je zur Hälfte sollte das Fett durch Streich- und Kochfette (sichtbares Fett, Gruppe 7, Abb. 7) sowie Fette aus Fleisch, Wurst, Fisch, Milch, Milchprodukten, Käse, Eier (verstecktes Fett, Gruppen 5 und 6, Abb. 7) angeliefert werden. Für die Praxis bedeutet dies:

- Sparsame Verwendung von Streichfetten (Brot dünn bestreichen).
- Sparsame Verwendung von Fetten und Ölen für die Speisenzubereitung: z. B. Bratfett einsparen durch geeignetes Kochgeschirr (z. B. beschichtete Pfannen), Bratfett nicht mitverzehren bzw. zur Saucenzubereitung verwenden, Salatsaucen mit Öl (hoher Anteil an mehrfach ungesättigten Fettsäuren) und Magerjoghurt herstellen (Schmand, saure Sahne etc. vermeiden).
- Auswahl fettarmer oder fettreduzierter Lebensmittel. (Tab. 29)

Als Streich-, Zubereitungs- und Kochfette sind pflanzliche Margarinesorten mit hohem Anteil an mehrfach ungesättigen Fettsäuren (Deklaration beachten), hochwertige pflanzliche Öle (Keimöle, Distelöl) und entsprechende Bratfette geeignet. Pflanzliche Fette und Öle liefern kein Cholesterin. Durch die mengenmäßige Beschränkung tierischer Lebensmittel mit verstecktem Fett und die gleichzeitig gezielte Auswahl fettarmer Produkte gelingt es ebenfalls, die Aufnahme von Cholesterin und gesättigten Fettsäuren zu beschränken.

Regel 3: Weniger Protein – weniger tierisches Eiweiß!

Wie im Ernährungskreis zu sehen, sollten pflanzliche Lebensmittel (Gruppen 1 bis 3, Abb. 7) etwa zwei Drittel der verzehrten Lebensmittelmenge ausmachen und tierische Lebensmittel in der Verzehrsmenge eingeschränkt werden. Eine solche Bevorzugung vegetabiler (✓) Produkte gewährleistet, daß die Eiweißaufnahme insgesamt sinkt (Zufuhrempfehlung: 60–70 g). Getreideprodukte, Brot und Kartoffeln oder Gemüse liefern zwar Proteine an, grundsätzlich sind diese Lebensmittel aber deutlich eiweißärmer als tierische Produkte. Zur

Lebensmittelgruppe	**Fettarme bzw. fettärmere Produkte** ➤ bevorzugt verwenden	**Fettreiche bzw. fettreichere Produkte** ➤ besser vermeiden
Milch, Milcherzeugnisse	Mager-, Buttermilch, Kefir, fettarmer Kakao, Kondensmilch mit niedriger Fettstufe (z. B. 4 % F. i.Tr.), fettarmer Joghurt, fettreduzierte Joghurtdressings und Mayonnaisen	vollfette Milch, fette Kondensmilch (10 % F. i.Tr.), Sahne, Sahne-, vollfetter Joghurt (3,5 %), Schmand, Crème fraîche, Mayonnaise
Käse	fettärmere, fettreduzierte Weich-, Hartkäse (20–40 % F. i.Tr.), Frischkäse und Quark (Magerstufe bis max. 20 % F. i.Tr.)	fettreiche Weich-, Hart-, Frischkäse (45–70 % F. i.Tr.); fettreicher Quark, Schichtkäse, körniger Frischkäse (> 10 % F. i.Tr.), Schmelzkäse
Fleisch, Fleischwaren	magere Stücke (z. B. Muskelfleisch, Schlegel, Schnitzel, Steak) von Rind, Kalb, Schwein*, Kalbsleber; Rindergehacktes und Tatar; Kalbswürste; Geflügel (Brust, Schlegel von Huhn, Pute); Wild	fette Fleischstücke (z. B. Bauch, Haxe, Speck, dicke Rippe) von Schwein, Rind; Schweinemett, Mett-, Bratwurst, Speck; Gans und Ente; Fleischkäse, Kasseler; in Öl mariniertes Fleisch (Bratenstücke, Schaschlik, Lammkoteletts, Fleischspieße)
Wurst	Geflügelwurst, Corned Beef, magere Leberwurst, magerer Schinken (Fettrand abschneiden), Sülze; fettreduzierte Produkte (Fleisch-, Leberwurst, Bierschinken, Salami)	fette Leberwurst, Pasteten, roher/geräucherter Schinken, Schinkenspeck, Salami, Teewurst, übliche Wurstwaren (Bierschinken, Mortadella, Fleisch-, Blut-, Cervelatwurst), Streichmettwurst
Fisch, Fischwaren	magerer Seefisch (z. B. Kabeljau, Scholle, Seelachs, Rotbarsch); wegen der günstigen Fettzusammensetzung auch Lachs, Makrele, Hering jeweils als Frischfisch; Heringsfilets in Joghurtsauce; Zander, Hecht, Forelle jeweils als Frischfisch	Aal (frisch, geräuchert), Thunfisch in Öl, Ölsardinen, Brat- und Räucherfisch (z. B. Bismarckhering, Schillerlocken, Makrele, Lachs, Forelle), Lachsersatz; Fischfilets in fettreichen Saucen und Dressings; panierte/fritierte Fischfilets

* Fleischstücke von Rind und Kalb sind in der Regel fettärmer als vom Schwein

Tab. 29: Tierische Lebensmittel: fettreiche und fettarme Produkte (Beispiele)

Täglich Milch, Milchprodukte und Käse. Regelmäßig Fisch verzehren. Weniger Fleisch, Wurst und Eier essen. Brot, Getreideprodukte, Kartoffeln, Gemüse und Obst sollen den Mittelpunkt des täglichen Kostplans bilden.

400 mg Kalzium (1/2 Tagesbedarf) jeweils in ca.:
0,3 Liter Trinkmilch, entrahmt
50 g Edamer, 30 % F. i.Tr.
65 g Camembert, 30 % F. i.Tr.
430 g Speisequark, mager
400 g Joghurt, fettarm, mit Früchten

Tagesbedarf an Jod (180 μg) jeweils in ca.:
350 g Hering
75 g Schellfisch
90 g Seelachs
100 g Kabeljau
530 g Lachs, frisch

täglichen Proteinzufuhr sollten als tierische Lebensmittel weiterhin Milch, Milchprodukte und Käse beitragen. Erwünscht sind mit Blick auf die ausreichende Kalziumzufuhr (800 mg) folgende Mengen: 1/4 Liter Milch (auch Buttermilch oder Kefir) oder 250 g Joghurt, Quarkspeisen und zwei Portionen Käse (ca. 50–90 g).

Fisch sollte mindestens zweimal wöchentlich verzehrt werden (jeweils ca. 200–250 g), dabei ist eine Abwechslung zwischen magerem Seefisch und fetteren Fischarten (Hering, Lachs, Makrele) zu empfehlen (☞ Kap. 2.4, Fette). Fisch liefert hochwertiges, leicht verdauliches Eiweiß und trägt entscheidend zur Jodversorgung bei. Im Wechsel mit Fisch sind zwei- bis dreimal wöchentlich Fleisch oder Fleischerzeugnisse zu empfehlen. Die Portionsgrößen sollten Beilagencharakter haben (ca. 100–150 g, bei Geflügel auch 200 g), und fettärmere Produkte sind zu bevorzugen (Tab. 29). Der Wurstverzehr ist ebenfalls einzuschränken, Brote sollten dünner belegt oder fettreduzierte Produkte ausgewählt werden (Tab. 29). Ebenso sind 2–3 Eier pro Woche ausreichend. Der reduzierte Verbrauch an Fleisch, Fleischwaren und Wurst trägt wesentlich zur Senkung der Purinaufnahme bei. Milch und Milchverarbeitungsprodukte hingegen sind purinfrei, und ein täglicher Konsum bereitet daher keine Probleme (☞ Kap. 4.1).

Regel 4: Reichlich Brot und Getreideprodukte

und

Regel 5: Reichlich Kartoffeln, Gemüse und Obst

Was Brot anbelangt, so sind 3–4 Scheiben Brot oder 1–2 Scheiben und zwei Brötchen (insgesamt ca. 200 g) täglich zu empfehlen. Wegen des höheren Vitamin-, Mineralien- und Ballaststoffgehaltes sind Vollkornprodukte, Roggen- bzw. Roggenmischbrote oder ballaststoffreiche Knäckebrotsorten zu bevorzugen. Zum Frühstück oder als Zwischenmahlzeit zusammen mit Obst oder Milchprodukten bieten sich Haferflocken oder ungezuckerte Müslimischungen an. Vollkornreis, Vollkornnudeln und Kartoffeln sind geeignete Beilagen, bieten sich aber auch für vielfältige andere Verarbeitungsmöglichkeiten an: Kartoffelpüree, Knödel, Salate, Aufläufe, Risotto, Suppen, Eintöpfe etc. Als Beilagenmengen sind ca. 150 g Kartoffeln bzw. 50 g Reis oder Nudeln (Rohware) ausreichend. Besonders nährstoffschonend ist die Zubereitung von Pellkartoffeln. Hingegen sind Braten und Frittieren weniger günstig (Fett). Bei Kartoffelverarbeitungsprodukten (Fertigprodukte) sind fettarme und weniger salzreiche Produkte zu bevorzugen.

Das Angebot von Gemüse und Salaten ist äußerst vielfältig, was neben den abwechslungsreichen Angebotsmöglichkeiten von Kartoffeln, Reis und Nudeln eine attraktive Kostplangestaltung ermöglicht. Alternativ zu Frischwaren sind entsprechende Tiefkühlprodukte zu empfehlen. Täglich sollten eine Gemüse- und Salatportion auf dem Speiseplan stehen, was ca. 150–200 g Gemüse und 50 g Salat entspricht. Hinzu kommen 150–300 g Obst (z. B. Äpfel, Zitrusfrüchte, Kiwis, nicht vollreife Bananen, Beerenobst). Dabei ist rohes Obst vorzuziehen. Obstkonserven oder Obstmus sind wegen des meist hohen Zuckergehaltes weniger empfehlenswert.

Regel 6: Selten Süßes, selten Knabbereien

Die Geschmacksrichtung »süß« ist auch im Alter beliebt. Süße und salzige Knabbereien liefern jedoch reichlich Kalorien – und das nebenher.

Im Vergleich zu ihrem Kaloriengehalt liefern süße und salzige Knabbereien wenig essentielle Nährstoffe. Leere Kalorienträger sind vor allem Haushaltszucker und Honig. Süßwaren und Gebäck sowie Kuchen sollten nur gelegentlich verzehrt werden. Wenn, sind Vollkornbackwaren, Vollkornkekse, Obst- oder Käsekuchen, Milchschokolade zu bevorzugen. Als Nachspeisen bieten sich Milchspeiseeis, Obst mit Vanillesoßen oder Milch-/Grießpuddings an. Zucker als Süßungsmittel sollte möglichst ganz gemieden werden. Schon das Süßen von 4–5 Tassen Kaffee und Tee am Tag (1 Teelöffel Zucker=10 g) »verbraucht« 50 g Zucker (und mehr) und damit 200 kcal, was mehr als 10 % des täglichen Energiebedarfs entspricht. Süßstoff ist eine kaloriensparende Alternative. Marmelade und Gelees sind ebenfalls arm an essentiellen Nährstoffen. Sofern der süße Brotaufstrich die Akzeptanz von Magerquark oder körnigem Frischkäse zum Frühstücksbrot erhöht, sind 10–15 g täglich vertretbar.

Beliebt sind weiterhin Nüsse, Kartoffelchips oder salzige Knabberartikel. Ein Teil des Fettes in Nüssen besteht aus mehrfach ungesättigten Fettsäuren, außerdem liefern die verschiedenen Nußsorten verschiedene Mineralstoffe und Vitamine (Kalzium, Magnesium, Eisen, Selen, Vitamine E, B_1, B_6). Diese Nährstoffanlieferung steht aber in einem ungünstigen Verhältnis zum hohen Kaloriengehalt. Nüsse sollten daher nur gelegentlich und in kleineren Mengen, z. B. zu Müsli oder Obstsalaten verzehrt werden. Kartoffelchips und anderes Salzgebäck ist im Vergleich zu Nüssen oder bestimmten Süß- und Backwaren sehr viel ungünstiger zu bewerten (hoher Kalorien-, Fett-, Salzgehalt, wenig essentielle Nährstoffe), der Verzehr dieser Nahrungsmittel sollte die Ausnahme sein.

Regel 7: Trinken mit Verstand

Auch bei fehlendem Durst trinken (2 l/Tag), dabei Kalorien sparen und auf Vitamine und Mineralstoffe achten! Alkoholische Getränke sind keine Durstlöscher! Problempatienten permanent zum Trinken anregen; Harnkontrollen sind oft nicht zu umgehen!

Das Trinken einer täglich ausreichenden Menge ist äußerst wichtig. Älteren Menschen bereitet dies zumeist Probleme, da das Durstempfinden nachläßt. Die Getränkemenge sollte ca. 2 Liter betragen, in heißen Sommermonaten, bei Fieber und Durchfall entsprechend mehr. Zu empfehlen sind kalziumreiche Mineralwässer (> 150 mg, besser > 300 mg Ca/Liter), Kräuter-, Früchtetees sowie Kaffee und schwarzer Tee in Maßen (ca. 4–5 Tassen), Milch (auch Buttermilch oder Kefir), ungezuckerte oder frisch gepreßte Fruchtsäfte, Apfelsaftschorlen, auch Multivitaminsäfte und Gemüsesäfte (ohne Kochsalzzusatz). Weniger empfehlenswert sind gezuckerte Limonaden, Nektare. Alkoholische Getränke wie Bier und Wein sind keine Durstlöscher und nicht zuletzt wegen des hohen Kaloriengehaltes ist ein täglicher Konsum abzulehnen. Weinschorlen und alkoholfreies Bier mit etwa 40 % weniger Kalorien als übliche Biersorten sind hingegen günstiger zu beurteilen.

Wichtig ist, daß die täglich erforderliche Trinkmenge auch aufgenommen und über den Tag verteilt getrunken wird. Dazu sind Getränke (ca. 1 Liter: Kaffee, Tee, Fruchtsaft und Milch) direkt zu den drei Hauptmahlzeiten zu reichen. Für das Trinken zwischendurch eignen sich Mineralwasser oder Früchtetees. Bei älteren Menschen, die ein regelmäßiges und ausreichendes Trinken vernachlässigen, müssen Getränke immer wieder angeboten und zur Erinnerung sichtbar plaziert (Küche, Nachttisch) werden. Bei Problempatienten muß das Trinkverhalten kontrolliert werden (Trinkprotokolle, Messung der Harnmenge, Harndichte), um einer Exsikkose (✓) oder einer Harnsteinbildung vorzubeugen (☞ Kap. 2.5, 2.6, 4.5).

Regel 8: Würzig, aber nicht salzig

und

Regel 9: Schmackhaft und nährstoffschonend zubereiten

Neben der Auswahl der Lebensmittel ist deren Zu- und Verarbeitung ganz wesentlich für den ernährungsphysiologischen Wert eines Kostplans. Folgende Regeln sind beispielsweise hilfreich:

- Nährstoffe erhalten: kein langes Wässern (Gemüse, Salate, Kartoffeln), mit wenig Wasser garen, kurze Garzeiten und geeignete Verfahren (Dünsten, Dampfdruck), kurze Warmhaltezeiten, Kochwasser (Gemüse) für Soßen mitverwenden
- Eigengeschmack hervorheben: zuviel Salz verdeckt den Eigengeschmack und das Aroma von Lebensmitteln, daher sparsam (ca. 2–3 g als Zusalzmenge), Jodsalz verwenden; reichlich Küchenkräuter (frisch, tiefgefroren) und Gewürze verwenden; Achtung: vorgefertigte Saucen, Instantsuppen oder Würzmischungen enthalten in der Regel reichlich Salz
- Fett sparen (siehe Regel 2)

Sparsam salzen! Wenn Salz, dann Jodsalz! Kräuter und Gewürze wirken appetitanregend und verdauungsfördernd! Weniger Fett macht Speisen bekömmlicher!

Regel 10: Öfter kleinere Mahlzeiten!

Anstatt der üblichen drei Hauptmahlzeiten sind 5 oder 6 Mahlzeiten und kleinere Essensportionen günstiger. Bei Heimverpflegung können bei den Hauptmahlzeiten gegebenenfalls Speisen (z. B. Joghurts, Quarkspeisen, Obstzubereitungen, Getränke) für zwischendurch mitausgegeben werden. Mehrere kleine Mahlzeiten entlasten die Verdauungsorgane, verringern das Völlegefühl, stimulieren Darmtätigkeit und Darmentleerung. Eine größere Mahlzeitenzahl erlaubt zudem eine gleichmäßigere Verteilung kohlenhydrathaltiger Lebensmittel (Brot, Getreideprodukte, Kartoffeln, Gemüse, Milchprodukte, Obst). Dadurch sind Blutzuckerschwankungen, aber auch Ermüdungserscheinungen nach dem Essen weniger ausgeprägt. Bei blutzuckerlabilen Menschen trägt eine Spätmahlzeit (mit Kohlenhydraten) dazu bei, daß der Blutzuckerspiegel in der Nacht nicht so stark absinkt.

Mehrere kleinere Mahlzeiten am Tag erleichtern die Verdauung, vermeiden größere Blutzuckerschwankungen und verhindern stärkere Ermüdung nach dem Essen!

4 Ernährung kranker älterer Menschen

4.1 Stoffwechselerkrankungen und Bluthochdruck

Manifestationsfaktoren für Stoffwechselerkrankungen und Hypertonie sind: (starkes) Übergewicht durch kalorische Überernährung, Ernährungsfehler wie die Aufnahme zu hoher Fettmengen und ungeeigneter Fette, zu niedrige Zufuhr an Ballaststoffen, zu hoher Alkoholkonsum, zu hoher Kochsalzverzehr, Rauchen, Bewegungsarmut, psychische Belastungen, Streß

Zu den häufigsten Erkrankungen des älteren Menschen zählen Diabetes mellitus (✓), Hypertonie (✓), Hyperlipidämie (✓) sowie Hyperurikämie (✓) und Gicht (✓). Diesen Erkrankungen ist gemeinsam, daß

- sie sich zumeist über längere Zeiträume (auch über Jahre) hinweg entwickeln und
- Übergewicht dabei einen wesentlichen Schrittmacher darstellt,
- Symptome, die sich durch Veränderungen des Stoffwechsels ergeben, (zunächst) nicht wahrgenommen oder auch nicht ernst genommen werden,
- es sich um Risikofaktoren, d. h. Wegbereiter für arteriosklerotische Gefäßerkrankungen (mit der Folge: Herzinfarkt, Schlaganfall etc.) handelt und sie zumeist kombiniert auftreten,
- daß eine erbliche Veranlagung besteht, aber erst verschiedene Manifestationsfaktoren (✓) (Übergewicht, Ernährungsfehler, Bewegungsmangel) zum Auftreten der Erkrankung führen

Übergewicht

Ursachen, Häufigkeit, Folgeerscheinungen

Übergewicht ist das Ergebnis einer langfristig positiven Energiebilanz, denn überschüssige Kalorien führen zur Vermehrung des Körperfettgewebes. Zahlreiche Studien konnten belegen, daß eine Reihe von Beschwerden und Erkrankungen (Morbidität ✓) sowie die Sterblichkeit (Mortalität ✓) durch ein starkes Übergewicht negativ beeinflußt werden. Bei starkem Übergewicht (> 30 % über dem wünschenswerten Körpergewicht) spricht man auch von Fettsucht oder Adipositas (✓).

Zur Entwicklung eines Übergewichts kommt es:

- durch fehlerhafte Ernährung (fettreiche Kost, reichlicher Alkoholkonsum, hohe Verzehrsmengen von Süßwaren und Süßspeisen)
- und unzureichende körperliche Bewegung.

Das anzustrebende wünschenswerte Körpergewicht wird durch Berechnung des BMI *(Body Mass Index✓)*, eine Berechnungsformel, ermittelt. Der BMI errechnet sich aus dem Körpergewicht (in kg) dividiert durch das Quadrat der Körperlänge (in m²). Für ältere Männer ist ein BMI von 24 und für Frauen von 22 erwünscht (☞ Kap. 11). Ein mäßiges Übergewicht, das entspricht einem BMI 25–30 kg/m², haben etwa 41 % aller Männer und Frauen jenseits des 60. Lebensjahres, weitere 20 % haben ein starkes Übergewicht (BMI > 30 kg/m²).

Berechnungsformel des Body-Mass-Index

$$\frac{\text{Körpergewicht (kg)}}{\text{Quadrat der Körperlänge (m}^2\text{)}}$$

Übergewicht bzw. Adipositas ist ein wesentlicher Manifestationsfaktor für diverse Stoffwechselerkrankungen wie beispielsweise Diabetes mellitus Typ II mit Übergewicht oder Hypertonie. Übergewicht begünstigt Erkrankungen des Bewegungsapparates (Belastung von Wirbelsäule und Gelenken) sowie der Galle und Leber, fördert Venenleiden, erhöht das Operationsrisiko (Narkose, Wundheilung). Es beansprucht das Herz, den Kreislauf und die Atmung, wodurch die körperliche Belastbarkeit deutlich eingeschränkt wird. Das Gesundheitsrisiko für Stoffwechselerkrankungen und für kardiovaskuläre Probleme hängt dabei jedoch nicht nur vom Ausmaß, sondern im wesentlichen auch von der Fettgewebsverteilung ab. Patienten mit einer stammbetonten, abdominellen (✓) (Fettgewebe am Oberkörper) Fettsucht sind dabei häufiger von gesundheitlichen Komplikationen betroffen als solche mit einer hüft-/oberschenkelbetonten Fettsucht.

Ziel der Behandlung und Behandlungsmaßnahmen

Bei Erwachsenen jüngeren und mittleren Alters wird in der Regel eine zügige Gewichtsabnahme verfolgt (ca. 1 kg Körpergewicht/Woche). Bei älteren Menschen ist das Vorgehen zumeist moderater, was Stoffwechsel, Herz und Kreislauf weniger belastet. Zudem ist der energetische Spielraum bei älteren Menschen weniger groß, da der Energiebedarf schon grundsätzlich niedriger liegt und eine Reduktionskost mit weniger als 1000–1200 kcal nicht anzuraten ist. Eine Gewichtsabnahme von 1 kg ist Ziel einer Zeitspanne von 10–14 Tagen, das entspricht einer Kalorieneinsparung von ca. 600 kcal/Tag. Um ein Kilogramm Körpergewicht abzubauen, müssen rechnerisch etwa 7000 kcal eingespart werden. Anfänglich, d. h. in den ersten zwei bis drei Wochen schreitet in der Regel der Gewichtsverlust zügig voran, bedingt durch den höheren Körperwasserverlust. Danach erfolgt der Gewichtsverlust mit zunehmendem Abbau von Körperfett langsamer. Der Fettabbau liefert mehr Kalorien für den Stoffwechsel, und Fettgewebe bindet weniger Wasser, andererseits verwertet der Körper die zugeführten Kalorien ökonomischer, und der Energiebedarf für den Grundumsatz geht etwas zurück.

Beispiel: Ein männlicher Patient (70 Jahre) ist 1,75 m groß und wiegt 85 kg. Sein wünschenswertes Körpergewicht beträgt nach dem BMI exakt 73,5 kg (also 74 kg).

Der Patient hat demnach etwa 11 kg Gewicht zu reduzieren und benötigt dafür bei einer täglichen Kalorieneinsparung von 600 kcal rechnerisch 4–4,5 Monate. Intensive körperliche Bewegung zur Erhöhung des Kalorienverbrauchs und Beschleunigung der Gewichtsabnahme ist bei älteren Menschen in der Regel auszuschließen. Dennoch sind auch leichtere körperliche Aktivitäten (Gymnastik, Spazierengehen, Schwimmen) zu begrüßen, da sie sich günstig auf Herz- und Kreislauftätigkeit auswirken. Sie sollten daher auch über die Phase der Gewichtsreduktion hinaus beibehalten werden.

Diät bei Übergewicht

Als Diätmaßnahme empfiehlt sich eine *kalorienreduzierte Mischkost* von etwa täglich 1000–1200 kcal. Die Durchführung einer Nulldiät (✓) ist beim älteren Menschen generell nicht zu empfehlen und bleibt Einzelfällen unter ärztlicher Beobachtung vorbehalten. Auch sind Blitz-Diäten mit extremen Ernährungsregeln aus gesundheitlichen Gründen und wegen des fehlenden Lerneffektes abzulehnen. Eine 1200 kcal-Diät nach dem Prinzip der kalorienreduzierten Mischkost sollte 60 g Protein, 40 g Fett und 145 g Kohlenhydrate enthalten.

Diese Zusammensetzung gewährleistet die Deckung des Proteinbedarfs und die sichere Zufuhr der Kohlenhydratmindestmenge. Eine Beschränkung der Fettzufuhr auf weniger als 40 g erschwert die Kostzusammenstellung und macht die Diät geschmacklich unattraktiver und noch weniger sättigend. Die Lebensmittelauswahl für eine kalorienreduzierte Mischkost orientiert sich grundsätzlich an den 10 Regeln für eine vollwertige Ernährung (☞ Kap. 3.2). Hauptaugenmerk ist auf die deutliche Reduzierung der Fettzufuhr zu richten. Dies gelingt durch die strikte Auswahl fettarmer Lebensmittel (verstecktes Fett ↓). Als Zubereitungsfette kommen Pflanzenöle (Keim-, Distelöl) und fettreduzierte Streichfette (z. B. Diäthalbfettmargarine, reich an mehrfach ungesättigten Fettsäuren) in Frage, um den Bedarf an essentiellen Fettsäuren zu decken. Die Bevorzugung ballaststoffreicher Lebensmittel (Brot, Getreideprodukte, Gemüse, Kartoffeln) steigert das Volumen der Mahlzeiten und erhöht den Füllungszustand von Magen und Darm, wodurch sich das Hungergefühl verringert. Leere Kalorienträger wie Zucker, aber auch Süßwaren, fetthaltiges Gebäck, Knabberartikel etc. haben in einer Diät zur Gewichtsreduktion keinen Platz. Entscheidend ist weiterhin eine ausreichende Flüssigkeitszufuhr, um die Nieren bei der Ausscheidung der Stoffwechselabbauprodukte zu entlasten. Da die Lebensmittelmenge geringer ist und damit weniger Wasser durch feste Nahrungsmittel angeliefert wird, muß die Getränkezufuhr anteilig erhöht werden (2 Liter und mehr). Mit Getränken wie kalziumhaltigen Mineralwässern (>150, >300 mg Ca/l), Multivitaminsäften (ohne Zucker oder mit Süßstoff) oder mit kalziumangereicherten Fruchtsäften (ca. 120 mg Ca/l) kann gleichzeitig ein Beitrag zur Vitamin- und Mineralstoffversorgung geleistet werden. Alkoholische Getränke haben in einer Gewichtsreduktionskost keinen Platz. Grundsätzlich ist es bei einer Energieaufnahme von weniger als 1 500 kcal/Tag über längere Zeit problematisch, den Bedarf an Vitaminen, Mineralstoffen und Spurenelementen zu decken (sehr hohe Nährstoffdichte!). Es empfiehlt sich daher eine ergänzende Zufuhr von Vitamin-/Mineralstoffpräparaten (z. B. verschiedene B-Vitamine, Vitamin D, Kalzium, Magnesium, Kalium, Eisen und Jod).

Eine 1200 kcal-Diät nach dem Prinzip der kalorienreduzierten Mischkost richtet sich nach den 10 Regeln für eine vollwertige Ernährung und sollte 60 g Protein, 40 g Fett und 145 g Kohlenhydrate enthalten. Nulldiäten oder Blitzdiäten mit extremen Ernährungsempfehlungen sind aus gesundheitlichen Gründen und wegen des fehlenden Lerneffektes abzulehnen.

Diabetes mellitus

Krankheitsbild, Häufigkeit, Ursachen, Folgeerscheinungen

Der Diabetes mellitus ist eine der häufigsten Stoffwechselerkrankungen. Derzeit ist eine Häufigkeit von 4–5 % in der Gesamtbevölkerung (ca. 4 Mio. Bundesbürger) anzunehmen, aber die Zahl unerkannter Fälle ist vermutlich hoch. Bei den über 60jährigen liegt der Anteil der Betroffenen bei 14 %, bei den über 70jährigen leiden 19 % der Männer und 23 % der Frauen an Diabetes.

Beim Diabetes mellitus handelt es sich um eine Glukosestoffwechselstörung, verursacht durch einen Mangel oder eine unzureichende Wirkung des Hormons Insulin, durch welches allein Glukose in die Zellen eingeschleust werden kann.

Beim Diabetes mellitus handelt es sich um eine *Glukosestoffwechselstörung*, verursacht durch einen Mangel oder eine unzureichende Wirkung des Hormons *Insulin*. Insulin wird von der Bauchspeicheldrüse produziert und bei Zufuhr kohlenhydrathaltiger Nahrung ins Blut ausgeschüttet. Insulin bewirkt, daß Glukose aus dem Blut in die verbrauchenden Zellen (z. B. Muskulatur, Gehirn, Leber, Erythrozyten) eingeschleust werden kann. Im Gegensatz dazu gelangen Fruktose und die Zuckeralkohole wie Sorbit oder Xylit ohne Insulinwirkung in die Zellen.

Symptome des Diabetes mellitus sind: Hyperglykämie, Azetonämie und Azetonurie, Polyurie und Polydipsie.

Beim Diabetes mellitus Typ I produziert die Bauchspeicheldrüse kein Insulin mehr, beim Typ II ist die Produktion deutlich vermindert, bzw. die Wirksamkeit des Insulins an den Zellen ist stark eingeschränkt. Dadurch wird ein Anstieg der Blutglukosekonzentration über Normalwerte (nüchtern: 70–100 mg%) verursacht, insbesondere nach den Mahlzeiten. Dies wird als Hyperglykämie (✓) bezeichnet. Bei Überschreiten der sogenannten *Nierenschwelle* (☞ Kap. 2.6), das sind Blutzuckerwerte von mehr als 160 mg%, wird Glukose mit dem Harn ausgeschieden. Es kommt zur Glukosurie (✓), daher auch der Begriff »Diabetes mellitus« (zu deutsch: Zuckerharnruhr). Da Glukose in den Geweben (Energiemangel!) fehlt, wird vermehrt Fett abgebaut. Als Endprodukte des Fettsäureabbaus entstehen Ketonkörper (z. B. Azeton ☞ Kap. 2.4, Fette), deren weiterer Abbau wegen des Fehlens der Glukose im Stoffwechsel nur sehr eingeschränkt möglich ist. Infolgedessen steigen die Blutkonzentration und Harnausscheidung der Ketonkörper an (Azetonämie ✓ , Azetonurie ✓). Die Ausscheidung von Glukose und Ketonkörpern erfordert hohe Harnmengen, so daß täglich mehrere Liter Harn produziert werden. Es kommt zur Polyurie (✓). Mit der steigenden Harnmenge gehen auch vermehrt Kalium und andere Elektrolyte (✓) verloren. Ein starkes Durstgefühl (Polydipsie ✓) ist ein weiteres charakteristisches Zeichen einer diabetischen Stoffwechsellage.

Bei Diabetikern kann es infolge stark erhöhter Blutzuckerwerte (Hyperglykämie) oder durch Unterzuckerung (Hypoglykämie) zu lebensbedrohlichen Situationen kommen. Beim Coma diabeticum kommt es zu extrem starkem Anstieg von Blutglukose (>400 mg%, bis über 1000 mg%), meist sind auch die Ketonkörperkonzentrationen stark erhöht. Folge sind eine hohe Harnproduktion (6–9 Liter/24 h, bis zu 15 % des Körpergewichts) und gleichzeitig hohe Kaliumverluste. Es besteht das Risiko einer Dehydratation (✓). Das Wasserdefizit und die das Zentralnervensystem schädigenden Ketonkörper verursachen die Entwicklung des Komas. Anzeichen eines beginnenden Komas (Präkoma) sind Polyurie, Polydipsie, Übelkeit, Erbrechen, Oberbauchschmerzen, trockene Haut, Müdigkeit, Schwindel, vertiefte Atmung, Seh- und Bewußtseinsstörungen, Orientierungsprobleme. Im Koma besteht eine (oft tiefe) Bewußtlosigkeit.

Anzeichen eines beginnenden Komas (Präkoma) sind Polyurie, Polydipsie, Übelkeit, Erbrechen, Oberbauchschmerzen, Müdigkeit, Schwindel, vertiefte Atmung, Seh- und Bewußtseinsstörungen, Orientierungsprobleme. Das Coma diabeticum ist eine lebensbedrohliche Notfallsituation, die sofortiges notärztliches Handeln erfordert!

Das Coma diabeticum bedarf einer umgehenden notärztlichen Behandlung. Auch bei ersten Auffälligkeiten eines diabetischen Patienten darf keine Zeit verloren werden. Komagefahr droht in Streßsituationen, die den Insulinbedarf erhöhen können, wie Infektionskrankheiten, operative Eingriffe oder Unfälle. Ein Koma (schleichende Entwicklung) kann auch bei Patienten mit unerkanntem Diabetes bzw. bei instabiler Einstellung entstehen. Die Einschätzung der Situation ist dann schwierig.

Kennzeichen einer Unterzuckerung (hypoglykämischer Schock) sind Schweißausbrüche, Blässe der Haut, Zittern, plötzlicher Leistungsabfall, Herzrasen, Sehstörungen, Orientierungsprobleme und verminderte Ansprechbarkeit. Eine Unterzuckerung kann wie eine Hyperglykämie zu einem lebensbedrohlichen Zustand führen. Kritisch sind Blutzuckerkonzentrationen von weniger als 60 mg% bzw. 40 mg%. Eine Hypoglykämie kann sich ergeben bei:

Kennzeichen einer Unterzuckerung sind Schweißausbrüche, Blässe der Haut, Zittern, plötzlicher Leistungsabfall, Herzrasen, Sehstörungen, Orientierungsprobleme und verminderte Ansprechbarkeit.

- Injektion zu hoher Insulinmengen (falsche Dosierung, Handhabungsprobleme bei sehbehinderten Patienten; Risiko bei verwirrten, dementen Patienten!)
- Insulininjektion ohne/zu niedrige nachfolgende Kohlenhydrataufnahme

- Infektionen mit Durchfall und Erbrechen, Fieber, Operationen
- Alkoholgenuß
- ungewöhnlicher körperlicher Anstrengung, Aufregung, psychischer Belastung
- Schilddrüsenüberfunktion

Blutzuckerkonzentrationen von weniger als 60 mg% bezeichnet man als Hypoglykämie. Hypoglykämien sind häufig die Folge fehlerhafter (zu hoch dosiert) Insulininjektionen oder von Insulininjektionen mit nachfolgend zu niedriger oder unterlassener Kohlenhydrataufnahme (verwirrte Patienten!). Auch infolge von Alkoholgenuß, Erbrechen, Durchfall, besonderen Belastungen und Aufregungen kann es zu Unterzuckerungen kommen. Der hypoglykämische Schock ist eine lebensbedrohliche Notfallsituation, die sofortiges notärztliches Handeln erfordert!

Neben den akuten Problemen durch Hyper- und Hypoglykämien entwickeln sich bei länger bestehendem Diabetes arteriosklerotische Gefäßveränderungen, sogenannte *diabetische Angiopathien* (✓). Nahezu alle arteriellen Gefäßregionen können betroffen sein. Je schlechter der Patient langfristig eingestellt ist (dauerhafte Hyperglykämie), desto stärker werden solche Gefäßschäden begünstigt. Erste Anzeichen von Gefäßveränderungen zeigen sich individuell sehr verschieden in Zeiträumen von 5–15 Jahren. Typisch sind:
- *Retinopathie* (✓): Netzhautveränderungen mit Blutungen und Ablagerungen, die bis zur irreversiblen Erblindung führen können.
- *Nephropathie* (✓): Nachlassende Nierenfunktion durch Schädigung von Nierengefäßen, die bis zur Niereninsuffizienz und Dialysepflichtigkeit (☞ Kap. 4.5) führen können; erstes Anzeichen einer eingeschränkten Nierenfunktion ist die Ausscheidung von Eiweiß (Albumin) mit dem Harn.
- *Polyneuropathie* (✓): Nervenschädigung, die zu Sensibilitätsverlusten, Schmerzen und Mißempfindungen in den Extremitäten, Muskelschwäche, Störungen der Blasenfunktion (Inkontinenz), der Magen-Darmmotorik (Übelkeit, Erbrechen, Obstipation) führen können.
- *Diabetischer Fuß* (✓): Druck- und Wundstellen werden aufgrund von Sensibilitätsverlusten weniger oder nicht wahrgenommen; die herabgesetzte Gefäßdurchblutung führt zu Wundheilungsstörungen bis hin zu tiefen Geschwürsbildungen; schwere geschwürige Veränderungen und Gefäßverschlüsse verursachen ein *Gangrän* (Absterben von Zehen und Fuß, Gewebezersetzung) und können Fußamputationen erforderlich machen (1994: 50000 Fußamputationen bei Diabetikern).

Je länger ein Diabetes mellitus besteht und je schlechter die Stoffwechseleinstellung, desto größer ist das Risiko für die Entstehung von Spätschäden. Die diabetisch bedingten Blutgefäßveränderungen können zu Retinopathien, Nephropathie, Polyneuropathien oder zum diabetischen Fuß führen.

Ziele der Behandlung und Behandlungsmaßnahmen

Die Behandlung des Diabetikers ist dann erfolgreich, wenn sich die Stoffwechseleinstellung normalisiert und damit akute

Komplikationen sowie langfristig Spätschäden vermieden oder deutlich hinausgezögert werden. Dazu werden folgende Behandlungsziele verfolgt:

- Normalisierung der Blutglukose (nüchtern und postprandial ✓)
- Glukose- und Azetonfreiheit des Harns
- Normalisierung eines eventuellen Übergewichts
- Normalisierung der Blutfettwerte und Vermeidung eines Bluthochdrucks
- negativer Albumintest im Harn

Um akute Stoffwechselentgleisungen (Hyper-/Hypoglykämie) und langfristig den diabetischen Spätschäden vorzubeugen, gelten die Behandlungsziele: Normalisierung der Blutglukose, Glukose-, Azeton- und Albuminfreiheit des Harns.

Die Behandlung des Diabetikers beruht auf den vier Elementen: Diät, Medikament, körperliche Bewegung und Patientenkontrolle. Kernstück jeder Diabetikerbehandlung ist eine angepaßte Ernährung bzw. sollte die Diät sein.

Die Diabetiker-Behandlung beruht auf vier Elementen: Diät, Medikament, körperliche Bewegung, Patientenkontrolle. Kernstück jeder Behandlung ist eine diabetesgerechte Ernährung, die häufig als Therapiemaßnahme sogar ausreicht.

57 % der Diabetiker benötigen eine diätetische **und** medikamentöse Therapie. Auch bei älteren Diabetikern ist alleinige Diättherapie oftmals nicht ausreichend, um die Behandlungsziele zu erreichen. Es werden orale Antidiabetika verabreicht, die die Insulinproduktion im Pankreas anregen und/oder die Insulinwirksamkeit an den Zielzellen erhöhen sollen. Seit kurzem sind außerdem Medikamente im Einsatz, die die Resorption der Glukose im Darm verzögern und damit den Blutzuckerspiegel nach der Mahlzeit weniger stark ansteigen lassen. Die Insulinproduktion im Pankreas kann auch zum völligen Erliegen (Organerschöpfung) kommen, so daß eine Insulintherapie notwendig wird. Moderne Injektionshilfen (Insulin-PEN) erlauben eine einfache und hygienisch sichere Handhabung der Insulingabe. Sehbehinderten und verwirrten Patienten kann die Insulininjektion jedoch (zumeist) nicht eigenverantwortlich überlassen werden.

Eine angepaßte körperliche Bewegung (Spazierengehen, leichte Gymnastik, Schwimmen) trägt wesentlich dazu bei, daß sich die Stoffwechsellage verbessert, denn der Glukoseverbrauch ist erhöht und die Insulinwirkung verbessert. Außerdem werden Herz und Kreislauf trainiert und die Durchblutung beispielsweise der Beine gefördert. Soweit es die Patientensituation zuläßt, sollte immer wieder zur regelmäßigen Bewegung angehalten werden.

Eine regelmäßige Überprüfung der Stoffwechsellage soll ein frühzeitiges Erkennen einer Stoffwechselentgleisung und von Spätschäden (Nieren) gewährleisten. Dem Patient ist diese

Die regelmäßige Patientenkontrolle und -beobachtung zur Vorbeugung gegen diabetische Spätschäden umfaßt: Harnuntersuchungen, die Überprüfung der Haut auf entzündliche Veränderungen und der Füße und Zehen auf Druck- und Wundstellen sowie die Einhaltung regelmäßiger augenärztlicher Untersuchungen.

Kontrolle nur dann zu überlassen, wenn er sie zuverlässig durchführen kann. Zur Patientenkontrolle gehören:

- Überprüfung des Harns auf Ausscheidung von Glukose, Azeton sowie von Albumin mit Schnellteststreifen und
- Blutzuckerkontrolle (nüchtern und Tagesprofil mit z. B. Haemo-Glukoteststreifen und Reflolux®-Meßgerät).

Es sollte eine kombinierte Harn- und Blutkontrolle erfolgen. Im Alter kann die Nierenschwelle für Glukose auf Blutzuckerwerte von 220–250 mg% ansteigen. Das Anzeigen einer Glukosefreiheit des Harns könnte irreführend sein und mögliche Hyperglykämien könnten übersehen werden.

Zur Patientenbeobachtung gehören auch das Überprüfen der Harnmenge, die Kontrolle der verlangten Trinkmenge, die Überprüfung der Haut auf entzündliche Veränderungen, regelmäßige Haut- und Fußpflege, Überprüfung der Füße auf Druck- und Wundstellen, Einhaltung augenärztlicher Kontrolluntersuchungen.

Diät bei Diabetes mellitus

Die Diät des normalgewichtigen Diabetikers richtet sich grundsätzlich nach den 10 Regeln für eine vollwertige Ernährung; sie ist keine kohlenhydratarme Diät! Die aufgenommenen Kohlenhydrate werden mittels BE berechnet.

Bei Übergewicht ist eine energiereduzierte Mischkost mit 1200 kcal zu empfehlen. Bei insulinspritzenden Diabetikern muß während einer kalorienreduzierten Ernährung auch die Insulingabe reduziert werden, um einer Unterzuckerung vorzubeugen (→ ärztliche Anordnung). Mit der moderaten Energiereduktion auf 1200 kcal gelingt es, die Mindestaufnahme der Kohlenhydrate sicherzustellen, außerdem kann mit einer Fettaufnahme von 40 g durch geeignete Zubereitungsfette der Bedarf an essentiellen Fettsäuren gedeckt werden (☞ Kap. 4.1, Übergewicht). Bei Patienten mit Normalgewicht sind bei älteren Menschen (>65 Jahre) 1900 (Männer) bzw. 1700 kcal (Frauen) pro Tag zu empfehlen. Auch für die Diätplanung des Diabetikers gelten grundsätzlich die 10 Regeln für eine vollwertige Ernährung (☞ Kap. 3.2).

Eine Begrenzung der täglichen Proteinaufnahme auf 60–80 g trägt wesentlich dazu bei, daß die Nierenfunktion entlastet (Ausscheidung stickstoffhaltiger Abbauprodukte ↓) und damit der diabetischen Nephropathie vorgebeugt wird.

Bei den Streich- und Zubereitungsfetten sind auf jeden Fall pflanzliche Margarine und Öle mit einem hohen Anteil an mehrfach ungesättigten Fettsäuren zu bevorzugen. Damit wird

	Reduktionskost mit 1200 kcal/Tag Männer/Frauen	**Dauerkost** 1900 kcal/Tag Männer	1700 kcal/Tag Frauen
Protein *)	60 g	80 g	70 g
Fett*)	40 g	70 g	60 g
Kohlenhydrate*)	144 g = 12 BE	225 g = 19 BE	205 g = 17 BE
Ballaststoffe	20 g	20–30 g	
Flüssigkeit	mind. 2 Liter als Getränke	2 Liter als Getränke	
Kochsalz	max. 5–6 g	max. 5–6 g	

* die restlichen 50–(100) kcal für anrechnungsfreies Gemüse und Salat

Tab. 30: Zusammensetzung einer Diabetesdiät

einerseits der Bedarf an essentiellen Fettsäuren gedeckt, zum anderen bewirkt ein im Verhältnis zu den gesättigten Fettsäuren höherer Anteil an mehrfach ungesättigten Fettsäuren in der Kost, daß der Blutcholesterinspiegel gesenkt wird. Das trägt wesentlich zur Verzögerung arteriosklerotischer Gefäßveränderungen und der Entwicklung diabetischer Spätschäden bei.

Mehr als 80% der Diabetiker im höheren Alter haben zugleich eine Hypertonie. Je nach Schweregrad des Bluthochdrucks ist die Kochsalzzufuhr (☞ Kap. 4.1, Hypertonie) einzuschränken. Bei mäßigem Bluthochdruck ist eine Begrenzung der Salzaufnahme auf 5–6 g/Tag zu empfehlen.

Kernstück der Diabetes-Diät ist die quantitativ und qualitativ richtige Auswahl der Kohlenhydrate. Die Diabetes-Diät ist grundsätzlich **keine** kohlenhydratarme Ernährungsform. Im Gegenteil (Tab. 30) – der Diabetiker erhält die gleiche Menge an Kohlenhydraten wie der stoffwechselgesunde Mensch. Allerdings bedarf es einer sorgfältigen Auswahl der kohlenhydratliefernden Lebensmittel. Stärke- und ballaststoffreiche Lebensmittel sind zu bevorzugen. Sie werden langsamer verdaut, Ballaststoffe verzögern zudem die Resorption von Kohlenhydraten (☞ Kap. 2.4), was die Insulinproduktion der Bauchspeicheldrüse entlastet. Die Bevorzugung stärke- und ballaststoffreicher Lebensmittel trägt außerdem dazu bei, daß Triglycerid- sowie Cholesterinspiegel im Blut gesenkt werden. Diese Behandlungseffekte sind grundsätzlich erwünscht, wirken sich aber vor allem bei gleichzeitig auftretenden Fettstoffwechselstörungen günstig aus. Ballaststoffreiche Lebensmittel bewirken außerdem einen länger andauernden Sättigungseffekt. Zu meiden sind hingegen Zucker (Trauben-, Haushaltszucker) und zuckerhaltige Lebensmittel.

Erwünschte Lebensmittel ohne BE-Anrechnung (Portionen von bis zu 200 g/Mahlzeit)
- alle unverarbeiteten Gemüse, Salate und Pilze (auch Tiefkühlkost) mit Ausnahme der unter Punkt 2 angeführten Sorten
- alle eingelegten Gemüse (Gewürzgurken, Zwiebeln, Tomatenpaprika etc.), Gemüsekonserven, alle Küchenkräuter und Gewürze (Vorsicht mit Kochsalz bei Bluthochdruck!)

Erwünschte Lebensmittel mit BE-Anrechnung
- Hülsenfrüchte (Erbsen, Linsen, weiße und dicke Bohnen), Mais, rote Bete
- dunkle Brot-/Brötchensorten, Vollkornbrot, Roggenmischbrote, Knäckebrot
- Frühstückscerealien (Haferflocken, Cornflakes und Müsli, wenn ungezuckert)
- Kartoffeln und fettfreie/-arme Kartoffelprodukte (Knödel, Püree, Pommes frites)
- Teigwaren, Reis
- Mehl, Stärke
- unverarbeitetes Obst mit Ausnahme der unter Punkt 4 angeführten Sorten
- Milch, Milchprodukte (niedrige Fettstufen)
- Suppen, Eintöpfe, Fertiggerichte, -salate (Auf Fett und Kochsalz achten!)

In begrenzten Mengen erlaubte Lebensmittel
- ungesüßte Fruchtsäfte, ungesüßte Multivitaminsäfte
- Diabetikerprodukte (Marmelade, Süßwaren, Kuchen, Gebäck, Eis)
- Diabetikersüßungsmittel
- Diabetikerbier, -wein

Ungeeignete, zu meidende Lebensmittel
- Haushaltszucker zum Süßen und Zubereiten; Honig, Sirup
- übliches Produktangebot von Marmeladen, süßem Brotaufstrich, Süßwaren, Kuchen, Gebäck
- Trockenobst, Feigen, Datteln, Weintrauben, vollreife Bananen, Süßkirschen
- Obstkonserven mit Zucker
- mit Zucker gesüßte Limonaden, Frucht-, Vitaminsäfte
- Südwein, Liköre, Sekt, Bier, hochprozentige Alkoholika
- übliche (stark gesalzene) Gemüsesäfte

Tab. 31: Auswahl der kohlenhydratliefernden Lebensmittel für die Diabetikerkost

Zur Vereinfachung wird die Kohlenhydratzufuhr in der Praxis in Broteinheiten (BE) berechnet. Gemäß der Diätverordnung im Deutschen Lebensmittelrecht entspricht eine Broteinheit der Menge von insgesamt 12 g Kohlenhydraten[4]. Auch die Zuckeraustauschstoffe Fruktose, Sorbit und Xylit müssen in die BE-Berechnung miteinbezogen werden.

Definition gemäß Diätverordnung: 1 BE entspricht der Menge von insgesamt 12 g Kohlenhydraten (inkl. der Zuckeraustauschstoffe Fruktose, Sorbit und Xylit)

Diese Bezugseinheit wurde bereits Ende des vorigen Jahrhunderts geschaffen. Zunächst gab es die Bezeichnung WBE (Weißbroteinheit), da eine dünne Scheibe Weißbrot etwa 12 g Kohlenhydrate enthält. Das BE-Berechnungssystem ist bis heute beibehalten worden. Um die Kohlenhydrate bzw. die BE in geeigneter Weise auszuwählen, sind *Kohlenhydrataustauschtabellen* (☞ Literaturhinweise) hilfreich. In diesen Tabellen sind die Lebensmittel nach verschiedenen Gruppen geordnet und der BE-Gehalt der Lebensmittel wird für übliche Verzehrsportionen oder pro 100 Gramm ausgewiesen.

Damit der Glukoseeinstrom ins Blut kontinuierlich erfolgt, sollten die geeigneten kohlenhydrathaltigen Lebensmittel über den Tag (5–7 Mahlzeiten) aufgenommen werden. Die Kohlenhydratzufuhr sollte auch von Tag zu Tag nicht wesentlich schwanken, um eine möglichst stabile Blutzuckereinstellung zu erreichen (Tab. 32). Bei einer Medikation mit oralen Antidiabetika oder Insulin ist die jeweilige BE-/Kohlenhydratverteilung an das Wirkprofil des Medikaments (Wirkungseintritt, Wirkungsmaximum etc.) anzupassen. Eine exakte Einhaltung der Essenszeiten ist für den insulinspritzenden Diabetiker sehr wichtig. Von besonderer Bedeutung ist außerdem die Spätmahlzeit, die nochmals Kohlenhydrate anliefern soll, um nächtlichen Hypoglykämien vorzubeugen. Aus Tabelle 31 geht hervor, daß Gemüse und Salate bis auf wenige Ausnahmen ohne BE-Anrechnung in üblichen Portionen verzehrt werden können. Sie sollten daher neben den Getreideprodukten und Kartoffeln sowie Teigwaren und Reis in der Diabetikerkost bevorzugt eingesetzt werden. Da üblicher Haushaltszucker und mit Zucker gesüßte Lebensmittel und Speisen zu meiden sind, ist auf Zuckerersatzmittel zurückzugreifen. Dazu zählen die *kalorienfreien Süßstoffe* und die hinsichtlich des BE-Gehalts anzurechnenden *Zuckeraustauschstoffe*.

Die kohlenhydratliefernden Lebensmittel sollten über den Tag verteilt mit 5–7 Mahlzeiten aufgenommen werden, damit die Glukose aus dem Darm ins Blut gelangt.

Zum Süßen sind Zucker und Honig nicht geeignet. Alternativen sind die kalorienfreien Süßstoffe sowie die Zuckeraustauschstoffe. Letztere werden ohne Insulin verstoffwechselt.

4 Es ist möglich, daß in Deutschland in Angleichung an andere europäische Länder eine neue Berechnungsgrundlage für die Broteinheiten erfolgen wird: 1 BE = 10 g Kohlenhydrate

Zu den Süßstoffen gehören Cyclamat, Saccharin oder deren Mischungen sowie Aspartam und Acesulfam K, deren Süßkraft die des Zuckers um ein Vielfaches übersteigt. Die Verbrauchsmengen sind dementsprechend sehr gering. Die Zuckeraustauschstoffe Fruktose, Sorbit und Xylit werden ohne die Wirkung von Insulin verstoffwechselt. Sie werden hauptsächlich mit verarbeiteten Produkten (Kuchen, Gebäck, Süßwaren, Süßspeisen, Marmeladen etc.) aufgenommen. Beim Verzehr größerer Mengen (10–25 g als Einzelportion) kann es individuell zu Durchfällen kommen. Höhere Mengen an Zuckeraustauschstoffen werden im Stoffwechsel in Glukose umgewandelt, außerdem sind Zuckeraustauschstoffe in der Regel in weniger empfehlenswerten Lebensmitteln (Süßwaren, Süßigkeiten, Marmeladen etc.) enthalten, so daß auch aus diesem Grund eine Begrenzung der Aufnahme von Zuckeraustauschstoffen erwünscht ist (Tab. 31 und Tab. 33).

Alkoholische Getränke (z. B. Diabetikerwein und -bier) sind in Maßen, aber stets zu einer kohlenhydrathaltigen Mahlzeit zu konsumieren. Bei Gewichtsreduktion, bei labiler Blutzuckerkonzentration, bei diabetischer Neuropathie oder bei hohem Blutdruck ist Alkohol zu meiden.

Der Abbau von Alkohol verbraucht im Stoffwechsel Glukose, entsprechend sollten alkoholische Getränke vom Diabetiker nur in Maßen konsumiert werden. Alkohol ist in der Reduktionskost (Kalorien!) zu meiden, ebenso wenn labile Stoffwechselsituationen (Neigung zur Hypoglykämie) oder diabetische Neuropathien, Bluthochdruck oder eine Erhöhung der Neutralfette (Hypertriglyzeridämie) vorliegen. Alkoholische Getränke sollten immer zu einer kohlenhydrathaltigen Mahlzeit getrunken werden. Ungeeignet sind hochprozentige Alkoholika (Blutzuckersenkung) und solche, die Kohlenhydrate (Zucker) enthalten. Geeigneter sind in Maßen Diabetikerbier und Diabetikerwein (Restsüße max. 4 g/Liter, gelbes Weinsiegel).

1. Frühstück (8 Uhr)*)	3
2. Frühstück (10 Uhr)	3
Mittagessen (13 Uhr)	4 (davon Nachspeise (1 BE) evtl. 30–60 Min. später)
Kaffee (15 Uhr)	2
Abendbrot (18 Uhr)*)	3
Spätmahlzeit (21 Uhr)	2

* Bei älteren Patienten, die orale Antidiabetika oder Insulin benötigen, werden die Medikamente je nach Präparat etwa 30–45 Minuten **vor** der Mahlzeit verabreicht → ärztliche Verordnung.

Tab. 32: Beispiel einer BE-Verteilung bei 205 g KH (17 BE)

- 5–6 BE Brot, Brötchen
- 3–4 BE Kartoffeln, anteilig auch Teigwaren oder Reis
- Gemüse und Salate ohne Anrechnung
- 3 BE Milch, Milchprodukte
- 2 BE Frischobst
- eventuell 1 BE ungesüßter Obst- oder Multvitaminsaft
- eventuell 1 BE Hülsenfrüchte
- eventuell 1–2 BE Diabetiker-Produkte mit Zuckeraustauschstoffen

Tab. 33: BE-Auswahl bei einer Zufuhr von 17 BE (Auswahl wie in Tabelle 31)

Hypertonie

Krankheitsbild, Häufigkeit, Ursachen, Folgeerscheinungen

Die Hypertonie (Bluthochdruck) ist in der Bevölkerung weit verbreitet. Eindeutig erhöht sind Blutdruckwerte von >160 mmHg systolisch und >95 mmHg diastolisch (Tab. 34). Gemessen an diesen Grenzwerten haben in Deutschland etwa 20 % der Erwachsenen einen Bluthochdruck, weitere 6 %

Blutdruck+	**Systolischer Druck***		**Diastolischer Druck****
normoton (normal)	<140 mmHg	und/oder	<90 mmHg
	ohne Einnahme von Antihypertonika		
grenzwertig	140–159 mmHg	und/oder	90–94 mmHg
	ohne Einnahme von Antihypertonika		
hyperton	>160 mmHg	und/oder	>95 mmHg
kontrolliert hyperton	<160 mmHg	und	<95 mmHg
	und Einnahme von Antihypertonika		

* Systolischer Blutdruck = Druck, der beim Auswurf (Systole = Kontraktion der linken Herzkammer) des sauerstoffreichen Blutes in den Arterien des Körperkreislaufs herrscht
** Diastolischer Blutdruck = Druck, der zwischen zwei Auswurfaktionen (Diastole = Ruhephase der linken Herzkammer) in den Arterien des Körperkreislaufs herrscht
+ Mehrfachmessungen notwendig

Tab. 34: Kriterien zur Beurteilung des Blutdrucks (nach Weltgesundheitsorganisation WHO)

32% der Männer und 37% der Frauen jenseits des 60. Lebensjahres haben einen erhöhten Blutdruck, weitere 14–15% werden aufgrund einer Hypertonie medikamentös behandelt.

Unter Blutdruck ist der Druck zu verstehen, der in den Blutgefäßen herrscht. Bei der Kontraktion des Herzens (Systole) wird Blut in den Körperkreislauf gepumpt; die Kraft, die auf die Gefäßwände wirkt, ist dann am stärksten.

In 80–90% der Fälle handelt es sich um Patienten mit einer essentiellen Hypertonie, deren Ursache bislang ungeklärt ist. Bei der sekundären Hypertonie führen verschiedene Erkrankungen oder hormonelle Einflüsse zur Blutdruckerhöhung.

Akute Probleme des Bluthochdrucks sind: Schwindel, Druck und Schmerzen im Kopf, Nasenbluten, Herzklopfen, Schmerzen in der Herzgegend. Stark erhöhte Blutdruckwerte können oft lebensbedrohliche Folgen haben.

werden wegen Hypertonie medikamentös behandelt. Die Häufigkeit des Bluthochdrucks nimmt mit steigendem Lebensalter deutlich zu (Daten des Gesundheitswesens, ☞ Literaturverzeichnis). Unter den älteren Menschen (Angaben für 60–69jährige im Jahr 1991) leiden etwa 32 % der Männer und 37 % der Frauen an Bluthochdruck. Hinzu kommen 14 bzw. 15 % Männer und Frauen mit Hypertonie unter medikamentöser Behandlung und weitere 23 % Männer und 25 % Frauen mit Grenzwert-Hypertonie.

Mit dem Begriff Blutdruck ist der Druck gemeint, der in den Blutgefäßen (Arterien und Venen) herrscht. In den venösen Gefäßen ist der Druck allerdings geringer. Im medizinischen Sinn ist mit Blutdruck üblicherweise der arterielle Blutdruck gemeint. Der Blutdruck unterliegt tageszeitlichen Schwankungen (am Tag höher), steigt bei körperlicher Anstrengung und psychischer Belastung (Angst, Streß, Schmerzen), ist aber auch deutlich altersabhängig. Mit zunehmendem Alter nimmt die Elastizität der Blutgefäßwände (Dehnbarkeit) ab, so daß in gewissem Umfang Blutdrucksteigerungen durch normale, altersbedingte Veränderungen zu erklären sind.

Bei der Hypertonie sind die Werte erhöht (Tab. 34). In etwa 80–90 % der Fälle handelt es sich um eine *primäre* oder *essentielle* (✓) *Hypertonie*. Über den Entstehungsmechanismus der primären Hypertonie besteht bislang keine Klarheit. Letztlich scheint eine Engstellung der Blutgefäße (Arterien) für dauerhaft erhöhte Blutdruckwerte verantwortlich zu sein. Die *sekundäre Hypertonie* (✓) entsteht aufgrund anderer Organerkrankungen oder hormoneller Störungen. Zumeist sind dies Erkrankungen der Nieren, Störungen der Schilddrüsen- oder Nebennierenfunktion. Symptome bei Bluthochdruck sind Schwindel, Schmerzen oder Druckgefühl im Kopf, Ohrensausen, Nasenbluten, Herzklopfen, eingeschränkte körperliche Belastbarkeit oder auch Schmerzen in der Herzgegend. Bei stark erhöhten Blutdruckwerten (z. B. bei Hochdruckkrisen: >230/130 mmHg) drohen Schlaganfall, Lungenoedem (✓), eventuell auch Angina-pectoris-Anfälle (✓). Langzeitfolge ist eine Linksherzinsuffizienz (✓), d. h. eine Schädigung des Herzens ausgelöst durch die erhöhte Dauerbelastung beim Pumpen des Blutes in den Blutkreislauf. Weiterhin ist die Hypertonie ein wesentlicher Risikofaktor für arteriosklerotische Gefäßveränderungen, die in der Folge zu Schlaganfall und Herzinfarkt führen. Nierenschädigungen, Verengungen der

Halsschlagader und Bauchaortenaneurysmen (✓) sind weitere lebensbedrohliche Folgen eines chronischen Bluthochdrucks. Das Ausmaß der bluthochdruckbedingten Gefäßveränderungen läßt sich in etwa am Bild der Augenhintergrundveränderungen ablesen (regelmäßige Kontrolluntersuchungen!).

Zum Entstehen einer essentiellen Hypertonie tragen eine Reihe von Risikofaktoren bei:

- erbliche Veranlagung (für 60 % der Hypertoniefälle anzunehmen),
- stammbetontes Übergewicht (hyperkalorische und fettreiche Ernährung!),
- überhöhte Kochsalzzufuhr und relativ zu geringe Kaliumzufuhr, zu geringe Magnesiumzufuhr,
- regelmäßiger hoher Alkoholkonsum,
- Rauchen, Bewegungsmangel,
- psychische Faktoren (Streß, Angst etc.).

Eine Reihe von Risikofaktoren scheinen für die Entwicklung eines Bluthochdrucks bedeutsam zu sein: stammbetontes Übergewicht, Ernährungsfehler wie kochsalzreiche, aber kaliumarme Ernährung und zu hoher Alkoholkonsum, Rauchen, Streß, Bewegungsmangel.

Aus Untersuchungen an Naturvölkern weiß man, daß bei angepaßter Kalorienzufuhr und einer Kochsalzzufuhr von weniger als 5 g/Tag die Zahl der Übergewichtigen und der Hypertoniefälle sehr niedrig liegt. Umgekehrt ist die Situation in den Industrieländern. Die Zahl der Übergewichtigen ist hier oft sehr hoch und mit der hyperkalorischen Ernährung (✓) ist eine überhöhte Kochsalzzufuhr (im Mittel 8–10 g, im Einzelfall bis zu 20 g/Tag) verbunden. So überrascht nicht, daß etwa 70 % aller Patienten mit primärer Hypertonie zugleich übergewichtig sind. Der Schweregrad des Bluthochdrucks steigt dabei mit dem Ausmaß des Übergewichts an. Ob eine überhöhte Kochsalzaufnahme nur im Verbund mit einer überreichlichen Kalorienaufnahme oder auch als isolierter Risikofaktor anzusehen ist, ist derzeit unter den Experten nicht eindeutig geklärt. Es ist jedoch festzustellen, daß nicht alle Patienten mit Bluthochdruck auf eine hohe Kochsalzaufnahme (NaCl) gleichermaßen mit einer Blutdruckerhöhung reagieren. Für die Blutdruckwirksamkeit ist nach derzeitigem Kenntnisstand das Natrium im Kochsalz verantwortlich, entsprechend unterscheidet man natriumsensitive (✓) und nicht-natriumsensitive Patienten. Es besteht die Auffassung, daß bei hoher Salzzufuhr die Natriumkonzentration in den Gefäßzellen ansteigt, was die Blutgefäßwandzellen unter der Wirkung bestimmter Hormone (z. B. Adrenalin) und Reglerstoffe besonders intensiv zur Kontraktion anregt. In diesem Zusammenhang ist die Wirkung

Es besteht die Auffassung, daß unter einer kochsalzreichen Ernährung der Natriumgehalt in den Blutgefäßzellen ansteigt, was deren Kontraktion begünstigt. Kalium und Magnesium tragen dagegen zur Blutdrucksenkung bei.

der Mineralstoffe Kalium und Magnesium von Bedeutung. Kalium wirkt als Gegenspieler des Natriums in den Gefäßzellen und vermag den Gefäßwiderstand zu senken und damit einer Blutdrucksteigerung entgegenzuwirken. Magnesium fördert die Muskelfasererschlaffung, wirkt damit der Kontraktion der Gefäßzellen entgegen und senkt somit indirekt den Blutdruck, vor allem in Streßsituationen. Eine kochsalzreiche Ernährung ist in der Praxis infolge der entsprechenden Lebensmittelauswahl immer relativ kalium- und auch magnesiumärmer, so daß sich hier verschiedene Einflußfaktoren negativ addieren. Anstelle der wünschenswerten Natrium-Kalium-Relation von 1:1 bis 1:2 beträgt das Verhältnis in der bei uns üblichen Ernährung 3:1 bis 6:1.

Die Fettzusammensetzung in der Ernährung ist ebenfalls von Bedeutung. Beim Überwiegen gesättigter Fettsäuren in der Ernährung werden im Stoffwechsel vermehrt solche Reglerstoffe gebildet, die blutdrucksteigernd wirken und die Thrombozytenaggregation (✓) fördern, was nicht zuletzt die arteriosklerotischen (✓) Gefäßveränderungen begünstigt.

Ziele der Behandlung und Behandlungsmaßnahmen

Ziel ist die Senkung des Blutdrucks in den Normbereich bzw. die Senkung besonders risikohaft erhöhter Werte zumindest in den Grenzbereich, um Probleme mit Akut- und Langzeitfolgen des Bluthochdrucks einzudämmen. Bei älteren Menschen ist es – abgesehen von Blutdruckkrisen – zumeist ratsam, die Blutdrucksenkung allmählich herbeizuführen, um die Patienten vor orthostatischen (✓) Beschwerden (starker Schwindel beim Aufstehen → Umfallen, »Schwarz vor Augen«, Übelkeit) zu bewahren. Als Behandlungsmaßnahmen sind zu nennen:

- Diät,
- Medikamente,
- Bewegung,
- Verzicht oder deutliches Einschränken des Alkoholkonsums,
- Rauchen einstellen,
- Vermeiden von Streß und Aufregung.

Zu den Behandlungsmaßnahmen bei Bluthochdruck gehören eine angepaßte Diät (ggf. Gewichtsreduktion), der Einsatz von Medikamenten, körperliche Bewegung, der Verzicht oder das Einschränken des Alkoholkonsums. Das Rauchen ist einzustellen, ebenso sollten Streß und Aufregung vermieden werden.

Kernstück der Behandlung sollte bei übergewichtigen Patienten die Gewichtsreduktion sein. Eine energiereduzierte Mischkost mit 1200 kcal täglich ist zu empfehlen. Inwieweit im Einzelfall das Normalgewicht (Anwendung der BMI-Berechnung, ☞ Kap. 4.1 Übergewicht) als strikte Zielsetzung verfolgt wird, hängt von der Herz-Kreislauf-Belastbarkeit und von eventuellen Begleiterkrankungen des Patienten ab. Weitere Ernährungsmaßnahmen während und nach der Gewichtsreduktion sind die Senkung einer überhöhten Kochsalzzufuhr, die Erhöhung der Kalium- und Magnesiumaufnahme, Einschränkung oder Verzicht auf Alkohol, Einschränkung der überhöhten Gesamtfettzufuhr und Verbesserung des Fettsäuremusters (gesättigte Fettsäuren ↓, mehrfach ungesättigte Fettsäuren ↑).

Die Notwendigkeit einer medikamentösen Therapie ist abhängig von der Blutdruckhöhe, dem Patientenbefinden und Begleiterkrankungen (Herz, Gefäße, Nieren). In der Regel kann die Dosierungshöhe von Medikamenten oder auch die Einnahmedauer durch eine angepaßte Ernährung gesenkt bzw. der Therapieerfolg gesteigert werden. Gleiches gilt auch für eine angepaßte körperliche Bewegung, die individuelle Belastbarkeit ist dabei jedoch ausschlaggebend.

Diät bei Hypertonie

Die Diät bei Bluthochdruck sollte sich grundsätzlich nach den 10 Regeln für eine vollwertige Ernährung richten (☞ Kap. 3.2). Die Zufuhrempfehlungen für Kalorien, Hauptnährstoffe, Ballaststoffe und Flüssigkeit sind identisch mit den Empfehlungen für den Gesunden bzw. mit denen, die für die Diabetikerernährung gelten (☞ Kap. 4.1 Diabetes mellitus, Tab. 30). Selbstverständlich bedarf es in der Ernährung des Hypertonikers nicht der speziellen Berechnung der Kohlenhydrate. Besonderes Augenmerk richtet sich vielmehr auf:

- die Höhe der Kochsalzzufuhr,
- die Höhe der Kalium- und Magnesiumzufuhr,
- die Fettzusammensetzung,
- (evtl.) koffeinhaltige Getränke.

In der Diät ist besonders auf die Höhe der Kochsalzzufuhr, der Kalium- und Magnesiumaufnahme, die Fettzusammensetzung und den Genuß von koffeinhaltigen Getränken zu achten.

In der Therapie der Hypertonie wird die blutdrucksenkende Wirkung einer kochsalzarmen Diät seit langem genutzt. Bevor zur Blutdrucksenkung wirksame Medikamente zur Verfügung standen, erkannte man in den 40er Jahren den Erfolg von Diäten mit sogenannten Reis-, Obst- oder Kartoffeltagen, was einer extrem natriumarmen Ernährung entspricht. Quellen der heute im Durchschnitt überhöhten Salzzufuhr sind:

- mit 70–80 % oder auch mehr das *verborgene Salz* in verarbeiteten Lebensmitteln
- sowie das *sichtbare Salz*, also die Zusalzmenge, die für das Würzen der Lebensmittel und Speisen im Haushalt oder der Gemeinschaftsverpflegung verwendet wird.

Der Hauptanteil des Speisesalzes wird als verborgenes Salz mit verarbeiteten Lebensmitteln aufgenommen. Die Zusalzmenge beträgt im Durchschnitt etwa 2–3 g, in manchen Fällen allerdings auch deutlich mehr.

Die Zusalzmenge beträgt im Durchschnitt etwa 2–3 g/Tag, in Einzelfällen und bei Bevorzugung stark gesalzener Speisen allerdings auch deutlich mehr. Der natürliche Natriumgehalt in Lebensmitteln ist sehr gering und fällt bei der Gesamtbilanz der Natriumzufuhr wenig ins Gewicht. Die *Basiskost* bei Hypertonie sollte *5–6 g Kochsalz/Tag* (=2–2,4 g Natrium) enthalten. Die Menge von 5 g Kochsalz entspricht auch der Zufuhrempfehlung, die von der Deutschen Gesellschaft für Ernährung für die Gesamtbevölkerung zur Prävention des Bluthochdrucks ausgesprochen wird. Bei stark erhöhten Blutdruckwerten kann phasenweise eine *streng natriumarme Diät* mit *1 g Kochsalz* (=0,4 g Natrium) erforderlich sein. Durch eine solche übergangsweise extreme Natriumreduktion kann der Therapieerfolg von Medikamenten erheblich unterstützt werden. Über die Stufe der natriumarmen Diät mit 3 g Kochsalz (=1,2 g Natrium) wird dann bei Besserung bzw. Normalisierung der Blutdruckwerte zur Basisernährung zurückgekehrt. Während sich die Basiskost unter Umsetzung einiger Regeln mit üblichen Lebensmitteln realisieren läßt, ist es bei streng natriumarmer und natriumarmer Diät notwendig, auf diätetische Lebensmittel, also natriumreduzierte Spezialprodukte (→Reformhaus) zurückzugreifen.

Die Basiskost bei Hypertonie sollte 5–6 g NaCl/Tag enthalten. Bei stark erhöhten Blutdruckwerten sind übergangsweise eine streng natriumarme (1 g NaCl/Tag) bzw. eine natriumarme Diät (3 g NaCl/Tag) angezeigt. Diese Diäten sind mit speziellen kochsalzarmen Produkten zu realisieren. Für die Basiskost kann auf übliche Lebensmittel zurückgegriffen werden. Das Zusalzen deutlich einschränken und stark salzhaltige Produkte meiden!

Aktuelle Untersuchungen belegen, daß speziell ältere Menschen mit einer stärkeren Blutdrucksenkung auf eine erniedrigte Kochsalzzufuhr reagieren als Hypertoniker mittleren Lebensalters. In der Behandlung sollte also auf jeden Fall der Versuch einer natriumreduzierten Ernährung gemacht werden. Insbesondere für die streng natriumarme und natriumarme Diät ist jedoch auch auf Kontraindikationen (✓) zu achten, denn etwa 25 % der Patienten reagieren als sogenannte *Gegenregulierer*. Bei solchen Patienten kommt es unter starker Natriumbeschränkung zu einer Blutdruckerhöhung (!). Dies ist bedingt durch eine deutlich eingeschränkte Natriumausscheidung (in der Folge auch Wasserausscheidung) über die Nieren.

Nicht alle Patienten reagieren auf eine Senkung der Kochsalz- bzw. Natriumzufuhr mit der erwünschten Blutdrucksenkung. Etwa 25 % sind sogenannte Gegenregulierer. Da die Natriumempfindlichkeit nicht vorab zu erfassen ist, bleibt in der Praxis derzeit nur der Therapieversuch.

Der dadurch steigende Natriumgehalt in Gefäßzellen und Blut und das höhere Blutvolumen führen dann zur Blutdrucksteigerung. Da sich die individuelle Salzempfindlichkeit nicht durch spezielle Verfahren erkennen läßt, bleibt in der Praxis derzeit nur der Weg des Diätversuchs.

Eine Kochsalzbeschränkung auf 5–6 g täglich gelingt bei einer Energiezufuhr von 1700–1900 kcal/Tag durch deutliche Einschränkung der Zusalzmenge, durch Meiden besonders salzreicher Lebensmittel (Gruppe 2, Tab. 35) sowie durch ein gezieltes Aussuchen bei salzhaltigen Produkten (Gruppe 3, Tab. 35). Die geschmackliche Vorliebe für Salz ist erworben bzw. antrainiert. Umgekehrt erfolgt auch innerhalb von 3–4 Wochen eine Anpassung an eine salzärmere Ernährung. Die reichliche Verwendung von Kräutern und Gewürzen kann die Schmackhaftigkeit von Lebensmitteln und Speisen deutlich steigern, so daß auch durch phantasievolleres Würzen die Akzeptanz in der Umstellungsphase gesteigert werden kann. Zum Würzen stehen außerdem sogenannte *Kochsalzersatzmittel* zur Verfügung, dies sind Salzmischungen, die natriumfrei, aber kaliumreich sind.

Die geschmackliche Vorliebe für Salziges ist erworben, umgekehrt ist eine Gewöhnung an schwächer gesalzene Lebensmittel und Speisen möglich. Zur Schmackhaftigkeit der Speisen tragen Gewürze und Kräuter bei; kann auf Salz nicht verzichtet werden, bieten sich Kochsalzersatzmittel an.

Der natürliche Natriumgehalt von Lebensmitteln ist vergleichsweise gering. Außerdem weisen die unverarbeiteten Produkte wie Gemüse, Kartoffeln, Hülsenfrüchte, Fleisch, Fisch, Milch, Getreideprodukte (Haferflocken, Reis) oder Eier ein sehr günstiges Natrium-Kalium-Verhältnis (1:2 bis 1:10) auf (Gruppe 1, Tab. 35). Vor allem Gemüse und Hülsenfrüchte liefern zudem auch nennenswerte Mengen an Magnesium an. Um Kalium- und Magnesiumverluste bei der Zubereitung von Gemüse, Kartoffeln und Hülsenfrüchten so gering wie möglich zu halten, ist auf besonders schonende Zubereitung zu achten. Dazu zählt nicht zu langes Wässern und Waschen, geringe Zerkleinerung beim Waschen und Kochen. Weiterverwenden des Gemüsewassers zur Soßenzubereitung. Die wünschenswerte Zufuhrmenge an Magnesium beträgt 300–350 mg/Tag und an Kalium 2 g, besser 3–4 g/Tag. Durch die Einnahme von Diuretika (Thiazide ✓) kann es zu einer deutlichen Mehrausscheidung an Kalium mit dem Harn kommen. Die notwendige Kaliumzufuhr steigt dann auf mehr als 4 g/Tag an. Ein Ausgleich erhöhter Kaliumverluste durch Ernährungsmaßnahmen ist nur schwer erreichbar. Es empfiehlt sich die ergänzende Zufuhr mit Kaliumpräparaten. Bei

Unverarbeitete (native ✓) Lebensmittel haben grundsätzlich einen geringen natürlichen Natriumgehalt, aber zumeist ein günstiges Natrium-Kalium Verhältnis. Grüngemüse und Hülsenfrüchte enthalten außerdem nennenswerte Mengen an Magnesium. Nicht nur die Auswahl, sondern auch die schonende Zubereitung der Lebensmittel sind wesentlich.

1. Lebensmittel mit geringem natürlichen Natriumgehalt und verarbeitete Lebensmittel mit vergleichsweise niedrigem (bis 0,3 g/100 g) Kochsalzgehalt (günstiges Na-K-Verhältnis)		
Pflanzliche Lebensmittel – Gemüse (frisch, Tiefkühlkost ohne Salzzugabe) – Kartoffeln – Hülsenfrüchte (frisch, getrocknet, Tiefkühlkost ohne Salzzugabe) – Obst – Reis, Nudeln; Mehl, Stärke – pflanzliche Margarine (ohne Salz), Öle – Haferflocken, Müslimischungen	Tierische Lebensmittel – Milch (auch Butter-, Dickmilch, Kefir), Kakao, Joghurt, Quark, Milchpudding – Fleisch, Geflügel, Wild (frisch, Tiefkühlkost ohne Salz-/Saucenzugabe) – Fisch (frisch, Tiefkühlkost ohne Salz-/Saucenzugabe) – Eier – Butter	Sonstiges – Mineralwässer (<20 mg Na/Liter) – Kochsalzersatz (Sina-Salz®,Disal-Diätsalz®, Dr.Ritter-Diätsalz®, auch als jodiertes Salz erhältlich)
2. Sehr salzreiche (2–3 g oder > 3 g Kochsalz/100 g) Lebensmittel (in der Regel sehr ungünstiges Na-K-Verhältnis)		
Pflanzliche Lebensmittel – Senf, Ketchup, Tomatenmark – Oliven, Kapern, eingelegte Paprika, Mixed Pickles, Salz-, Dillgurken – Salznüsse, Salzgebäck, Kartoffelchips – Fertiggerichte, Eintöpfe – teilweise auch vorgewürztes Tiefkühlgemüse – Konservengemüse	Tierische Lebensmittel – bestimmte Käsesorten: Edelpilzkäse, Harzer, Limburger, Romadur, Feta, Brie, Camembert – bestimmte Wurstsorten: Salami, Cervelatwurst, roher Schinken, Rauchfleisch, geräucherter Speck, gekochter Schinken – bestimmte Fleischsorten: Bock-, Knackwurst, Kasseler, eingelegtes/mariniertes Fleisch, Fleischspieße, vorgewürzte Grillprodukte – Fischdauer-, -räucherwaren	Sonstiges – Würzsalzmischungen – Mayonnaise, Fertigsaucen, Fertigdressings – gekörnte Brühe, Instantbrühe – Mineralwässer (> 500 mg Na/l)
3. Salzhaltige Lebensmittel (ungünstiges Na-K-Verhältnis) – gezielte Auswahl/Mengenbeschränkung		
Pflanzliche Lebensmittel – Brot, Backwaren (380–570 mg Na=0,9–1,4 g Kochsalz/100 g); 1 Sch. Brot=50 g, 1 Sch. Knäcke=10 g; Vorsicht: auch Gebäck und Kuchen (Blätterteigwaren, Butterkekse u. ä.) liefern Kochsalz – Kartoffelprodukte (Knödel, Kroketten, Röstis), zu empfehlen: eigene Herstellung	Tierische Lebensmittel – Käse (Edamer, Tilsiter, Emmentaler: 450–770 mg Na=1,1–1,8 g Kochsalz/100 g); 1 Sch. Hartkäse=30–45 g – Wurst: magere Leberwurst, Geflügelwurst, mager/fettreduziert: Bierschinken, Fleischwurst etc. (400–750 mg Na=1–1,9 g Kochsalz/100 g); 1 Sch. Wurst=30–40 g	Sonstiges – Mineralwässer (20–200 mg Na/l)

Tab. 35: Natrium- und Kochsalzgehalt in Lebensmitteln – Kriterien für die Lebensmittelauswahl bei kochsalzreduzierter Ernährung

kaliumsparenden Diuretika kann es hingegen auch zur Hyperkaliämie (✓) kommen und die Kaliumzufuhr muß eingeschränkt werden (Achtung: ärztliche Kontrolle des Serumkaliums notwendig!).

Eine streng natriumarme und natriumarme Diät gelingt unter Verwendung von diätetischen Lebensmitteln. Sie sind deklariert als »geeignet für Natriumempfindliche«. Es gibt streng natriumarme (< 40 mg Na/100 g bzw. ml) und natriumarme (< 120 mg Na/100 g bzw. ml) Spezialprodukte. Zur Produktpalette zählen natriumarme Käse, Fischdauerwaren, vegetabile Brotaufstriche (Wurstersatz), Fleischprodukte (Würstchen), Würzmittel (Kochsalzersatzmittel, Senf, Ketchup) und Fertigsaucen, Knäckebrot, Sauergemüse, Gemüsesäfte (Übersicht in der Grünen Liste, ☞ Literaturverzeichnis).

Bei den fettliefernden Lebensmitteln (Gruppe 1, Tab. 35) sollten geeignete Zubereitungsfette (pflanzliche Fette und Öle) mit hohem Anteil an mehrfach ungesättigten Fettsäuren bevorzugt werden. Auch sollten regelmäßig die fetteren Seefische (Lachs, Hering, Makrele) verzehrt werden, da gerade aus den in ihnen enthaltenen mehrfach ungesättigten Fettsäuren im Stoffwechsel solche Reglerstoffe gebildet werden, die blutdrucksenkend und hemmend auf die Thrombozytenaggregation wirken.

Auf Kaffee ist bei stark erhöhten Blutdruckwerten zu verzichten, gleiches gilt auch für schwarzen Tee, wenn auch die Koffeingehalte niedriger sind als in üblichem Kaffee. Alternativ kann auch auf entkoffeinierten Kaffee und Frucht- und Kräutertees zurückgegriffen werden. Bei Grenzwerthypertonie oder leicht erhöhten Blutdruckwerten kann in der Regel üblicher Kaffee oder schwarzer Tee in Maßen (2–4 Tassen/Tag) getrunken werden, allerdings ist dies im Einzelfall abzuwägen.

Bei Grenzwerthypertonie oder nur leicht erhöhten Blutdruckwerten können Kaffee und schwarzer Tee in der Regel in Maßen getrunken werden. Im Einzelfall abwägen!

Hyperlipidämien

Krankheitsbild, Häufigkeit, Ursachen, Folgeerscheinungen

Die Erhöhung der Blutfette (Lipide) wird als *Hyperlipidämie* bezeichnet. Die Blutfette, in der Hauptsache Cholesterin, Triglyceride, werden im Blut (Serum) an Proteine gebunden transportiert. Daher auch der Begriff *Hyperlipoproteinämie*.

Bei Erhöhung von Blutfetten spricht man von Hyperlipidämie oder Hyperlipoproteinämie. Als erhöht und therapiebedürftig gelten nach den jetzt gültigen strengeren Grenzwerten: Gesamtcholesterin von > 200 mg% und Triglyceride von > 200 mg%.

	Risikogrenze	Therapieziel
Gesamtcholesterin	> 200 mg%	unbedingtes Eingreifen erforderlich: > 250 mg%
LDL-Cholesterin	> 160 mg%	wünschenswert*: < 135 mg%
HDL-Cholesterin	< 35 mg%	wünschenswert*: > 40–55 mg%
Triglyceride	> 200 mg%	wünschenswert**: < 150, < 130 mg%

Messungen der Blutfette stets nüchtern (12 Stunden nach der letzten Mahlzeit)
* Vor allem bei Patienten mit mehreren Risikofaktoren (Hypertonie, Rauchen etc. oder bereits bestehender koronarer Herzkrankheit etc.)
** Vor allem bei Patienten mit Diabetes mellitus

Tab. 36: Kriterien zur Beurteilung der Blutfettkonzentrationen (nach: Europäischer Atherosklerose-Gesellschaft EAS)

Im Deutschen spricht man von Fettstoffwechselstörungen. Nach den heutigen Grenzwerten gelten Gesamtcholesterin- und Triglyceridkonzentrationen von jeweils >200 mg% als erhöht und therapiebedürftig (Tab. 36).

Deutlich erhöhte Cholesterinwerte sind immerhin bei 47% der älteren Männer und bei 63% der Frauen nachzuweisen. Erhöhte Blutfette sind **die** Risikofaktoren für arteriosklerotische Gefäßveränderungen, die letztlich zu koronaren Herkrankheiten, Herzinfarkt, Schlaganfall oder arteriellen Verschlußkrankheiten führen können.

Gemessen an diesen Grenzwerten haben 42% der Männer und 31% der Frauen (Daten des Gesundheitswesens, ☞ Literaturverzeichnis) im Alter von 60–69 Jahren ein erhöhtes Gesamtcholesterin. Weitere 47% der Männer und 63% der Frauen haben deutlich erhöhte Werte (>250 mg%). Eine ungünstig erniedrigte HDL-Konzentration ist bei 9,5% der Männer und etwa 4% der Frauen nachzuweisen. Die Hypertriglyceridämie ist ebenfalls weit verbreitet, verläßliche Daten zur Häufigkeit liegen jedoch nicht vor. Erhöhte Blutfette sind ein Symptom und durch zahlreiche Studien als **der** Risikofaktor für arteriosklerotische Gefäßveränderungen identifiziert. Die strengere Handhabung der Grenzwerte seit Mitte der 80er Jahre begründen die Experten der Europäischen Atherosklerose-Gesellschaft mit dem gesundheitlichen Risiko bereits leicht erhöhter Fettwerte. So steigt das Risiko für Gefäßveränderungen bei einem Gesamtcholesterin von 250 mg% um den Faktor 2 und bei 300 mg% um den Faktor 4 gegenüber Gesamtcholesterinspiegeln von 200 mg%. Folgen der Arteriosklerose können koronare Herzkrankheit (✓), Herzinfarkt, Schlaganfall sowie arterielle Verschlußkrankheiten peripherer (✓) Gefäße (Füße, Beine) sein. Kardiovaskuläre Krankheiten und zerebrovaskuläre Erkrankungen sind in Deutschland nach wie vor Todesursache Nr.1, mit deutlichem Vorsprung vor Krebserkrankungen oder Erkrankungen der Atemwege.

Die Arteriosklerose ist multifaktoriell (✓) bedingt, d. h. neben den Fettstoffwechselstörungen besteht eine Reihe anderer Risikofaktoren wie:

- erbliche Veranlagung (Häufigkeit koronarer Herzkrankheiten in der Familie?),
- Hypertonie,
- Rauchen,
- Diabetes mellitus.

Übergewicht wird nach aktueller Einschätzung nicht nur als Wegbereiter für Hypertonie, Diabetes und Gicht angesehen, sondern als eigenständiger, direkter Einflußfaktor für arteriosklerotische Gefäßveränderungen bewertet. Eine Therapie erhöhter Blutfette und anderer Einflußgrößen ist um so dringlicher, je größer die Zahl der zusammentreffenden Risikofaktoren und je schwerwiegender deren Einfluß zu werten ist (Höhe des Blutdrucks, Zahl der Zigaretten/Tag, etc.).

Neben den erhöhten Blutfetten tragen erbliche Veranlagung, Hypertonie, Rauchen, Diabetes und Übergewicht zur Entstehung und zum Fortschreiten der Arteriosklerose bei. Ein Eingreifen ist vor allem beim Zusammentreffen mehrerer Einflußfaktoren unbedingt notwendig.

Forschungsergebnisse der letzten 10–15 Jahre haben klargestellt, daß nicht das Gesamtcholesterin, sondern die Höhe des LDL-Cholesterins für die Arteriosklerose ausschlaggebend ist. LDL-Cholesterin (*L*ow–*D*ensity–*L*ipoprotein[5]) ist das Transportvehikel für die Cholesterinbelieferung der Zellen. 60–70 % des gesamten Serumcholesterins werden in den LDL transportiert. Hohe Serum-LDL-Konzentrationen erhöhen das Risiko für Cholesterinablagerungen in und auf den Gefäßwandzellen, was arteriosklerotische Prozesse einleitet bzw. in ihrem Fortschreiten begünstigt. HDL-Cholesterin (*H*igh–*D*ensity–*L*ipoprotein[6]) hingegen befördert das in den Körperzellen und Gefäßzellen nicht benötigte Cholesterin zur

5 LDL-Cholesterin ist das cholesterintransportierende Lipoprotein mit geringer Dichte; geringe Dichte durch niedrigen Protein-, aber hohen Fettanteil.

6 HDL-Cholesterin ist das Lipoprotein mit der höchsten Dichte; hohe Dichte durch hohen Protein-, aber niedrigen Fettanteil. Die Einteilung der Dichtegrade bezieht sich auf das Verhalten der Fettfraktionen im Zentrifugenröhrchen; LDL sind leichter und bilden die Schicht über den HDL. Am leichtesten sind die Chylomikronen, die nach der Verdauung im Blut auftreten und Fette zur Leber und anderen Geweben transportieren (☞ Kap. 2.4, Fette und Lipoide).

Arterioskleroseförderned wirkt das in der LDL-Fraktion transportierte Cholesterin, weil es sich in bzw. an den Gefäßwänden ablagern kann. Ein hoher HDL-Spiegel ist erwünscht, denn er schützt vor Cholesterinablagerungen in den Gefäßzellen.

Leber und wirkt damit der Cholesterinansammlung in den Gefäßzellen entgegen. Ein hoher HDL-Spiegel wirkt also antiatherogen (✓) und ist daher erwünscht. Ergebnisse verschiedener Studien zeigen, daß jeder zweite Patient mit koronarer Herzkrankheit nachweislich ein zu niedriges HDL-Cholesterin (<35 mg%) aufweist. Während von erhöhten LDL-Werten ein eindeutig erhöhtes Arterioskleroserisiko ausgeht, ist die Bedeutung einer Hypertriglyceridämie nicht eindeutig geklärt. Sicher scheint, daß Hypertriglyceridämien und gleichzeitig erniedrigte HDL-Werte eindeutige Risikofaktoren für die Entwicklung koronarer Herzkrankheiten sind.

Der Prozeß der Arteriosklerose ist äußerst komplex und bis heute nicht restlos aufgeklärt. Ergebnis verschiedenster Vorgänge ist die Verdickung und Verkalkung der Gefäße sowie die Ablagerung von Plaques, die den Gefäßdurchmesser einengen, den Blutfluß behindern und den Gefäßverschluß herbeiführen können.

Der komplexe Prozeß der arteriosklerotischen Gefäßveränderungen ist bis heute nur unvollständig aufgeklärt. Unter dem Einfluß von LDL, Bluthochdruck, Nikotin, erhöhten Blutzuckerwerten und der Wirkung von Monozyten (✓) und Thrombozyten (✓), durch Fällung von Fibrinogen (✓) und Albumin (✓) kommt es zu Veränderungen und Schädigungen der Gefäße (Verdickung, Verkalkung, kleine Einrisse der Gefäßinnenwand) und Ablagerungen (Beläge aus Fett, Cholesterin und Bindegewebe), die letztlich den Gefäßdurchmesser verkleinern, den Blutfluß behindern und den Gefäßverschluß herbeiführen.

Ursachen der Hyperlipidämien sind einerseits erblich bedingte Störungen des Fettstoffwechsels, andererseits Fehlernährung, Übergewicht, hoher Alkoholkonsum und in geringem Umfang auch andere Grunderkrankungen.

Die Ursachen für Hypercholesterinämie und Hypertriglyceridämie liegen in erblich bedingten Störungen des Fettstoffwechsels sowie in Fehlernährung, Übergewicht, hohem Alkoholkonsum oder in anderen Grunderkrankungen. Zur Hypercholesterinämie trägt vor allem die hohe Gesamtfettaufnahme, die reichliche Zufuhr von gesättigten Fettsäuren und Cholesterin bei. Die Hypertriglyceridämie wird begünstigt durch ballaststoff- und stärkearme Ernährung, durch reichlich niedermolekulare Kohlenhydrate (Zucker) und hohen Alkoholkonsum.

Ziele der Behandlung und Behandlungsmaßnahmen

Therapieziel ist die Senkung risikohaft erhöhter LDL- und Triglyceridwerte sowie die Anhebung eines ungünstig niedrigen HDL. Dadurch sollen arteriosklerotische (✓) Gefäßveränderungen mit allen Folgen eingedämmt werden. Eine Therapie ist auch dann sinnvoll, wenn bereits koronare Herzkrankheiten bestehen. Auch bei Herzinfarktpatienten ist eine Normalisierung der Blutfette angezeigt, um Reinfarkte zu

vermeiden. Als Maßnahmen stehen dabei zur Verfügung:
- Abbau eines Übergewichts,
- Diät mit oder ohne Medikation,
- Normalisierung erhöhter Blutzuckerwerte (s. Maßnahmen bei Diabetes mellitus; Kap. 4.1),
- angepaßtes körperliches Bewegungsprogramm (beispielsweise auch für Infarktpatienten in Koronarsportgruppen).

Die Therapie der Hyperlipidämien besteht in Gewichtsreduktion, lipidsenkender Diät, Medikation, Einstellung eines Diabetes mellitus und einem angepaßten Bewegungsprogramm.

Diät zur Lipidsenkung

Einstiegsmaßnahme in die diätetische Behandlung bei Hyperlipidämien ist die Normalisierung des Körpergewichts. Die Gewichtsreduktion bringt insbesondere Erfolge bei erhöhten Triglyceriden, führt darüber hinaus aber generell zum besseren Ansprechen der Serumlipide auf andere Diät- und Therapiemaßnahmen. Es empfiehlt sich eine kalorienreduzierte Mischkost mit 1200 kcal/Tag (☞ Kap. 4.1, Übergewicht). Die Regeln

Cholesterinsenkend wirken generell Fett- und Cholesterinbeschränkung, die Einschränkung von Lebensmitteln, die reichlich gesättigte Fettsäuren liefern und die Bevorzugung von Lebensmitteln mit hohem Anteil ungesättigter Fettsäuren, die Auswahl geeigneter Ballaststoffe bzw. ballaststoffreicher Lebensmittel. Triglyceridsenkend wirken neben der strikten Übergewichtsreduktion, das Meiden von Alkohol, die Bevorzugung von stärke- und ballaststoffreichen und die Einschränkung zuckerreicher Lebensmittel.

Fett	– deutliche Verringerung der Fettzufuhr im Vergleich zu den im Durchschnitt üblichen Aufnahmemengen (☞ Kap. 3.1, 3.2) – Verringerung der Aufnahme gesättigter Fettsäuren und von Cholesterin (max. 300 mg) – Erhöhung der Zufuhr einfach und mehrfach ungesättigter Fettsäuren
Kohlenhydrate/ Ballaststoffe	– Anhebung der Kohlenhydratzufuhr im Vergleich zu den im Durchschnittt üblichen Aufnahmemengen (☞ Kap. 3.1, 3.2) – Bevorzugung von stärke- und ballaststoffreichen Lebensmitteln – Einschränkung von zuckerreichen Lebensmitteln (oft auch fetthaltig: bestimmte Süßwaren, Gebäck, Kuchen) Auswahl wie bei Diabetikern: ☞ Kap. 4.1, Tab. 31, erwünschte Lebensmittel
Alkohol	– Meiden während der Reduktionskost – Meiden bei Normalgewicht und deutlich erhöhten Triglyceridwerten, bei Patienten mit koronaren Problemen/Herzinfarkt – gelegentlich und in Maßen bei normalisierten Triglycerid-/Cholesterinwerten

Tab. 37: Lipidsenkende Diät

Lebensmittel	geeignet	in Maßen sinnvoll
Streich- und Zubereitungsfette	pflanzliche Öle mit hohem Anteil an EUF/MUF*): Keimöle, Sonnenblumenöl, Distelöl, Olivenöl, (Halbfett)margarine mit MUF	
Fleisch, Fleischwaren	alle mageren Fleischteile von Rind, Kalb; Geflügel (Huhn, Truthahn), (keine Innereien!); Wild; Tatar, fettreduzierte Würstchen	magere Fleischteile vom Schwein, magerer Schinken
Wurst	fettarme Wurstsorten (Corned Beef, Geflügelwurst, Sülze), fettreduzierte Diätwurstsorten	
Fisch, Fischwaren	alle Seefische (Schellfisch, Rotbarsch, Kabeljau etc.), fette Seefische (Makrele, Lachs, Hering)	Fischdauerwaren im eigenen Saft, sauer eingelegt, in Joghurtsaucen
Milch, Milchprodukte	Magermilch, alle fettarmen Milchprodukte (Joghurt, Quark)	Quark mit 10% Fett i.Tr.
Käse	fettarme Käsesorten (Hüttenkäse, Harzer), fettreduzierte Käse	Käse bis 30% Fett i.Tr.
Eier		1–3 Eier/Woche
Vollkornprodukte, Brot, Getreideerzeugnisse	Haferflocken, alle Vollkornbrote, -brötchen, Körnerbrot, Vollkornnudeln, -reis, Stärke	ungezuckerte Müslis, Cornflakes, Brot mit Sonnenblumenkernen, herkömmliche Nudeln, Reis
Gemüse, Salate, Hülsenfrüchte, Kartoffeln, Nüsse	alle Gemüse, Salate, Hülsenfrüchte (frisch, Tiefkühlware), frische Kartoffeln	fettarm vorgefertigte Gemüse, Sauergemüse, fettarme Pommes frites und Kartoffelprodukte (Klöße, Püree), fettarme Eintöpfe; Oliven, in kleinen Mengen ungesalzene/fettfrei geröstete o. frische Nüsse
Obst	alle Obstsorten (frisch, Tiefkühlware)	ungezuckerte Obstkompotte
Süßwaren, süße Brotaufstriche	fettarme Milchspeisen (Pudding, Obst-Quarkspeisen etc.)	Milchspeiseeis ohne Sahne, Vollkorngebäck, Obstkuchen mit Vollkornteig, gebackener Käsekuchen (Magerquarkfüllung), evtl. Diabetikermarmelade
Getränke	Mineralwasser, Fruchttees, fettarme Milchshakes, ungesüßte oder mit Süßstoff gesüßte Obst-/Multivitaminsäfte	Filterkaffee und schwarzer Tee

Zum Süßen: Süßstoff; Zucker, Honig meiden
* EUF = einfach ungesättigte Fettsäuren, MUF = mehrfach ungesättigte Fettsäuren

Tab. 38: Auswahl fettliefernder Lebensmittel bei Hyperlipidämien (Beispiele)

der lipidsenkenden Diät sind in Tabelle 37 zusammengefaßt. Besonderes Augenmerk ist bei der Hypercholesterinämie auf Fett- und Cholesterinmenge sowie die Fettzusammensetzung zu richten. Bei Hypertriglyceridämien ist wie bei Patienten mit Diabetes mellitus auf die Art der Kohlenhydrate sowie auf eine ausreichende Menge an Ballaststoffen zu achten (Tab. 37 und Tab. 38). Die Zufuhrhöhe von Kalorien und Hauptnährstoffen folgt den 10 Regeln für eine vollwertige Ernährung (☞ Kap. 3.2) bzw. den Empfehlungen der Diabetikerkost (Kap. 4.1, Tab. 30).

Die mehrfach ungesättigten Fettsäuren in Seefisch wie Makrele, Lachs und Hering wirken senkend auf LDL und Triglyceride, erhöhen HDL und senken den Blutdruck.

Im Hinblick auf die Wirkung der ungesättigten Fettsäuren ist heute bekannt, daß die mehrfach ungesättigten Fettsäuren aus hochwertigen Margarinesorten und pflanzlichen Ölen (Sonnenblumen-, Distel-, Keimöle) und solche aus Leinöl den LDL-Spiegel senken. Die einfach ungesättigten Fettsäuren aus Olivenöl hingegen senken nicht nur LDL-Werte, sondern erhöhen auch die HDL-Konzentration. Einen besonders günstigen, antiatherogenen Effekt haben die mehrfach ungesättigten Fettsäuren (Eicosapentaen-, Docosahexaensäure) aus Seefisch (Lachs, Makrele, Hering). Sie senken die Triglyceride und LDL, erhöhen HDL, senken den Blutdruck und vermindern die Thrombozytenaggregation (✓).

Der ungünstigen Wirkung des LDL wirken auch eine reichliche Zufuhr antioxidativer Vitamine entgegen. Dazu zählen Vitamin E und C sowie ß-Carotin.

Einen cholesterinsenkenden Einfluß haben unter den Ballaststoffen Hafer- und Gerstenkleie, Pektin, Guar und die Ballaststoffe der Hülsenfrüchte. Neben der Auswahl ballaststoffreicher Lebensmittel ist daher auch die gezielte zusätzliche Gabe beispielsweise von Haferkleie (eingerührt in Obstsäfte, in Joghurt oder Quarkspeisen) sinnvoll. Neueren Erkenntnissen zufolge können die arteriosklerotischen Gefäßveränderungen (konkret die negativen Einflüsse des LDL) durch verschiedene Vitamine mit antioxidativer (✓) Wirkung günstig beeinflußt werden. Dazu zählen die Vitamine E und C sowie β-Carotin. Hochwertige pflanzliche Fette und Öle liefern Vitamin E. Zitrusfrüchte, Paprika, Kohlgemüse und Kartof-feln enthalten reichlich Vitamin C. β-Carotin ist vor allem in Grüngemüsen (Broccoli, Spinat, Feldsalat), in Möhren sowie in Aprikosen oder Melonen enthalten (☞ Kap. 2.4. Tab. 9, Tab. 11).

Filterkaffee, in Maßen getrunken, scheint die Blutfette nicht zu erhöhen.

Der Kaffeekonsum als negative Einflußgröße für die Blutfettkonzentration wurde immer wieder diskutiert. Heute besteht die Auffassung, daß Filterkaffee – in Maßen (2–4 Tassen/Tag) getrunken – keinen ungünstigen Einfluß hat.

Bei mäßig erhöhten Cholesterin- und Triglyceridwerten reichen diätetische Maßnahmen oft aus, um die Blutfette zu normalisieren. Nur in bestimmten Fällen, z. B. bei Patienten mit bereits bestehenden Koronarerkrankungen, müssen begleitend Medikamente eingesetzt werden.

Durch Gewichtsreduktion und lipidsenkende Diät können Cholesterinwerte im Bereich von 200–250 mg% und Triglyceridwerte von 200–400 mg% bei einer Vielzahl von Patienten normalisiert werden, ohne daß zusätzlich lipidsenkende Medikamente eingesetzt werden müssen. Sind die HDL-Werte jedoch deutlich erniedrigt (< 35 mg%), ist eine begleitende Medikation erforderlich. Bei Gesamtcholesterin- bzw. Triglyceridwerten von > 300 mg% bzw. 400 mg% oder bei Patienten, die bereits an koronaren Herzkrankheiten leiden, sollte sofort parallel zur Diät eine medikamentöse Behandlung erfolgen.

Hyperurikämie und Gicht

Krankheitsbild, Häufigkeit, Ursachen, Folgeerscheinungen

Bei erhöhter Harnsäurekonzentration spricht man von Hyperurikämie. Erhöht und therapiebedürftig sind Werte von > 6,5 mg% bei Frauen und > 7 mg% bei Männern.

Bei erhöhter Harnsäurekonzentration im Blut spricht man von *Hyperurikämie*. Normal sind Harnsäurewerte von 3–6 mg%, als erhöht und therapiebedürftig gelten bei Frauen Werte von > 6,5 mg% und bei Männern von > 7 mg%. Der Harnsäurebestand im Körper ist das Ergebnis aus Zufuhr und Ausscheidung. Halten sich Zufuhr und Ausscheidung die Waage, bleibt die Harnsäurekonzentration im Normbereich. Der Körperharnsäurebestand beim Gesunden beträgt 900–1 200 mg. Ausgeschieden wird die Harnsäure zu 20–30 % über den Darm, hauptsächlich (70–80 %) jedoch über die Nieren. Der Zufluß zum Harnsäure-Pool erfolgt einmal exogen, d. h. von außen durch die Nahrungspurine und zum anderen endogen, durch die normalen körpereigenen Vorgänge des Purinstoffwechsels. Purine und Pyrimidine sind Bestandteile der Nukleinsäuren (✓), und Nukleinsäuren wiederum sind Bestandteile von DNS und RNS. DNS (✓) und RNS[7] (✓) kommen in den Zellen aller Lebewesen vor, sie sind Träger unserer Erbanlagen (Gene) und beispielsweise verantwortlich für die Proteinsynthese. Während die Pyrimidine vollständig abgebaut werden können, fällt als nicht mehr weiter abbaubares Endprodukt der Purine die Harnsäure an. Die Harnsäuremenge, die endogen entsteht, beträgt etwa 300–350 mg täglich.

Nur eine kleine Zahl von Patienten leidet an Hyperurikämie infolge von Stoffwechseldefekten und anderen Grunderkran-

7 DNS = **D**esoxyribo**n**uklein**s**äure, RNS = **R**ibo**n**uklein**s**äure

kungen, die die endogene Harnsäurebildung erhöhen. Bei 99 % der Hyperurikämiker liegt vielmehr eine erbliche Störung der Harnsäureausscheidung vor. Die renale (✓) Ausscheidung ist mengenmäßig begrenzt. Bei einer purinreichen Ernährung kann nicht ausgleichend mehr Harnsäure über die Nieren ausgeschieden werden. In der Folge nimmt der Körperbestand an Harnsäure zu, und die Blutharnsäurekonzentration steigt an. Erhöhte Harnsäurekonzentrationen sind bei etwa 20–30 % der Männer und 3 % der Frauen zu verzeichnen. Die Hyperurikämie kann Wegbereiter für die Entwicklung einer *Gicht* oder *Gichtniere* (✓) sein. Die Gicht ist ein gesundheitliches Problem bei 1–3 % der Erwachsenen, tritt aber bevorzugt bei Männern auf (nur 10–15 % der Gichtiker sind Frauen). Die meisten Patienten haben ihren ersten Gichtanfall in mittleren Lebensjahren. Bei älteren Patienten geht es dann oftmals um die Folgen einer chronischen Gicht.

Bei 99 % der Patienten mit Hyperurikämie liegt eine erblich bedingte, verminderte renale Ausscheidungsfähigkeit für Harnsäure vor. Bei purinreicher Ernährung nimmt daher der Körperbestand an Harnsäure zu.

Die Hyperurikämie ist bei 20–30 % der Männer und 3 % der Frauen festzustellen, sie kann auf Dauer zu Gicht und Gichtniere führen. Etwa 1–3 % der Erwachsenen leiden an Gicht, nur 10–15 % der Gichtiker sind Frauen.

Ab Blutharnsäurekonzentrationen von > 6,5 mg% sinkt die Löslichkeit der Harnsäure in der Blutflüssigkeit. Es bilden sich Harnsäurekristalle (Urate), die sich in Gelenken bzw. Gelenkkapseln, knorpligen Geweben (Ohrmuschel), Muskulatur, der Haut, Sehnen, dem Nierengewebe und seltener am äußeren Auge ablagern. Mit der Zunahme der Uratablagerungen in den Geweben steigt das Gichtanfallrisiko. Der Harnsäurekörperbestand kann beim Gichtiker um bis zum 30fachen höher sein als beim Gesunden. Obwohl von den Blutharnsäurewerten nicht auf die Höhe des Körperbestands rückgeschlossen werden kann, steigt bei Harnsäurekonzentrationen von > 9 mg% das Risiko eines Gichtanfalls erheblich. Ein Gichtanfall ist eine akute Entzündungsreaktion auf Uratansammlungen in betroffenen Gelenken, knorpligen Geweben oder Sehnenscheiden. Es kommt zu heftigen Schmerzen, Rötungen und Schwellungen. Die Haut reagiert auf Uratablagerungen mit einem intensiven Juckreiz. Ein Gichtanfall beginnt nicht selten in der Nacht oder frühmorgens und kann Stunden, aber auch Tage andauern.

Je höher die Harnsäurewerte, je länger die Hyperurikämie besteht, desto größer die Harnsäurekörperbestände und das Risiko für einen Gichtanfall. Eine Gichtattacke ist eine Entzündungsreaktion auf Uratablagerungen in Gelenken, knorpligen Geweben, Muskulatur, Sehnenscheiden etc.

Bei allen Schmerzzuständen des Bewegungsapparats ist an Gicht zu denken. Oftmals wird die Gicht als Ursache allerdings nicht in Betracht gezogen. Gelingt es nicht, die Harnsäurewerte im Blut dauerhaft zu senken, besteht die Gefahr neuer Gichtanfälle. Es kann sich dann eine chronische Gicht entwickeln mit der Bildung von Gichtknoten (nicht mehr reversiblen Uratablagerungen). Die Gichtknoten (Tophi ✓) bestehen

Infolge chronischer Gicht können Gelenke versteifen und deformieren, es kommt auch zu eingeschränkter Beweglichkeit im Bereich der Wirbelsäule (Invalidisierung!). Die Gichtniere kann zur Niereninsuffizienz und Dialysepflichtigkeit führen.

aus Uraten und Bindegewebe, sie bilden sich im Bereich von Gelenken, Sehnenscheiden oder im Knorpel. Im Bereich der Tophi kommt es zum Verlust der knöchernen Substanz oder zur Knorpelzerstörung. Häufig ist die Podagra, eine akute Arthritis des Großzehengrundgelenks. Infolge chronischer Gicht kann es zu Deformierungen, Versteifungen im Bereich von Gelenken oder der Wirbelsäule kommen; Verlust der Beweglichkeit und eine Invalidisierung sind mögliche Folgen. Uratablagerungen im Nierengewebe können zur Gichtniere und letztlich zur Niereninsuffizienz (✓) und Dialysepflichtigkeit führen. Eine Hyperurikämie und Gicht sind weiterhin mit dem Risiko der Harnsäuresteinbildung in Nieren und ableitenden Harnwegen verbunden, vor allem dann, wenn zugleich nur unzureichend Flüssigkeit aufgenommen wird. Etwa 10–20 % der Gichtpatienten leiden zugleich unter Harnsäuresteinen (☞ Kap. 4.5).

Hyperurikämie und Gicht sind typische Wohlstandserkankungen.

Hyperurikämie und Gicht sind zwar erblich bedingt, kommen aber bei den vorbelasteten Personen nur unter »üppigen« Lebensbedingungen zum Ausbruch. Es sind typische Wohlstandserkrankungen. Gegenüber 1948 hat die Häufigkeit der Gicht um das 20fache zugenommen, parallel zur Zunahme des

Ernährung	– langfristig hyperkalorische und/oder purinreiche Ernährung – chronischer, hoher Alkoholkonsum – Gichtattacke spontan nach üppigen Festessen und/oder Alkoholexzessen – Fastenkuren ohne medikamentöse Therapie und ärztliche Kontrolle – unzureichendes Trinken (Harnmenge ↓)
Medikamente	– Diuretika (Thiazide) z. B. bei Hypertonie – Salicylate bei Schmerzzuständen oder bei Patienten mit koronaren Herzkrankheiten – Nikotinsäure bei Hyperlipidämien – Penicillin – Zytostatika – diskutiert auch als Folge einer Insulintherapie
Sonstiges	– körperliche Anstrengung (Laktat ↑) – Operationen, Infektionen, Verletzungen – schlecht eingestellter Diabetes (Ketonkörper ↑)

Tab. 39: Einflußfaktoren für Hyperurikämie und Gicht

Fleisch- und Alkoholkonsums, des Übergewichts und der Bewegungsarmut (Tab. 39). So ist verständlich, daß Hyperurikämie und Gicht vergleichsweise häufig mit anderen Stoffwechselerkrankungen und Bluthochdruck vergesellschaftet auftreten. Im Durchschnitt beträgt die Harnsäureaufnahme bei den über 65jährigen Männern etwa 400 mg und bei den Frauen etwa 320 mg täglich (☞ Kap. 3.1). Damit ist die Harnsäurezufuhr im Durchschnitt zwar nicht überhöht. Doch die Schwankungsbreite der Purinzufuhr ist nicht unerheblich, was sich nicht zuletzt an der Harnsäureausscheidung Erwachsener ablesen läßt. Sie beträgt im Durchschnitt 550–600 mg/24 Stunden, unter purinreicher Ernährung hingegen 800–1 100 mg/24 Stunden.

Wesentliche Ursachen für Hyperurikämie und Gicht sind bei entsprechender erblicher Veranlagung: purinreiche Ernährung, reichlicher Alkoholkonsum, die Einnahme bestimmter Medikamente.

Eine wesentliche Rolle für die Entstehung von Hyperurikämie und Gicht sind weiterhin reichlicher Alkoholkonsum und fettreiche Ernährung. Eine fettreiche Kost kann durch die Stoffwechselvorgänge (Abbau von Fettsäuren) zum Anstieg der Ketonkörper in Blut und Harn führen. Alkoholische Getränke wiederum liefern wie im Fall des Bieres Purine an, führen andererseits infolge des Alkoholabbaus zu erhöhten Laktatkonzentrationen im Blut. Ketonkörper und Laktat hemmen die Harnsäureausscheidung über die Nieren, so daß unter fettreicher Ernährung und bei reichlichem Alkoholgenuß die Harnsäurewerte im Blut ansteigen. Gichtanfälle sind daher nicht selten die Folge von Festessen und reichlichem Alkoholkonsum. Die Laktatkonzentration im Blut steigt auch bei ungewohnter körperlicher Betätigung. Bei schlecht eingestelltem Diabetes kommt es zu erhöhter Ketonkörperbildung im Stoffwechsel (Azeton), was ebenfalls zur Hyperurikämie führen kann (Tab. 39).

Ziele der Behandlung und Behandlungsmaßnahmen

Die Normalisierung der Harnsäurewerte ist das Behandlungsziel bei Hyperurikämie; dadurch soll Uratablagerungen (Nieren!) und einem Gichtanfall vorgebeugt werden. Bei akuten Gichtanfällen ist erstes Ziel die Beendigung der Entzündungsattacke und die Linderung der damit verbundenen Schmerzen und Beschwerden (entzündungshemmende und schmerzstillende Medikamente). Im Einzelfall sind physikalische Therapiemaßnahmen hilfreich, um in betroffenen Gelenken Schmerzen zu bekämpfen und die Mobilisierung von Uraten zu

Ziel der Behandlung bei Hyperurikämie ist die Normalisierung der Harnsäurewerte im Blut. Ziel bei Gichtpatienten ist die Beendigung der akuten Entzündungsreaktion, Abbau des Körperharnsäurebestandes, um weiteren Gichtattacken und der Uratablagerung im Nierengewebe vorzubeugen.

Maßnahmen sind: Abbau von Übergewicht, (streng) purinarme Ernährung, Meiden von Alkohol, ausreichende Flüssigkeitszufuhr, Einsatz von Medikamenten, physikalische Therapie und evtl. angepaßtes körperliches Bewegungsprogramm.

fördern. Daran muß sich in der Regel eine mehrmonatige intensive Behandlung und engmaschige ärztliche Kontrolle anschließen, um den Harnsäurekörperbestand zu senken und erneuten Gichtanfällen und Nierenschäden vorzubeugen. Eine Reihe von Experten sehen es als erforderlich an, dazu den Harnsäurespiegel nicht nur unter 6 mg%, sondern unter 3 mg% zu senken. Dies erfordert eine konsequente Diät und den Einsatz von Medikamenten. Grundsätzlich stehen folgende Behandlungsmaßnahmen zur Verfügung:

- Abbau von Übergewicht (40–70 % der Patienten mit Hyperurikämie und Gicht sind mehr oder weniger stark übergewichtig),
- (streng) purinarme Kost mit Gewährleistung einer ausreichenden Proteinversorgung,
- Meiden von Alkohol, aber ausreichende Flüssigkeitszufuhr (ca. 3 Liter/Tag),
- Einsatz von Medikamenten (bei Reduktionskost und/oder sehr hohen Harnsäurewerten und Gichtattacke),
- physikalische Therapie; angepaßte körperliche Bewegung soweit möglich.

Diät bei Hyperurikämie und Gicht

Der Organismus ist auf eine exogene Purinzufuhr nicht angewiesen. Unter purinfreier Ernährung (klinische Versuche) sinken die Harnsäurewerte nach einer Anpassungsphase auf 3,3 mg% bei Frauen und etwa 4 mg% bei Männern; die renale Harnsäureausscheidung geht auf 250–320 mg/24 Stunden zurück. In der üblichen Ernährungspraxis, d. h. mit herkömmlichen Lebensmitteln ist eine purinfreie Ernährung nicht realisierbar.

Zur Purinaufnahme tragen infolge der bei uns üblichen Ernährungsgewohnheiten vor allem Fleisch und Fleischerzeugnisse sowie Geflügel und Fisch bei, doch auch pflanzliche Lebensmittel sind purinhaltig, einige sogar purinreich. Ziel ist also eine Purinreduzierung in der Ernährung durch eine sorgfältige Auswahl in den verschiedenen Lebensmittelgruppen.

In der Phase der Gewichtsreduktion läßt sich aufgrund der eingeschränkten Nahrungsaufnahme eine Purinreduzierung meist einfacher realisieren. Doch die Erfahrung hat gezeigt, daß drastische Beschränkungen der Kalorienaufnahme nicht sinnvoll sind. Bei einem sehr zügigen Fettabbau ist der

Ketonkörperanfall im Stoffwechsel zu hoch, so daß die Harnsäurewerte gegebenenfalls stark ansteigen können. Moderate Kalorienbeschränkungen auf 1200–1500 kcal/Tag haben sich daher als günstiger erwiesen, vor allem bei Patienten mit ausgeprägter Hyperurikämie oder Patienten nach einem akuten Gichtanfall. In der Regel ist zusätzlich eine medikamentöse Therapie notwendig, einerseits zur Förderung der renalen Harnsäureausscheidung, andererseits zur Hemmung der Harnsäurebildung aus Purinen. Die Reduktionskost sollte nach dem Prinzip der kalorienreduzierten Mischkost erfolgen (☞ Kap. 4.1, Übergewicht) mit besonderer Beachtung der Purinlieferanten (Tab. 40).

Die Gewichtsreduktion sollte durch eine energiereduzierte Mischkost erfolgen. Drastischere Kalorieneinsparungen führen durch den Fettabbau zur stärkeren Ketonkörperproduktion, was die Harnsäureausscheidung hemmt. Während der Gewichtsreduktion ist in der Regel auf Medikamente, die die Harnsäureausscheidung fördern bzw. die Harnsäurebildung aus Purinen hemmen, nicht zu verzichten.

Während der Phase der Gewichtsreduktion, aber auch dauerhaft und vor allem unter Medikation zur Förderung der Harnsäureausscheidung ist eine gesteigerte Flüssigkeitszufuhr notwendig (ca. 3 Liter/Tag). Damit soll der Harnsäureablagerung im Nierengewebe und der Harnsäuresteinbildung vorgebeugt werden. Da Urate bevorzugt im sauren Milieu auskristallisieren, ist es weiterhin erforderlich, den Harn-pH anzuheben (☞ Kap. 4.5, Harnsteinbildung). Unter Reduktionskostbedingungen gelingt dies in der Regel nicht (Ketonkörper!), so daß zusätzlich harnalkalisierende Medikamente verabreicht werden.

Ausreichende Flüssigkeitszufuhr und Anhebung des Harn-pH (alkalisierende Medikamente) sind unbedingt erforderlich, um Uratablagerungen und Harnsteinbildungen im Nierengewebe vorzubeugen.

Die Diätbehandlung zur Purinreduktion sieht zwei Wege vor:

1. *Streng purinarme Kost* mit einer maximalen täglichen Harnsäureaufnahme[8] von 300 mg (in der Woche 2000 mg). Einsatz bei stark erhöhten Harnsäurewerten von >9 mg%, bei Gichtpatienten, bei Harnsäuresteinpatienten mit erhöhter Harnsäureausscheidung, bei Gichtniere (>500 mg Harnsäure im 24-Stundenharn); nach Besserung kann zur Dauerernährung übergegangen werden.
2. *Purinarme Kost* mit einer maximalen täglichen Harnsäureaufnahme von 500 mg (in der Woche 3500 mg) als Dauerernährung.

Eine streng purinarme Ernährung ist zu empfehlen bei stark erhöhten Harnsäurewerten, bei akuten Gichtproblemen und bei Gichtniere. Zur Dauerernährungsform eignet sich die purinarme Diät mit maximal 500 mg Harnsäure/Tag.

Bei einer altersentsprechenden Energiezufuhr von 1700 bzw. 1900 kcal/Tag gilt die gleiche Zusammensetzung wie bei

8 Es wird direkt die zulässige Harnsäurezufuhr für beide Diätformen ausgewiesen. In den üblichen Nährwerttabellen (☞ Literaturverzeichnis) wird der Puringehalt ebenfalls direkt umgerechnet in Harnsäure angegeben.

Gesunden oder anderen Stoffwechselerkrankungen (☞ Kap. 3.2, ☞ Kap. 4.1, Tab. 30). Die Proteinzufuhr in Höhe der Zufuhrempfehlung von 60–70 g sollte eingehalten werden, um einen Körpergewebsabbau und damit einen erhöhten Harnsäureanfall zu vermeiden. Eine purinarme Kost ist also vom Grundsatz keinesfalls eine eiweißarme Ernährung. Es muß allerdings unter den proteinhaltigen Lebensmitteln entsprechend dem jeweiligen Puringehalt ausgewählt werden.

Purinfrei/nahezu purinfrei	– Milch, Milchprodukte, Käse – tierische und pflanzliche Fette und Öle – Eier – Reis, Stärke; Cornflakes – Obst (Zitrusfrüchte, Stein-, Kernobst, Weintrauben, Melone)
Sehr purinreich	
– 240–1 030 mg Hs/100 g	– Innereien (Leber, Nieren, Bries) von Rind, Kalb, Schwein, Wild, Geflügel
– 320–710 mg Hs/100 g	– Fisch* und Meerestiere (geräucherte Sprotten, Ölsardinen, Bückling, Miesmuscheln)
– 280–380 mg Hs/100 g	– Sojaprodukte(Sojabohnen, -mehl)
Purinreich	
– 130–240 mg Hs/100 g	– Fleisch** (unterschiedliche Stücke von Rind, Schwein, Kalb, Geflügel, Wild)
– 100–140 mg Hs/100 g	– Fleischwaren (z. B. Würstchen, Fleischkäse)
– 90–200 mg Hs/100 g	– Wurst (vor allem in Leberwurst, rohem und gekochtem Schinken)
– 100–300 mg Hs/100 g	– Fisch und Meerestiere (vor allem in geräucherter Forelle, Heilbutt, geräuchertem Lachs, Thunfisch in Öl)
– 130–170 mg Hs/100 g	– Hülsenfrüchte (weiße Bohnen, gelbe Erbsen, Linsen)
Purinärmer	
– 18–40 mg Hs/100 g	– Brot (Knäcke, Vollkornbrot etc.; im Durchschnitt 20 mg Hs/100 g)
– ca. 40 mg Hs/100 g	– Nudeln
– ca. 80 mg Hs/100 g	– Graupen
– 20–60 mg Hs/100 g	– Kohlgemüse**, Porree, Spinat, grüne Bohnen**
– 10–45 mg Hs/100 g	– Salate, Tomaten, Gurke, Radieschen, Möhren, Spargel**, Fenchel, Zwiebeln
– 5 mg Hs/100 g	– Kartoffeln
– 25–80 mg Hs/100 g	– Pilze
– 25–40 mg Hs/100 g	– Nüsse
Alkoholika	
– purinfrei	– Wein, Sekt, Spirituosen
– 10–15 mg Hs/100 g	– Bier

* Besonders purinreich sind Haut und Schuppen der Fische → nicht mitverzehren, gründlich entschuppen.
** Beim Braten und Kochen treten Purine teilweise in Bratensaft bzw. Kochwasser über; beim Kochen können diese dann als grauer Schaum an der Flüssigkeitsoberfläche abgeschöpft werden.

Tab. 40: Purine in Lebensmitteln (angegeben sind die Harnsäuregehalte (Hs) in mg pro 100 g oder 100 ml Lebensmittel)

Anders verhält es sich, wenn es infolge einer Gichtniere bereits zur eingeschränkten Nierenfunktion gekommen ist. In diesen Fällen muß die Eiweißzufuhr selbstverständlich eingeschränkt bzw. an die jeweilige Ausscheidungsleistung der Nieren angepaßt werden (☞ Kap. 4.5, Niereninsuffizienz).

Die purinreduzierte Ernährung ist keine eiweißarme Ernährung. Es muß jedoch unter den proteinhaltigen Lebensmitteln nach dem jeweiligen Puringehalt ausgesucht werden.

Um die Purinreduktion zu erreichen, muß grundsätzlich auf die purinreichsten Lebensmittel verzichtet werden. Dazu zählen Innereien, bestimmte Fischsorten und Sojaprodukte (Tab. 40). Im übrigen können Fleisch und Fleischerzeugnisse sowie Fisch, Geflügel und Wild in der Phase der streng purinarmen Diät insgesamt 2–3x/Woche in Mengen von etwa 100 g verzehrt werden. Unter purinarmer Diät sind in Abwechslung Fleisch und Fleischerzeugnisse sowie Fisch etc. täglich und mit einer Menge von etwa 150 g erlaubt. Purinfrei sind Milchprodukte und Käse, die täglich auf den Speiseplan gehören. Eier enthalten nur Spuren von Harnsäure, der Verzehr sollte aber wegen des Cholesteringehaltes auf 2–3 Eier/Woche beschränkt bleiben. Streichfette und Öle sind ebenfalls purinfrei, müssen jedoch sparsam verwendet werden (Kalorien!, insgesamt ca. 30 g täglich). Die übrige zulässige Harnsäureaufnahme ergibt sich durch den Verzehr von Gemüsen, Salaten (ca. 200–250 g und ca. 50 g/Tag), Kartoffeln (ca. 200 g/Tag), Vollkornprodukten und Brot. Unter streng purinarmer Kost und während der Reduktionskost ist der Alkoholkonsum strikt zu meiden, bei normalen Harnsäurewerten sind Wein und Bier in Maßen (1–2 Glas) und gelegentlich möglich. Alkoholfreies Bier bringt zwar nicht die Probleme durch den Alkoholabbau (Laktat), aber die alkoholfreien Biersorten sind grundsätzlich nicht purinärmer als Vollbiere.

Innereien, besonders purinreiche Fischsorten und Sojaprodukte gehören nicht in die Ernährung des Patienten mit Hyperurikämie und Gicht. Alkohol ist bei Gewichtsreduktion, bei stark erhöhten Harnsäurewerten und akuten Gichtproblemen sowie bei Gichtniere ebenfalls verboten.

4.2 Erkrankungen und funktionelle Störungen des Verdauungssystems

Funktionelle Darmstörungen

Häufigkeit, Krankheitszeichen, Ursachen

Etwa 3–4 Mio. Menschen werden wegen Verdauungsproblemen ärztlich behandelt. Die Zahl der Betroffenen wird tatsächlich weitaus höher sein, wofür die hohen Ausgaben für Magen- und Darmmittel sprechen.

In Deutschland sind etwa 3–4 Millionen Menschen wegen Verdauungsproblemen in ärztlicher Behandlung. Dabei geht es insbesondere um Darmträgheit und Verstopfung, Völlegefühl oder Blähungen sowie Schmerz- und Druckgefühl im Oberbauch. Die Zahl unbehandelter Patienten ist nach Schätzungen von Fachleuten jedoch um ein Vielfaches höher, wahrscheinlich nimmt jeder fünfte Erwachsene die Behandlung von Verdauungsbeschwerden in die eigene Hand. Dafür sprechen auch die sehr hohen Ausgaben für Magen- und Darmmittel. Für das Jahr 1995 betrugen die Kosten 913 Millionen DM.

Sofern diagnostisch organische Ursachen für die Verdauungsprobleme ausgeschlossen werden, spricht man von funktionellen Darmstörungen.

Die Ursachen von Verdauungsproblemen können organisch bedingt sein, beispielsweise durch Erkrankungen der Galle oder der Bauchspeicheldrüse; sie können weiterhin die Folge von Entzündungen der Magen- und Darmschleimhaut, von Operationen oder Tumorerkrankungen sein. In der überwiegenden Zahl der Fälle lassen sich jedoch solche Erkrankungen ausschließen. Die Verdauungsbeschwerden sind also nicht die Folge von Organerkrankungen, sondern funktionell bedingt. Daher spricht man auch von *funktionellen Darmstörungen.* Symptome, die dauerhaft oder unregelmäßig, dabei auch sehr heftig auftreten können, sind Schmerz- und Druckgefühl im Oberbauch, aufgetriebener Bauch und Blähungen, Völlegefühl und Übelkeit, Verstopfung, Beschwerden beim Stuhlgang.

Bei funktionellen Darmstörungen des Schmerztyps leiden die Patienten bereits bei normalen verdauungsbedingten Darmwanddehnungen und Darmbewegungen unter Schmerzen. Die Ursache für die erhöhte Schmerzsensibilität ist nicht bekannt, vermutlich spielen psychische Belastungen eine wesentliche Rolle.

Die Ursachen für diese Beschwerden sind sehr verschieden, teilweise auch nicht erklärbar. So leidet ein Teil der Patienten unter starken krampf- bzw. kollikartigen Bauchschmerzen, die bis in die Nierengegend ausstrahlen und zunächst an Probleme mit Gallen- oder Nierensteinen, an Darmverschluß oder andere schwerwiegende Krankheiten denken lassen. Man spricht hier von funktionellen Darmstörungen des Schmerz-Typs. Die Beschwerden stellen sich kurze Zeit nach der Essenseinnahme ein, nämlich dann, wenn sich die Darmwände zu dehnen beginnen und die Darmbewegung in Gang kommt (☞ Kap. 2.7). Bereits normale verdauungsbedingte Darmbewegungen und Darmwanddehnungen (Peristaltik ✓) bereiten diesen Menschen Probleme; sie sind in besonderer Weise schmerzempfindlich. Die Ursache für diese erhöhte Sensibilität ist unbekannt, wahrscheinlich spielen psychische Belastungen und Anspannungen eine erhebliche Rolle. Kennzeichnend ist für einen Teil der Patienten auch eine krankhaft gesteigerte Tumorangst.

Der überwiegende Teil der Patienten mit Verdauungsbeschwerden läßt sich dem Obstipationstyp zuordnen. Von *Obstipation* (✓) und Darmträgheit sind vor allem Frauen, oftmals schon in jüngeren und mittleren Lebensjahren, sowie ältere Menschen betroffen. Man geht davon aus, daß 40–60 % der Senioren an Darmträgheit und Verstopfung leiden. Im medizinischen Sinne spricht man dann von Obstipation (Verstopfung), wenn der Stuhlgang tatsächlich weniger als dreimal wöchentlich erfolgt und zumeist mit Schmerzen und starkem Pressen verbunden ist. Probleme mit einer regelmäßigen Verdauung sind nicht nur lästig und beeinträchtigen das allgemeine Wohlbefinden, sie sollten auch im Hinblick auf Folgeerscheinungen ernstgenommen werden. Jahrelange Verstopfungsprobleme sind oftmals Wegbereiter für *Divertikulose* (✓), *Hämorrhoiden* (✓) und *Analfissuren* (✓).

Hämorrhoiden sind krampfaderartige Veränderungen der Blutgefäße im Enddarmbereich bzw. am Darmausgang. Hämorrhoiden verursachen Juckreiz, Wundsein, Druckschmerz oder Probleme bei längerem Sitzen. Vor allem bei hartem Stuhlgang und starkem Pressen können die betroffenen Blutgefäße aufreißen. Passiert dies oft und treten starke Blutverluste auf, so kann das bei älteren Menschen eine Ursache für Blutarmut und körperliche Schwäche sein. Viele Patienten reagieren auf Hämorrhoidenbeschwerden auch mit Unterdrücken des Stuhlgangs, was die Darmträgheit weiter fördert. Hämorrhoiden sollten deshalb medizinisch behandelt werden.

Hämorrhoiden sind krampfaderartige Veränderungen der Blutgefäße im Bereich des Darmausgangs. Reißen die Blutgefäße beim Stuhlgang auf, kann es zu (erheblichen) Blutverlusten kommen.

Bei der Divertikulose kommt es – häufig im Dick- und Mastdarm – zur Bildung von Divertikeln, das sind kleine tropfenförmige Ausstülpungen der Darmwand. Diese »Darmsäckchen« entstehen durch langes Verweilen und den Druck von Darminhalt auf die Wände des Darms. Die Häufigkeit der Divertikulose nimmt im Alter zu, da die Festigkeit der Darmwand nachläßt. Divertikel, in denen sich Darminhalt sammelt, können sich entzünden; es kommt zur Divertikulitis (✓). Im schlimmsten Fall bilden sich dadurch Fisteln oder Abszesse (✓), die zumeist operativ behandelt werden müssen.

Bei der Divertikulose kommt es zu kleinen säckchenartigen Ausbuchtungen der Darmwand (Dick-, Enddarm). Entzünden sich die Divertikel, kommt es zur Divertikulitis, die im schlimmsten Fall zu Bildung von Fisteln und Abszessen führt.

Analfissuren sind Rauhigkeiten und kleine Einrisse oder Geschwüre der Haut (Ulcera ✓) und Schleimhaut im Bereich des Darmausgangs (Anus). Der Stuhlgang löst infolgedessen erhebliche Schmerzen aus, aber auch bei der normalen Körperpflege (Kontakt mit Seife) oder durch Reiben der Wäsche kommt es zu Schmerzen, Brennen und kleinen Blutungen. Harter Stuhlgang und starkes Pressen bei der Darmentleerung sind wesentliche Ursachen für die Entwicklung von Analfissuren, die medizinisch behandelt werden sollten.

Analfissuren sind Rauhigkeiten, kleine Einrisse und ulcerative Veränderungen der Haut und Schleimhaut im Bereich des Darmausgangs. Der Stuhlgang bereitet erhebliche Schmerzen.

Ernährungseinflüsse	– ballaststoffarme, stärkearme, aber fettreiche Ernährung – unzureichender Verzehr von Milch und Milchprodukten – unzureichende Flüssigkeitszufuhr – unzureichende Kaliumversorgung – Übergewicht – unregelmäßiges Essen – wenige, dafür zu umfangreiche Mahlzeiten – unzureichendes Kauen (auch Gebiß-/Prothesenprobleme), hastiges Essen
Unzureichende körperliche Bewegung	– Bettlägerigkeit – Behinderung, Rollstuhlpatienten – Angst/Unsicherheit außerhalb der Wohnung, fehlende Begleitung bei Spaziergängen – eingeschränkte Beweglichkeit bei Übergewicht – Bequemlichkeit – eingeschränkte körperliche Belastbarkeit
Funktionelle/ anatomische Veränderungen (vor allem bei älteren Menschen)	– nachlassende Stimulierbarkeit des Schließmuskels (Darmausgang) – nachlassende Darmwandspannung – Lageveränderungen von Blase oder Gebärmutter
Psychische Einflüsse	– emotionale Belastung, Streß – Hemmungen bei Bettlägerigen, Hilfsbedürftigen oder Behinderten wegen ungewohnter Bedingungen beim Stuhlgang und notwendiger Hilfe beim Toilettengang – bewußtes Unterdrücken des Entleerungsreizes bei Beschwerden durch Hämorrhoiden oder Analfissuren – Angst nach operativen Eingriffen im Magen-Darm- bzw. Unterleibsbereich (Narbenschmerzen bei Darmentleerung)
Dauergebrauch von Laxantien und langfristiger Gebrauch von **Medikamenten** mit hemmender Wirkung auf die Darmaktivität (Analgetika, Antihypertonika, Antazida, Diuretika, Antidepressiva (☞ Kap. 7).	

Tab. 41: Ursachen für funktionelle Darmstörungen

Darmträgheit, Verstopfung und die damit verbundenen Beschwerden und Folgeerscheinungen sind typische Gesundheitsprobleme unserer Zeit, denn sie sind in der Regel Folge unserer Ernährungs- und Lebensgewohnheiten (Tab. 41). Gerade bei älteren Menschen lassen sich Verdauungsprobleme durch eine Häufung verschiedener Ursachen erklären: Fehlernährung, Bewegungsmangel, die regelmäßige Einnahme von Medikamenten, die die Darmaktivität hemmen oder die Gewöhnung an Abführmittel. Eine Problemgruppe sind vor allem solche ältere Menschen, die bettlägerig sind oder beim Toilettengang Hilfe benötigen.

Darmträgheit und Verstopfung sind typische Gesundheitsprobleme unserer Zeit. Wesentliche Ursachen sind die ungünstige Zusammensetzung unserer Kost, Bewegungsmangel und die Einnahme von Medikamenten, die die Darmaktivität hemmen. Bei älteren Menschen spielen auch psychische Probleme eine Rolle.

Die Bevorzugung einer ballaststoffarmen und fettreichen Kost ist ein generelles Ernährungsproblem in der Bevölkerung; ältere Menschen sind davon nicht ausgenommen (☞ Kap. 3.1). Die Ablehnung von Vollkornprodukten, gröberen Gemüsen, Salaten nimmt allerdings im Alter in vielen Fällen noch zu. Bekömmlichkeitsprobleme und Kauschwierigkeiten (altersbedingte Veränderungen des eigenen Gebisses und Kiefers, schlecht sitzende und nicht korrigierte Zahnprothesen) führen dazu, daß ballaststoffreichere Lebensmittel grundsätzlich abgelehnt werden. Aber gerade eine ballaststoffarme und fettreiche Kost verweilt länger im Magen und Darm, da die Darmbewegung und -entleerung wenig angeregt wird. Hinzu kommen der oft unzureichende Verzehr von Milch und Milcherzeugnissen sowie ungenügendes Trinken, was sich zusätzlich ungünstig auf Darmaktivität und Zusammensetzung der natürlichen Darmflora auswirkt.

Die Bevorzugung einer ballaststoffarmen, fettreichen Ernährung ist ein generelles Ernährungsproblem, das sich aber im Alter oft verschärft (vermeintliche Unverträglichkeit, Kauschwierigkeiten). Unzureichender Verzehr von Milch und Milchprodukten und ungenügendes Trinken sind weitere Ernährungsfaktoren, die zur Darmträgheit entscheidend beitragen.

Risiken bei Dauergebrauch von Abführmitteln

Nicht selten besteht die unzutreffende Auffassung, daß für Gesundheit und Wohlbefinden ein täglicher Stuhlgang erforderlich sei. Im Alter führt jedoch die geringere Nahrungsmenge (Kalorien ↓) dazu, daß der Stuhlgang nicht täglich erfolgt. Der Griff zu verdauungsfördernden Medikamenten (Laxantien ✓) erfolgt daher oft vorschnell. Bei Gewöhnung an Laxantien muß dann mit der Zeit die Dosis gesteigert werden. Der Dauergebrauch von Laxantien kann jedoch zu erheblichen Kaliumverlusten mit dem Stuhl führen. In klinischen Untersuchungen hatten Patienten unter Langzeitgebrauch von Laxantien selten normale Serum-Kaliumwerte, sondern behandlungsbedürftige Hypokaliämien. Symptom einer

Der Gebrauch von Abführmitteln kann das Problem der Obstipation nur kurzfristig lösen. Ein unkontrollierter Dauergebrauch kann hingegen erhebliche Nebenwirkungen haben. Es kann zu deutlichen Kaliumverlusten mit dem Stuhl kommen, so daß längerfristig das Risiko einer Hypokaliämie besteht. Folgen: Herzrhythmusstörungen und Störungen der Nierenfunktion.

Hypokaliämie (✓) ist u. a. eine Muskelschwäche, durch die auch die Darmträgheit noch weiter verstärkt wird. Da durch die Laxantienwirkung auch die Stuhlmenge erhöht wird (Durchfall!), kommt es zu Flüssigkeits- und Natriumverlusten. Um einem Flüssigkeitsdefizit vorzubeugen, schränken die Nieren die Wasser- und Natriumausscheidung ein, erhöhen allerdings die Kaliumausscheidung (!). Bei nachweislicher Hypokaliämie müssen Kaliumpräparate verabreicht werden (→ ärztliche Anordnung). Hypokaliämien können Herzrhythmusstörungen auslösen oder die normale Nierenfunktion beeinträchtigen. Mit der Zeit ergeben sich unter dem Einfluß von Laxantien auch Veränderungen der Darmschleimhaut (oberflächliche Ulcera ✓, Atrophie ✓). Der Dickdarm ist erweitert und verliert seine typische Struktur. Es entsteht ein sogenanntes Laxantienkolon.

Wegen der möglichen gesundheitlichen Risiken hat der Gesetzgeber eine deutliche Anwendungsbeschränkung für anthranoidhaltige Abführmittel erlassen. Der Einsatz von Laxantien sollte unter ärztlicher Anordnung und bei bestimmten Indikationen erfolgen.

Laxantien sind also bei unkontrolliertem und jahrelangem Gebrauch nicht ohne gesundheitliches Risiko; das gilt auch für pflanzliche Präparate, die anthranoidhaltig sind. Dazu zählen die Darmreizmittel aus Rhabarberwurzel, Faulbaumrinde, Sennesblätter und -schoten oder Aloe. Da es zusätzlich Hinweise gibt, daß durch den Dauergebrauch ein erhöhtes Dickdarmkrebsrisiko nicht ausgeschlossen werden kann, hat der Gesetzgeber mit Wirkung vom 1. November 1996 eine deutliche Anwendungsbeschränkung für diese anthranoidhaltigen pflanzlichen Abführmittel angeordnet. Es dürfen nur noch kleine Packungseinheiten für den kurzzeitigen Gebrauch (1–2 Wochen) abgegeben werden, außerdem muß nachdrücklich auf die Nebenwirkungen hingewiesen werden. Der Einsatz von Laxantien sollte also die Ausnahme bleiben (ärztliche Anordnung, keine unkontrollierte Eigenbehandlung), zumal die Ursache der Darmträgheit dadurch nicht beseitigt wird. Laxantien sind beispielsweise angezeigt bei Patienten, die starkes Pressen vermeiden müssen (z. B. nach Herzinfarkt, bei Leistenbrüchen, eventuell nach Operationen) oder die auf bestimmte Darmuntersuchungen und Operationen vorbereitet werden.

Ziele der Behandlung bei funktionellen Darmstörungen sind die Beseitigung bzw. die Linderung der Beschwerden und die Entwöhnung von Laxantien.

Ziele der Behandlung und Behandlungsmaßnahmen

Oberstes Ziel ist die Beseitigung der Beschwerden durch Schmerzen und Druckgefühl im Oberbauch, durch Völlegefühl, Blähungen und Verstopfung. Weiteres Ziel ist, Patienten

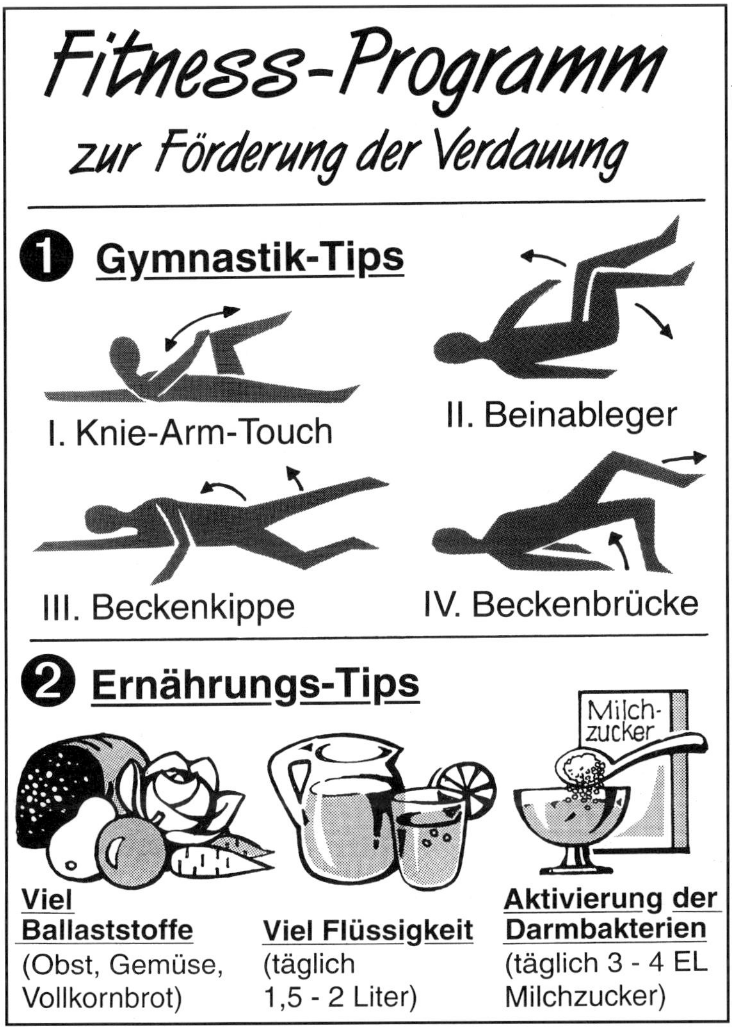
Fitness-Programm
zur Förderung der Verdauung
1 Gymnastik-Tips
I. Knie-Arm-Touch
II. Beinableger
III. Beckenkippe
IV. Beckenbrücke
2 Ernährungs-Tips
Milch-
zucker
Viel Ballaststoffe
(Obst, Gemüse, Vollkornbrot)
Viel Flüssigkeit
(täglich 1,5 - 2 Liter)
Aktivierung der Darmbakterien
(täglich 3 - 4 EL Milchzucker)

Abb. 8: Anleitung zur Bauchgymnastik und Ernährungstips zur Darmstimulation und -regulation
(© pra-Grafik: Edelweis; mit freundl. Genehmigung)

Knie-Arm-Touch:
Ausgangsposition:
Rückenlage; linkes Bein anwinkeln, mit der rechten Hand gegen den linken Oberschenkel drücken und den Kopf dabei anheben, so daß die Bauchmuskeln gespannt werden; Spannung jeweils 15 Sekunden halten und mehrmals wiederholen.

Beinableger:
Ausgangsposition:
Rückenlage; beide Beine angewinkelt aufstellen und soweit wie möglich nach links bzw. nach rechts zur Seite kippen, so daß die Gegenseite des Rumpfes gedehnt wird; wechselseitig wiederholen.

Beckenkippe:
Ausgangsstellung:
Seitenlage; oberer Arm stützt vor dem Körper, um die Seitenlage zu halten; unteres Bein anwinkeln; jetzt das obere Bein gestreckt abheben und das Becken dabei seitlich hochziehen; mehrere Wiederholungen auf jeder Seite.

Beckenbrücke:
Ausgangsstellung:
Rückenlage; beide Beine angewinkelt aufstellen; jetzt das Becken anheben, dabei Bauch- und Gesäßmuskeln anspannen; abwechselnd das rechte/linke Bein nach vorne ausstrecken; 8 Wiederholungen auf jeder Seite.

mit einem Dauergebrauch von Abführmitteln davon schrittweise zu entwöhnen und auf natürliche Darmstimulantien und -regulantien umzustellen. Vor allem durch die Besserung oder Beseitigung der Verstopfungsprobleme kann es gelingen, Patienten mit Hämorrhoiden, Divertikulose und Analfissuren Erleichterung zu verschaffen.

Die Patienten sollten an eine darmgesunde Ernährung gewöhnt werden. Auch können natürliche Abführhilfen wie Kleie und Leinsamen oder Milchzucker die Darmtätigkeit und -entleerung aktivieren.

Als Behandlungsmaßnahmen stehen zur Verfügung:

- Darmstimulation und -regulation durch darmgesunde Ernährung und natürliche Abführhilfen,
- Absetzen von Laxantien (ausschleichend, ärztliche Anordnung),
- regelmäßige körperliche Bewegung und/oder regelmäßige gezielte Bauchgymnastik (oft auch bei vielen bettlägerigen Patienten möglich),
- Bauchmassage,
- eventuell Verordnung von Schöllkrautextrakten zur Krampflösung und Druckschmerzlinderung.

Verdauungsprobleme lassen sich bei einer großen Zahl von Patienten durch die Umstellung von fehlerhaften Ernährungsgewohnheiten beheben oder verbessern. Allerdings braucht dies Zeit und Geduld.

Nicht zu unterschätzen ist die günstige Wirkung von körperlicher Bewegung, einer gezielten Bauchgymnastik oder einer Bauchdeckenmassage, um die Darmmuskulatur zu aktivieren.

Verdauungsprobleme lassen sich in den meisten Fällen durch die Änderung ungünstiger Ernährungsgewohnheiten beheben oder deutlich bessern. Bei der überwiegenden Zahl der Patienten gilt es allerdings, jahrelange oder sogar jahrzehntelange Gewohnheiten zu verändern. Das erfordert Zeit und Geduld, sollen doch alte Verhaltensweisen und Ernährungsgewohnheiten abgelegt werden. Eine Umstellungsphase von 2–4 Wochen und länger ist daher realistisch, nicht zuletzt weil sich auch Darmtätigkeit und die Zusammensetzung der Darmflora an ein verändertes Nahrungsangebot anpassen müssen. Diese Zeitspanne sollte auch als Entwöhnungsphase von Laxantien genutzt werden. Regelmäßige körperliche Bewegung, auch Spazierengehen und leichte Gymnastik regen die Darmtätigkeit an. Eine spezielle Bauchgymnastik kann gezielt helfen, gegebenenfalls können auch bettlägerige Patienten diese Übungen ausführen (Abb. 8). Eine Bauchmassage ist ebenfalls hilfreich, die Bewegungen werden mit leichtem Druck auf der Bauchdecke entlang des Dickdarmverlaufs, also von rechts unten quer über den Bauch (Höhe des Bauchnabels) nach links unten (Darmausgang) ausgeführt.

Diät bei funktionellen Darmstörungen

Bei funktionellen Darmstörungen kommt keine spezielle Diät zum Einsatz; grundsätzlich gelten im Hinblick auf die Zusammensetzung der Kost und die geeignete Auswahl der Lebensmittel die 10 Regeln für eine vollwertige Ernährung (☞ Kap. 3.2). Übergewicht sollte abgebaut bzw. vermieden werden, da gerade eine erhöhte Fettansammlung im Bauchraum Völlegefühl und Unwohlsein nach den Mahlzeiten

- Bei Übergewicht: Reduktionskost mit 1 200 kcal/Tag (kalorienreduzierte Mischkost, ☞ Kap. 4.1, Übergewicht)
- Bei Normalgewicht: 1 700/1 900 kcal/Tag mit 15 % Protein (60–70 g), 30 % Fett (60–70 g), 55 % Kohlenhydrate (220–250 g)
- Stärke- und ballaststoffreiche Lebensmittel bevorzugen: Vollkornprodukte, Gemüse, Kartoffeln, Hülsenfrüchte, Vollkornnudeln, ungeschälter Reis, Körner-/Haferflockenmüsli, bestimmte Obstarten (Beerenobst, Äpfel)
- Zucker und zuckerreiche Back- und Süßwaren einschränken
- Täglich Milch und Milchprodukte (250 g), die Milchzucker (Milch, Milchshakes, Buttermilch, Quark, Frischkäse) oder direkt Milchsäure (Kefir, Joghurt) anliefern; geeignet auch mit Ballaststoffen angereicherte Joghurts und Quarkspeisen
- Ausreichend trinken (ca. 2 Liter/Tag): Früchtetees, Kaffee in Maßen, Mineralwasser (Kohlensäure stimuliert die Darmbewegung), Fruchtsaftschorlen, Milch, ungezuckerte Vitaminsäfte, weniger salzreiche Gemüsesäfte
- Bekömmlich zubereiten: darmberuhigende Gewürze und Tees, Zwiebeln weglassen, letzte größere Mahlzeit nicht zu spät abends
- Stopfende Lebensmittel meiden: Schokolade, Kakaogetränke, schwarzer Tee, Rotwein, Weißbrot, hart gekochte Eier, geschälter Reis
- Darmentleerungsreiz am Morgen stimulieren: 1 Glas kaltes Wasser oder Fruchtsaft (z. B. Pflaumensaft) nach dem Aufstehen; einige eingeweichte Trockenpflaumen vor dem Frühstück
- Darmstimulation und -regulation durch Füll- und Quellstoffe (Kleie, Leinsamen) oder Milchzucker: Dosierung 10–30 g/Tag; langsam in der Dosierung steigern; Kleie oder Milchzucker zu Fruchtsäften, eingerührt in Milchspeisen, Joghurt, Quark, ungezuckerte Obstkompotte, Milchshakes; Milchzucker auch zum Süßen in Kaffee und Tee (Bei Diabetikern: Milchzuckergabe auf BE-Aufnahme berechnen)

Tab. 42: Ernährungsmaßnahmen bei funktionellen Darmstörungen (Obstipationstyp)

Eine darmgesunde Ernährung richtet sich grundsätzlich nach den 10 Regeln für eine vollwertige Ernährung. Übergewichtigen wird eine kalorienreduzierte Mischkost empfohlen, da eine erhöhte Fettansammlung im Bauchraum Völlegefühl, Unwohlsein und Darmträgheit fördert.

begünstigt (Tab. 42). Eine darmstimulierende und -regulierende Ernährung muß im wesentlichen ballaststoffreich, flüssigkeitsreich, reich an Milchzucker bzw. Milchsäure sein. Viele Patienten verbinden mit Ballaststoffen und Milch bzw. Milchprodukten auch den Gedanken an Unverträglichkeit oder eine

Bei einer Vielzahl von Patienten müssen Vorbehalte gegenüber einer ballaststoffreichen Kost abgebaut werden, auch wird der regelmäßige Verzehr von Milch und Milchprodukten oft wegen Unverträglichkeiten abgelehnt.

Gemieden werden müssen Milch, Milchzucker als Abführhilfe und Milchprodukte bei Patienten mit Laktoseintoleranz. Milch und Milcherzeugnisse gehören nicht in den Speiseplan von Patienten mit Kuhmilchproteinallergie, allerdings können diese Laktose zur Verdauungsförderung verwenden.

Einige der Ballaststoffe in Lebensmitteln, vor allem aber Kleie und Leinsamen, die zusätzlich als Abführhilfen eingesetzt werden, haben stark quellende Eigenschaften. Daher ist es notwendig, zu den ballaststoffreichen Mahlzeiten ausreichend zu trinken.

schwer verdauliche Kost. Eine Anpassung an eine ballaststoffreiche Kost, an Kleieprodukte und an Milch und Milchprodukte sollte schrittweise erfolgen. Aber auch die Auswahl und Zubereitung kann hier helfen, Vorbehalte abzubauen. Möhren, Fenchel, Sellerie, gemischte Salatplatten, Kartoffelgerichte werden überwiegend gut vertragen. Vollkornbrote oder Haferflockenmüslis, Obstsalate mit Haferflocken oder Kleie sind ebenfalls bekömmlich. Kohlgemüse wird verträglicher, wenn bei der Zubereitung Zwiebeln weggelassen werden oder mit Kümmel gewürzt wird. Auch Tees aus Minze, Fenchel, Kamille und Melisse sind wegen der darmberuhigenden und krampflösenden Wirkung zu empfehlen und können die Umgewöhnung an eine ballaststoffreichere Ernährung erleichtern.

Milch und Milchzucker können bei Patienten mit Laktoseintoleranz nicht gegeben werden. Bei den verschiedenen Milcherzeugnissen muß nach dem Rest-Laktosegehalt ausgewählt werden. Milch und Milcherzeugnisse sind auf jeden Fall bei Kuhmilchallergien zu meiden (☞ Kap. 4.3).

Sehr wichtig ist die Beachtung einer ausreichenden Flüssigkeitszufuhr. Es sollte zu den Mahlzeiten getrunken werden, damit zugeführte Ballaststoffe auch ihre quellenden und wasserbindenden Eigenschaften entfalten können. Das regelmäßige Trinken zwischen den Mahlzeiten sorgt für kontinuierliche Füllung von Magen und Darm, was die Darmbewegung in Gang hält.

Wirkung von Ballaststoffen, Füll- und Quellstoffen und Milchzucker auf Darmtätigkeit und Darmflora

Ballaststoffe, Kleie, Leinsamen und Milchzucker werden erst durch die Dickdarmbakterien abgebaut; dabei entstehen verschiedene Säuren und Darmgase, die den Druck auf die Darmwände erhöhen. Darmbewegung und -entleerungsreiz werden angeregt.

Grundsätzlich verkürzen Ballaststoffe sowie Füll- und Quellstoffe die Darmpassagezeit, denn sie reizen durch ihre Abbauprodukte die Darmwände, binden Wasser im Darm und steigern die Menge des Darminhalts. Dadurch werden die Darmwände gedehnt und zur Bewegung (Peristaltik und Transport des Darminhalts in Richtung Dickdarm und Darmausgang ↑) angeregt. Ballaststoffe aus Lebensmitteln sind wie die gezielt zugeführten Füll- und Quellstoffe unverdaulich und gelangen nahezu unverändert in den Dickdarm. Milchzucker, der bei höheren Zufuhrmengen nicht vollständig im Dünndarm resorbiert wird, gelangt ebenfalls unverändert in den Dickdarm. Dort werden die wasserlöslichen Ballaststoffe und der Milchzucker teilweise von Darmbakterien abgebaut. Dabei entstehen verschiedene kurzkettige Säuren (Milch-, Essig- und Buttersäure) und Darmgase (Kohlendioxid, Methan und Wasserstoff). Die wasserunlöslichen Ballast- und Quellstoffe wirken wasserbindend, der Darminhalt nimmt zu. Das höhere Stuhlvolumen stimuliert wie die Darmgase die Darmbewegung auf milde Weise. Die weichere Stuhlbeschaffenheit erleichtert die Darmentleerung.

Bei regelmäßiger Einnahme von ballaststoffreichen Lebensmitteln, Kleieprodukten, Milch und Milchprodukten oder von Milchzucker kommt die Darmaktivität dauerhaft in Bewegung, die Darmentleerung erfolgt regelmäßig und ohne Beschwerden. Die verabreichte Menge an Kleie und Milchzucker muß langsam gesteigert werden (jeweils mit 10 g beginnen, anheben bis 30 g/Tag). Bei Durchfall ist die Dosierung wieder zu senken. Das saure Darmmilieu (Milch-, Essig-, Buttersäure) beeinflußt in günstiger Weise die Zusammensetzung der Darmflora. Fäulniskeime, die Eiweiß- und Stickstoffverbindungen im Darm spalten, werden zurückgedrängt. Es gedeihen bevorzugt Bifidum-Bakterien und bestimmte Escherichia coli-Stämme. E. coli bilden eine Reihe schützender Stoffe und regen die Immunkräfte im Darm an, was die Abwehr von Krankheitskeimen (z. B. Salmonellen) günstig beeinflußt. Nach neueren Erkenntnissen soll von der Buttersäure als bakteriellem Abbauprodukt der Kleie und bestimmter Ballaststoffe eine besondere krankheitsvorbeugende Wirkung ausgehen, denn unter dem Einfluß der Buttersäure wird die Schleimhautgesundheit gefördert, was gut- und bösartigen Zellveränderungen und damit möglicherweise auch Dickdarmkrebserkrankungen vorbeugen kann.

Im sauren Darmmilieu gedeihen bevorzugt Bifidum-Bakterien und Escherichia coli, von denen günstige Effekte auf die Abwehr von Krankheitserregern ausgehen.

Das saure Darmmilieu und die Vermehrung der Bifidum-Bakterien verhindern weiterhin, daß sich Candida-Pilze stark vermehren und damit das gesunde Gleichgewicht in der Darmflora gestört wird.

Das saure Darmmilieu und die Vermehrung der Bifidum-Bakterien verhindern die Ausbreitung der Candida-Pilze sowie Störungen der Darmflora.

Diarrhoe

Krankheitsbild, Ursachen, akute Risiken

Unter Diarrhoe (✓ Durchfall) versteht man die häufige Entleerung (> 3x/Tag) eines flüssigen oder breiigen, gegebenenfalls

Unter Diarrhoe versteht man die häufige Entleerung (> 3x/Tag) eines flüssigen oder breiigen, ggf. auch fettglänzenden Stuhls. Diarrhoe-Ursachen können sein: Infektionen, Lebensmittelunverträglichkeiten, Medikamentennebenwirkungen, Vergiftungen, Erkrankungen mit Störung der Fettverdauung.

auch fettglänzenden Stuhls. Durchfall ist ein Symptom, das bei sehr unterschiedlichen Erkrankungen des Dünn- und Dickdarms auftreten kann (Tab. 43).

Infektionen	– Virusinfektionen (häufig mit Rota-, Norwalk-, Enteroviren) – Bakterielle Infektionen (Escherichia coli, Staphylokokken, Salmonellen, Shigellen etc.)
Lebensmittelinfektionen und -vergiftungen	– Übertragung von Krankheitserregern (Bakterien, s. o.) oder krankheitsauslösenden Bakterientoxinen (z. B. von Staphylococcus aureus, Clostridium perfringens, Bacillus cereus) mit Lebensmitteln (☞ Kap. 6) – selten: Übertragung von Parasiten mit Lebensmitteln (z. B. Trichinen, Bandwürmer, Amöben etc.) – selten: Verzehr von Lebensmitteln mit giftigen Inhaltsstoffen (z. B. Pilze, bestimmte Fische und Schalentiere)
Nebenwirkungen von Medikamenten	– Laxantien (bei Verstopfung, Darmträgheit) – Colchizin (bei Gicht, entzündungshemmend) – Chenodesoxycholsaure (bei Gallensteinen) – bestimmte Antibiotika – gegebenenfalls bei Zytostatikatherapie
Primäre Erkrankungen des Dünn- und Dickdarms	– chronische exokrine Pankreasinsuffizienz (Mangel an Lipase für Fettverdauung) – Operationen im Bereich des Dünn-/Dickdarms (z. B. Darmverkürzungen) – chronisch entzündliche Darmerkrankungen (Colitis ulcerosa, Morbus Crohn) – Karzinomerkrankungen
Nahrungsmittelunverträglichkeiten	– Laktoseintoleranz – Lebensmittelallergien – Glutenunverträglichkeit

Tab. 43: Häufige Ursachen einer Diarrhoe

In den Dünndarm gelangen beim Gesunden täglich 7–8 Liter Verdauungssäfte und ca. 2 Liter Trinkflüssigkeit sowie das in Lebensmitteln gebundene Wasser. Im Dünndarm werden 95 % des Wassers wieder rückresorbiert und im Dickdarm weitere 3 %, so daß mit dem Stuhl nur etwa 150 ml Wasser ausgeschieden werden (☞ Kap. 2.7). Zur Diarrhoe kommt es dann, wenn diese Flüssigkeitsmengen nur unvollständig rückresorbiert werden. Die Zusammensetzung des Stuhls, die Stuhlmenge sowie die Beimengung von Schleim oder Blut sind wesentliche Hinweise für die Diagnose der Diarrhoe. Sind die Stühle hell, voluminös, dabei wäßrig und schaumig, ohne daß Blut sichtbar ist, läßt dies auf Dünndarmerkrankungen, z. B. auf Infektionen, schließen. Ein zusätzlicher Hinweis auf Darminfektionen ist eine Temperaturerhöhung. Hinweise auf entzündliche Dickdarmerkrankungen (☞ Kap. 4.2) sind häufiger Stuhlgang und weniger voluminöse Stühle (Dünndarmfunktion weniger beeinträchtigt) mit Blut, Schleim oder Eiter. Bei fettglänzenden, übelriechenden, voluminösen Stühlen kann man von einer gestörten Verdauung ausgehen, beispielsweise bei Pankreasinsuffizienz (☞ Kap. 4.2) oder Lebensmittelunverträglichkeiten wie Glutenintoleranz (☞ Kap. 4.3).

Treten die Durchfälle sehr akut auf und erkranken in einer Gemeinschaft (Wohn-, Pflegeheim, Krankenhaus oder Reha-Einrichtungen) viele Personen zur gleichen Zeit, muß immer an Infektionen (Erregerübertragung durch Körperausscheidungen, Körperkontakt, Luft) oder an lebensmittelbedingte Erkrankungen (Übertragung von Erregern oder Bakterientoxinen ✓durch Lebensmittel) gedacht werden. Lebensbedrohlich sind Intoxikationen (✓) mit dem Toxin des Bakteriums Clostridium botulinum (Übertragung zumeist mit Fisch, Fleisch, Gemüse) sowie Lebensmittelvergiftungen durch Gifte in Pilzen, bestimmten Fischen und Schalentieren. Lebensmittelbedingte Intoxikationen und Vergiftungen sowie durch Lebensmittel ausgelöste Infektionen (☞ Kap. 6) sind heute generell seltener, aber bei entsprechendem Verdacht muß sofort gehandelt werden (Arzt). Die rückläufigen Erkrankungszahlen sind bedingt durch die Maßnahmen der Trinkwasseraufbereitung, beruhen auf den verbesserten hygienischen Bedingungen bei der Verarbeitung, Lagerung, dem Transport und der Zubereitung von Lebensmitteln und den Auflagen in der Überwachung von Personal der Lebensmittelindustrie, des Lebensmittelhandwerks und der Großküchen. Dennoch kann es vor allem in den

Durch Lebensmittel übertragene bzw. ausgelöste Erkrankungen sind durch verbesserte Lebensmittel- und Personalhygiene zwar deutlich zurückgegangen, doch haben Durchfallerkrankungen infolge von Salmonellosen, vor allem in den Sommermonaten, eine nicht zu unterschätzende Bedeutung.

Sommermonaten zu lebensmittelbedingten Durchfallerkrankungen kommen. Ein besonderes Problem stellen die Salmonellosen dar. Aufgrund bestimmter Haltungsbedingungen des Geflügels können durch Geflügelfleisch und Eier Salmonellen übertragen werden. Neben der Überwachung in der Tierhaltung tragen die hygienisch richtige Lagerung und Verarbeitung von Geflügelfleisch und Eiern zur Eindämmung der Salmonellosen bei (☞ Kap. 6).

Beschwerden, die bei Durchfallerkrankungen auftreten können, sind Erbrechen, Übelkeit, krampfartige Unterleibsschmerzen, aufgetriebener und druckempfindlicher Leib, weiterhin allgemeines Schwächegefühl, Schwindel oder Fieber, Kopf- und Gliederschmerzen. Bei starken Wasser- und Elektrolytverlusten droht eine Exsikkose.

Eine Diarrhoe kann je nach Ursache und Heftigkeit mit Erbrechen und Übelkeit, krampfartigen Unterleibsschmerzen und aufgetriebenem und druckempfindlichen Bauch verbunden sein. In Abhängigkeit vom Ausmaß des Flüssigkeits- und Mineralstoffverlustes und bei gleichzeitigem Fieber können sich allgemein Schwäche und Krankheitsgefühl, Muskel- und Kopfschmerzen, Leistungsminderung, Schwindel und Appetitverlust einstellen. Besteht ein hoher Wasser- und Mineralstoffverlust, der auf oralem Weg nicht ausreichend ersetzt wird oder werden kann, sind vor allem ältere Menschen durch Exsikkose (✓, ☞ Kap. 2.5), akute Herz-Kreislaufprobleme und/ oder Einschränkungen der Nierenfunktion gefährdet.

Ziele der Behandlung und Behandlungsmaßnahmen

Oberstes Behandlungziel bei Diarrhoe ist der Ersatz der Wasser- und Mineralstoffverluste. Bei alten und geschwächten Menschen erfordert dies in der Regel eine klinische Behandlung, vor allem, um die Herz-Kreislauf- und die Nierenfunktionen zu stabilisieren.

Je nach Schwere des Durchfalls und dem akuten Exsikkoserisiko ist rasches Handeln notwendig. Bei geschwächten und alten Menschen ist oft eine klinische Behandlung unumgänglich. Erstes Behandlungsziel ist die Stabilisierung der Herz-Kreislauffunktion und Nierentätigkeit durch den Ersatz von Flüssigkeit und Mineralien. Wenn eine Substitution (✓) auf oralem Weg nicht ausreicht oder nicht schnell genug erfolgen kann, ist eine parenterale Verabreichung von Wasser-Elektrolyt-Kombinationen notwendig (☞ Kap. 5). Bei Patienten mit kolikartigen Schmerzen kann durch Gabe von Spasmolytika eine Schmerzlinderung erreicht werden.

Sofern die Ursache des Durchfalls diagnostiziert werden kann, ist eine gezielte Behandlung mit Antibiotika (bakterielle Infektionen), mit Kortikoiden etc. (chronisch entzündliche Darmerkrankungen), durch Meiden unverträglicher Lebensmittel oder Medikamente und durch eine Enzymsubstitution möglich.

Weiteres Behandlungsziel ist die Therapie der Durchfallursache, zumindest aber die bessere Einstellung der Grunderkrankung, um Langzeitrisiken beispielsweise durch verminderte Nährstoffresorption vorbeugen zu können. Speziell bei geschwächten Patienten mit chronisch entzündlichen Darmerkrankungen (M. Crohn, C. ulcerosa) trägt eine die orale Ernährung begleitende Sonden- oder parenterale Ernährung dazu bei, den Allgemeinzustand zu verbessern (Kap. 5).

Folgende Behandlungsmaßnahmen lassen sich zusammenfassen:

- erste Priorität: Zufuhr/Ersatz von Flüssigkeit und Elektrolyten (✓), gegebenenfalls auch parenteral, wenn der Allgemeinzustand dies erfordert,
- Schmerzlinderung/Krampflösung (Spasmolytika),
- Behandlung der Ursache, z. B.:
  - Gabe von Antibiotika bei bakteriellen Dünndarminfektionen mit E. coli, Salmonellen, Shigellen etc.,
  - Weglassen oder Dosierungsminderung von diarrhoe-auslösenden Medikamenten,
  - Meiden von diarrhoe-auslösenden Lebensmitteln bei Laktoseintoleranz, Lebensmittelallergien etc.,
  - Enzymgabe (für Fettverdauung) bei chronischer Pankreasinsuffizienz,
  - Gabe von Kortikoiden etc. bei chronisch entzündlichen Darmerkrankungen.

Die Verabreichung von obstipierenden Mitteln zur Hemmung der Darmperistaltik ist umstritten, vor allem bei infektiös bedingten Durchfällen, da die Krankheitserreger verzögert ausgeschieden werden.

Diät bei Diarrhoe

Die erforderlichen Diätmaßnahmen müssen sich an das jeweilige Stadium der Durchfallerkrankung anpassen (Tab. 44).

Die erforderlichen Diätmaßnahmen müssen individuell an die jeweilige Patientensituation angepaßt werden.

Oberste Maßnahme ist der Ersatz des Flüssigkeits- und Elektrolytverlustes auf oralem oder parenteralem Weg. Man spricht daher auch von Rehydratation (✓). Je nach Patientenbefinden kann in der Regel nach 1–3 Tagen mit dem Kostaufbau begonnen werden. Die Erfahrung zeigt, daß geringe Fettmengen und das Meiden von Laktose die Kost bekömmlicher machen und den Übergang zur Normalkost erleichtern. Das gilt auch, wenn für die Durchfallerkrankung die Laktoseintoleranz oder auch Fettverdauungsstörungen als Ursache nicht verantwortlich waren. Wie zügig zur normalen Ernährung zurückgekehrt werden kann, ist von der Ursache des Durchfalls, dem Patientenbefinden oder dem Behandlungserfolg einer eventuellen Grunderkrankung abhängig. Bei Erkrankungen mit gestörter Fettverdauung wie exokrine Pankreasinsuffizienz oder bei Zuständen nach operativen Teilentfernungen

Rehydratation

- oral:
  1. Fertige handelsübliche Komplettlösungen[1] zum Ersatz von Flüssigkeit, Elektrolyten (evtl. auch Zufuhr der Kohlenhydratmindestmenge), z. B. Oralyt®, Saltadol®, Normolytoral®, Humana Elektrolyt®
  2. Herstellung einer Trinklösung nach WHO[2]-Empfehlung: auf 1 Liter abgekochtes Wasser 3,5 g NaCl[3] (1 Teel.), 1,5 g KCl[3] (1/3 Teel.), 2,5 g $NaHCO_3$[3] (1/2 Teel.), 20 g Traubenzucker (1,5 gestrichene Eßl.) oder 40 g Haushaltszucker (3–4 gestrichene Eßl.), Dosierung je nach Patientensituation portionsweise und kontinuierlich (ärztliche Anordnung)
- parenteral: Isotone Elektrolytlösung (Ringer-Laktat-Lösung)[4], Dosierung je nach Kreislaufverhältnissen und klinischem Bild des Patienten (ärztliche Anordnung), Gabe für 12–48 Stunden, dann Übergang zur oralen Flüssigkeitsverabreichung

Kostaufbau – Stufenplan

1. Orale Flüssigkeitszufuhr beibehalten, zusätzlich und in kleinen Portionen über den Tag Schleimdiät oder Pektinkost;
- Schleimdiät: (z. B. Hafer-, Reisschleim, auch als Fertigprodukte: Bessau-Reisschleim flüssig mit 1 % Glukose®, Trockenschleim Bessau instant®
- Pektindiät: (Karottenbrei, geriebener Apfel oder Fertigprodukt (Karottenreisschleim Bessau instant®)

2. Übergang zu Kost mit leicht verdaulichen Lebensmitteln: Kohlenhydrate durch Weißbrot, Zwieback, Nudeln, Kartoffeln, Reis, Karotten; geringe Fettmengen (pflanzl. Margarine oder Butter); Protein durch Magerquark, mageres Geflügel, Fisch, Kalbfleisch; Obst: Banane, geriebener Apfel; Getränke: stille Mineralwässer, Früchtetees, Kamillentee, schwarzer Tee
3. Kosterweiterung und Rückkehr zur normalen Kost (☞ Kap. 3.2) nach subjektivem Befinden des Patienten und Verlauf der Erkrankung

1 Herstellerfirmen, s. Grüne Liste (☞ Literaturverzeichnis)
2 WHO = Weltgesundheitsorganisation
3 Chemische Formeln, s. Kap. 11, Maße und Gewichte
4 Ringer-Laktat-Lösung Fa. Pfrimmer, Zusammensetzung: pro Liter 6 g NaCl, 0,4 g KCl, 0,27 g $CaCl_2$, 6 g 50 %ige Natriumlaktatlösung (diverse Hersteller, s. Rote Liste)

Tab. 44: Diätmaßnahmen bei Diarrhoe

Bei Erkrankungen mit gestörter Fettverdauung sollten MCT-Fette eingesetzt werden.

des Dünndarms sollten MCT-Fette (✓) anstelle üblicher Speisefette und Öle gegeben werden. Die MCT-Fette (Kap. 2.4, 2.7) sind schneller und leichter verdaulich und werden ohne Gallensäuren resorbiert. Erneuten Problemen mit Durchfall kann so vorgebeugt werden. Allerdings muß die Gabe der MCT-Fette langsam gesteigert werden (beginnend mit 10 g/Tag).

Chronisch exokrine Pankreasinsuffizienz

Krankheitsbild, Ursachen, Folgeerscheinungen

Unter exokriner Pankreasinsuffizienz (✓) versteht man die Minderung der Bauchspeicheldrüsenfunktion, und zwar der exokrinen (✓) Organleistung, durch eine fortschreitende, nicht mehr reversible Zerstörung des Pankreasgewebes. Die exokrine Funktion besteht in der Produktion eines Verdauungssaftes, der in den Zwölffingerdarm abgegeben wird (☞ Kap. 2.7). Das Verdauungssekret der Bauchspeicheldrüse enthält in der Hauptsache die für Fett-, Protein- und Kohlenhydratverdauung notwendigen Enzyme Lipase, Trypsin, Chymotrypsin und Amylase. Außerdem gelangen mit dem Pankreassekret hohe Mengen an Bikarbonat in den Dünndarm, wodurch der aus dem Magen kommende saure Speisebrei auf einen pH-Wert von 7–8 eingestellt wird. Dieses alkalische Milieu ist notwendig, damit die Pankreasenzyme und andere im Dünndarm vorkommende Enzyme aktiv werden.

Infolge der chronischen exokrinen Pankreasinsuffizienz kommt es zu ungenügender Verdauung der aufgenommenen Nahrung, da die Bauchspeicheldrüse nur noch geringe Mengen an Verdauungssekret produziert. Dadurch ist die Aktivität der protein-, fett- und kohlenhydratspaltenden Enzyme im Zwölffingerdarm sehr gering. Außerdem wird durch das Fehlen des Bikarbonats der Darminhalt nicht ausreichend alkalisiert, so daß die noch verfügbaren Enzyme nicht aktiviert werden.

Die chronische exokrine Pankreasinsuffizienz kann die Folge von chronischer Pankreasentzündung (Pankreatitis ✓) oder einer Reihe anderer Ursachen sein (Tab. 45). Die Erkrankungshäufigkeit geben Experten mit etwa 8 Fällen pro 100000 Ein-

Folge einer chronischen Pankreatitis
- durch langjährigen überhöhten Alkoholkonsum (möglicherweise bei genetisch bedingter, besonderer Empfindlichkeit des Pankreas auch durch vergleichsweise geringe Mengen an Alkohol (ca. 20 g/Tag))
- durch wiederkehrende Gallenblasen-/Gallengangsentzündungen (Gallensteinpatienten)

Erkrankungen des Pankreas
- Verschluß des Pankreashauptgangs durch Stenosen, Steine, Tumore
- Operationen/Teilentfernungen von Pankreasgewebe

Unbekannte Ursache (schätzungsweise 10–20% der Fälle)
Angeborener Defekt (ca. 1–3% der Fälle)
Möglicherweise als Folge einer jahrelang überhöhten Fett- und Proteinzufuhr mit der Nahrung
Folgen von Erkrankungen des Zwölffingerdarms
- Abflußstörung des Pankreassekrets durch Ulcus oder Divertikelbildung im Duodenum

Folgen/Begleiterscheinung anderer Erkrankungen wie Hypertriglyzeridämien oder Diabetes mellitus

Tab. 45: Ursachen einer chronischen exokrinen Pankreasinsuffizienz

wohner in Deutschland an. Milde bis moderat verlaufende Erkrankungen sind wahrscheinlich weitaus häufiger, so sollen etwa 30 % der Gallensteinpatienten und ca. 35 % der Diabetiker an leichteren Verlaufsformen der exokrinen Pankreasinsuffizienz leiden.

Bis sich die Insuffizienz der Bauchspeicheldrüse bemerkbar macht, muß das Organgewebe überwiegend zerstört sein. Es stellt sich dann sekundär meist ein Diabetes mellitus ein.

Bis sich die Insuffizienz der Bauchspeicheldrüse durch massive Verdauungsstörungen bemerkbar macht, muß das Organgewebe überwiegend (ca. 80–90 %) zerstört sein. Durch den Gewebsuntergang kommt es sekundär auch zur Minderung der endokrinen Leistung (✓), also der Insulinproduktion, so daß sich ein Diabetes mellitus entwickelt. Der Verlust aktiven Pankreasgewebes führt zur massiven Reduzierung der Enzym- und Bikarbonatsynthese. Durch das Fehlen der Pankreasenzyme im Darm, vor allem der fettspaltenden Lipase, wird der Speisebrei nur noch sehr unzureichend verdaut. Hinzu kommt, daß auch die Bikarbonatproduktion stark eingeschränkt ist und der Speisebrei nicht mehr ausreichend alkalisiert wird. Bei ph-Werten von < 4 sind die Enzyme im Dünndarm nicht mehr aktiv. Eine ungenügende Verdauungsleistung wird auch als *Maldigestion* (✓) bezeichnet. Die massiven Verdauungsstörungen verursachen Durchfälle, Übelkeit, Brechreiz, Blähungen, Völlegefühl. Die Fettstühle sind hell, voluminös und übelriechend. Man spricht bei Durchfällen mit hohen Verlusten an Nahrungsfett von *Steatorrhoe* (✓). Die Patienten klagen über heftige, auch lang anhaltende Oberbauchschmerzen.

Bei der Maldigestion ist vor allem die Fettverdauung stark vermindert; es kommt zur Fettausscheidung mit dem Stuhl, zur Steatorrhoe. Weitere Symptome sind starke Oberbauchschmerzen, Übelkeit, Blähungen, Völlegefühl, Erbrechen.

Mit fortschreitender Pankreasinsuffizienz oder nicht erfolgreicher Behandlung kommt es bei den Patienten zu deutlichem Gewichtsverlust und zur generellen Minderversorgung mit essentiellen Nährstoffen. Es entwickeln sich vor allem Defizite an fettlöslichen Vitaminen (Vitamine A, D, E, K), welche zu Störungen der Hell-Dunkel-Sehanpassung, zu Nachtblindheit, zu Blutgerinnungsstörungen und verstärktem Knochenabbau führen können. Durch eine verminderte Vitamin-B_{12}-Resorption kann es zur einer Anämie kommen, außerdem finden sich oftmals Anzeichen einer Proteinunterversorgung (Blutalbuminspiegel ↓). Das Risiko einer Mangelversorgung mit Nährstoffen ist bei einem Teil der Patienten noch höher, da die Nahrungsaufnahme aus Appetitlosigkeit oder Angst vor Beschwerden und Schmerzen deutlich reduziert wird.

Als Folge der Maldigestion kommt es zu Gewichtsverlust, zur Unterversorgung mit fettlöslichen Vitaminen, essentiellen Fettsäuren, mit Protein, mit Vitamin B_{12}, Eisen und Zink, darüber hinaus wird die Nahrungsaufnahme aus Appetitlosigkeit und wegen der Beschwerden nach dem Essen oft deutlich reduziert.

Ziele der Behandlung und Behandlungsmaßnahmen

Eine vollständige Heilung bzw. Wiederherstellung der Organfunktion des Pankreas ist nicht möglich. Wesentliche Ziele der medikamentösen und diätetischen Behandlung der Patienten sind, das Fortschreiten der Erkrankung möglichst aufzuhalten, operative Eingriffe zu vermeiden und die Verdauungsinsuffizienz zu verbessern.

Die Behandlungsziele im einzelnen:

- Schmerzbehandlung, Besserung des Allgemeinbefindens, Linderung der Beschwerden durch Übelkeit, Blähungen, Erbrechen;
- Hinauszögern eines weiteren Pankreasgewebsuntergangs und Verhinderung von Komplikationen;
- Verbesserung der Maldigestion (Zahl und Volumen der Fettstühle ↓) und Verbesserung der Steatorrhoe (Fettausscheidung < 10 g, maximal 20 g/Tag);
- Verbesserung des Ernährungszustandes, Gewichtszunahme (Erreichen des Normalgewichtes).

Die Behandlung soll das Fortschreiten des Gewebsuntergangs hinauszögern, die Maldigestion verbessern, die Fettstühle mindern und das Allgemeinbefinden des Patienten verbessern.

Als Medikamente werden bei starken Oberbauchschmerzen Schmerzmittel und zur Besserung der Verdauungsstörung Pankreasenzympräparate verabreicht. Die Enzympräparate müssen zu den Mahlzeiten eingenommen werden, damit sich Nahrung und Enzyme ausreichend vermischen können. Bei sekundärem Diabetes mellitus ist gegebenenfalls eine Insulintherapie erforderlich.

Die medikamentöse Therapie umfaßt die Schmerzbehandlung, die Verabreichung von Pankreasenzympräparaten zu den Mahlzeiten und eine Insulintherapie bei sekundärem Diabetes mellitus.

Diät bei chronisch exokriner Pankreasinsuffizienz

Die Diät muß individuell an das jeweilige Ausmaß der Maldigestion und die jeweilige Ernährungslage angepaßt werden. Kernstück der Diät ist dabei die variable Gestaltung der Fettzufuhr. Im einzelnen gelten folgende Regeln:

- Striktes Meiden von Alkohol, gegebenenfalls auch Kaffee meiden; ausreichende Flüssigkeitszufuhr mit stillen Mineralwässern, Tees, Vitaminsäften; zu heiße und zu kalte Getränke meiden;
- Energiezufuhr: gemäß Empfehlungen (1700/1900 Kcal/Tag) zuzüglich ca. 200 kcal bei Fettausscheidung von 20 g mit dem Stuhl; bei Untergewicht Kalorienmehrzufuhr von 30–50 %/Tag je nach Verträglichkeit und Notwendigkeit;

Die Diät muß individuell auf das Ausmaß der Fettverdauungsstörung zugeschnitten werden.

- Protein: gemäß Empfehlungen, bei älteren Menschen 60–80 g/Tag; als Eiweißlieferanten eignen sich Milch, Milchprodukte, Geflügelfleisch, magerer Fisch, andere magere Fleischstücke, die jedoch wegen der besseren Verträglichkeit nicht stark angebraten oder geschmort werden sollten;
- Fett (unter Verabreichung von Pankreasenzympräparaten):
  - gemäß Empfehlungen für den Gesunden 60–70 g/Tag, davon 40–50 % als MCT-Fette;
  - Reduzierung in 10 g-Schritten auf 40–50 g/Tag (davon 40–50 % MCT-Fette), wenn Steatorrhoe nicht auf 10–20 g/Tag zurückgeht; bei Besserung der Fettausscheidung < 10 g/Tag, auf Stufe 1 zurückkehren und evtl. darüber hinaus weitere Steigerung um 10 g/Tag, wenn besonders hohe Energiezufuhr notwendig ist;
- Kohlenhydrate: Menge ist stark variabel in Abhängigkeit von der vertragenen Fettmenge und der erforderlichen Kalorienaufnahme; jedenfalls auf ballaststoffarme, leicht verdauliche Kohlenhydratlieferanten achten: helles Brot, Kartoffeln, Nudeln, Reis, Salate, Obst; Kohlgemüse und Hülsenfrüchte meiden; bei Kohlenhydratanteil von > 55 % oder/und sehr hohen Energiezufuhren sind Zugaben von Maltodextrin®-Pulver zu Getränken, Obstspeisen, Joghurt oder Quarkspeisen notwendig;
- hohe Mahlzeitenfrequenz (6–8/Tag), kleine Portionen mit jeweils kleinen Mengen Fett, um den Verdauungstrakt zu entlasten und die Restverdauungsleistung so optimal wie möglich auszunutzen.

Die Kost muß leicht aufschließbare und ballaststoffarme Kohlenhydratlieferanten enthalten; gleichzeitig müssen sehr viele und kleine Mahlzeiten gegeben werden, um die Beschwerden zu lindern, den Verdauungstrakt zu entlasten und die Restverdauungsleistung optimal auszunutzen.

Um die verträgliche Fettmenge festzulegen, ist eine Fettbilanz erforderlich. Dabei wird bei bekannter Fettmenge in der Kost, die Fettausscheidung im Stuhl ermittelt. Läßt sich die Steatorrhoe bei einer Fettmenge von 60–80 g/Tag unter Verabreichung von Enzympräparaten nicht unter 10–20 g/Tag senken, ist eine weitere Reduzierung der Fettaufnahme erforderlich (Tab. 46). Es sollte jedoch im Verlauf der Behandlung versucht werden, die Fettgabe wieder zu steigern. Dadurch ist es einfacher, die erforderliche Kalorienaufnahme zu realisieren, es schränkt zugleich die Kohlenhydratmenge ein und erleichtert die Einstellung eines Diabetes.

Bezugsperson: Mann, 70 Jahre, Größe 1,75 m, aktuelles Gewicht 67 kg
Wünschenswertes Gewicht (BMI von 24, ☞ Kap. 4.1, Übergewicht) 74 kg
Wünschenswerte Gewichtszunahme 1 kg in 2 Wochen (=7000 kcal in 2 Wochen)
(Fall 1) Steatorrhoe von 40 g/Tag (Verlust von ca. 400 kcal)
(Fall 2) Steatorrhoe von 20 g/Tag (Verlust von ca. 200 kcal)

Zufuhr pro Tag	**Fall 1***	**Fall 2***
Kalorien (kcal)	1900+500+400= 2800 kcal	1900+500+200= 2600 kcal
Protein (g/kcal)	80/330	80/330
Fett (g)	70	80
MCT-Fette (g) sind enthalten in:	**35**	**40**
MCT-Margarine (g/kcal)	25/160	38/245
MCT-Öl (g/kcal)	15/110	10/75
essentielle Fettsäuren (g) sind enthalten in:	**5**	**5**
Distelöl (g/kcal)	7/65	7/65
übliches Fett in Lebensmitteln (g/kcal)	**30**/280	**40**/360
Kohlenhydrate (g/kcal)	450/1850	370/1525
davon als Maltodextrin® (g)	50	40
Flüssigkeit (Liter)	2 (als Getränke)	2 (als Getränke)

* Gabe von Pankreasenzympräparaten; Verabreichung von fettlöslichen Vitaminen

Tab. 46: Kostzusammenstellung bei chronischer exokriner Pankreasinsuffizienz (Beispiele)

Die Hälfte der Fettmenge sollte durch MCT-Fette (✓) aufgenommen werden, da MCT-Fette schneller durch Lipase aufgeschlossen, aber auch ohne Lipasespaltung und ohne Gallensäuren resorbiert werden. Die Gabe von MCT-Fetten muß allmählich (beginnend mit 10–25 g/Tag) und wie das übrige Fett in mehreren Mahlzeiten verteilt angeboten werden. MCT-Margarine eignet sich als Brotaufstrich, MCT-Öle können nur bis 100°C erhitzt werden. Der Gehalt an essentiellen Fettsäuren ist in einigen MCT-Produkten vergleichsweise gering, so daß zur entsprechend ausreichenden Versorgung zur Speisenzubereitung noch etwa 5 g hochwertiges pflanzliches Öl (z. B. Distelöl) verwendet werden sollten (z. B. einrühren zum Kartoffelpüree, zu Gemüse, zur Salatzubereitung).

MCT-Fette werden schneller durch Lipase gespalten als übliche Nahrungsfette, das erleichtert die Fettverdauung. Die Gabe von MCT-Fetten muß langsam gesteigert werden. Die Öle können nicht höher als auf 100°C erhitzt werden.

Um die Zufuhr von fettlöslichen Vitaminen sicherzustellen, ist es sinnvoll, in Intervallen Vitaminpräparate zu verabreichen

In der Praxis hat sich bewährt, der Unterversorgung mit fettlöslichen Vitaminen durch Intervallgaben (parenteral) entsprechender Vitaminpräparate zu begegnen. In der Regel sind außerdem Kalziumpräparate und eine Substitution mit wasserlöslichen Vitaminen, Eisen und Zink erforderlich.

(parenteral). Da die im Darm nicht verdauten und resorbierten Fette Kalzium binden und damit einer Resorption entziehen, ist es ratsam, die Kalziumzufuhr zu erhöhen (1200 mg/Tag), gegebenenfalls sind auch Kalziumpräparate sinnvoll, die jedoch nicht zusammen mit einer fetthaltigen Mahlzeit gegeben werden sollten. Je nach Versorgungslage des Patienten müssen auch die wasserlöslichen Vitamine, Eisen und Zink zusätzlich verabreicht werden (→ärztliche Verordnung).

Bei schweren Verlaufsformen kann man heute auf Elementardiäten als Trinknahrung zurückgreifen. In diesen Spezialnahrungen sind die Hauptnährstoffe schon weitgehend aufgeschlossen, sie enthalten essentielle Fettsäuren, Vitamine und Mineralstoffe. Außerdem sind diese Produkte ballaststoff-, laktose- und fruktosefrei, wodurch die Verdauungstätigkeit entlastet und Durchfällen vorgebeugt wird.

Bei schweren Verlaufsformen, die sich durch die aufgezeigten Diätmaßnahmen nicht erfolgreich behandeln lassen, kann auf gebrauchsfertige Trinknahrungen zurückgegriffen werden, in denen die Nährstoffe bereits aufgeschlossen als Aminosäuren, als essentielle Fettsäuren oder MCT-Fett, als Glukose oder Dextrine enthalten sind. Die Nährstoffe werden in den resorbierbaren Grundbausteinen zugeführt, man spricht daher auch von Elementardiäten (✓) (☞ Kap. 6). Diese Trinknahrungen liefern weiterhin Vitamine und Mineralstoffe an, sind ballaststoff-, laktose- und fruktosefrei, so daß die Darmtätigkeit weitgehend entlastet und Durchfällen vorgebeugt wird. Aromazusätze erhöhen die geschmackliche Akzeptanz solcher Trinknahrungen, die im übrigen bei Verschlechterung des Patientenzustands auch als Sondennahrung verwendet werden können.

Chronisch entzündliche Darmerkrankungen

Krankheitsbild, Ursachen, Folgeerscheinungen

Mit chronisch entzündlichen Darmerkrankungen (CED) sind Morbus Crohn und Colitis ulcerosa gemeint. Die Ursache der CED ist bis heute nicht vollständig geklärt.

Mit dem Begriff chronisch entzündliche Darmerkrankungen (CED) sind im medizinischen Sprachgebrauch *Morbus Crohn* (✓) und *Colitis ulcerosa* (✓) gemeint. Für die CED wird von einer jährlichen Neuerkrankungsrate von ca. 2–8 Fällen pro 100000 Einwohner und derzeit etwa 100000 Patienten in Deutschland ausgegangen. Bei jedem dritten Patienten wird die Darmentzündung vergleichsweise spät, nämlich 2–3 Jahre nach dem Auftreten der ersten Durchfall- und Oberbauchbeschwerden, erkannt. Zum Teil nehmen Patienten mildere Verdauungsprobleme zunächst nicht ernst, andererseits werden die Symptome auch von ärztlicher Seite nicht sofort den CED zugeordnet. Die Ursache der CED ist bis heute ungeklärt.

Es bestehen eine Reihe von Hypothesen wie Störung der Immunregulation, Infektionen mit Viren oder Bakterien, Lebensmittelunverträglichkeiten, genetische oder psychosomatische Ursachen und negativer Einfluß des Rauchens. Bei den CED kommt es in unregelmäßigen zeitlichen Intervallen (in Abständen von Monaten aber auch Jahren) zu Entzündungserscheinungen im Darm, die im Verlauf von wiederholten Erkrankungsschüben zu tiefen geschwürigen Gewebsveränderungen führen. Vor allem dann, wenn Dünndarmabschnitte betroffen sind, kommt es zu schweren Resorptionsstörungen, was als Malabsorption (✓) bezeichnet wird.

Morbus Crohn: Beim Morbus Crohn (auch Enteritis regionalis) kann die entzündliche Gewebeschädigung in jedem Abschnitt des Verdauungskanals (von Mund bis Anus) auftreten. Am häufigsten kommt es aber zu Darmerkrankungen. Die am häufigsten betroffenen Darmabschnitte sind der untere Dünndarm (Ileum) in ca. 30 % aller Fälle sowie kombiniert untere Dünndarm- und obere Dickdarmabschnitte (unteres Ileum und oberes Kolon, ca. 45 %), weniger häufig ausschließlich untere Dickdarmabschnitte (Kolon zu ca. 25 %). Die Darmentzündungen breiten sich vom Dünndarm ausgehend in tiefere Darmabschnitte aus.

Beim Morbus Crohn kommt es bevorzugt zu schubweise auftretenden Entzündungen ausschließlich im unteren Dünndarm sowie im unteren Dünndarm und Dickdarm (Kolon). Die Darmentzündung breitet sich vom Dünndarm ausgehend zum Dickdarm aus.

Infolge der Darmschleimhautentzündungen und den tiefen Darmwandschädigungen kommt es nicht selten zu Stenosen (✓) und zu Fistelbildungen (✓). Es kommt zu Fisteln zwischen verschiedenen Darmabschnitten, aber auch zu Fistelbildungen zwischen Darm und Blase oder zwischen Darm und Bauchdecke. Risiken bestehen weiterhin durch Darmverschluß oder Darmperforationen (✓). Die Patienten leiden unter kolikartigen (✓) Bauchschmerzen (meist rechter Unterbauch) und massiven Durchfällen (auch mit Blutabgängen). Die Durchfälle und schweren Resorptionsstörungen verursachen rapide Gewichtsverluste und erhebliche Versorgungsdefizite mit essentiellen Nährstoffen. In der Praxis zeigen sich bei Crohn-Kranken vor allem Unterversorgungen mit Protein, den Vitaminen A, D, Folsäure, B_{12} und den Spurenelementen Zink und Eisen. Durch die hohen Flüssigkeits- und Elektrolytverluste sind die Patienten zudem exsikkosegefährdet (✓).

Die Darmschleimhautentzündungen beim Morbus Crohn führen zu tiefen Darmwandschädigungen und Fistelbildungen. Akute Risiken bestehen weiterhin durch Darmverschluß oder Darmperforation. Die Darmentzündung verursacht kolikartige Schmerzen und massive Durchfälle (auch mit Blut). Schwere Resorptionsstörungen, Gewichtsverlust und ausgeprägte Nährstoffdefizite sind die Folge. Außerdem sind die Patienten exsikkosegefährdet.

Colitis ulcerosa: Die Darmentzündungen bei Colitis ulcerosa sind vor allem in unteren Dickdarmabschnitten (Kolon), im Mastdarm (Rektum) und im Bereich des Darmausgangs

Die Darmentzündungen sind bei Colitis ulcerosa vor allem im Dickdarm, Enddarm und im

Bereich des Darmausgangs lokalisiert. Im Verlauf wiederholter Entzündungen kommt es zu tiefgreifender Schleimhautzerstörung, die mit Abszessen und Bauchfellentzündungen, in besonders schweren Fällen mit Darmperforation verbunden sein kann. Die Darmschleimhautveränderungen können auf Dauer zu bösartigen Gewebeveränderungen führen.

(Anus) lokalisiert. Die entzündlichen Veränderungen beginnen meist im Enddarm und breiten sich von dort aufsteigend aus. Die in Schüben wiederkehrende Darmentzündung ruft eine tiefgreifende Schleimhautzerstörung (Atrophie✓) mit Verlust der normalen Darmfaltenstruktur hervor. Es kann zu Abszessen (✓) und Bauchfellentzündungen kommen. Bei besonders schwerwiegenden Verläufen besteht das Risiko einer Kolonperforation oder einer Kolonlähmung.

Die Darmschleimhautveränderungen können mit der Dauer Wegbereiter für bösartige Veränderungen sein. Nach 15 Jahren ist das Darmkrebsrisiko um das Dreifache erhöht. Eine besonders schlechte Prognose haben Patienten, die erst jenseits des 60. Lebensjahres eine Colitis ulcerosa entwickeln, da sich in diesen Fällen meist sehr schwere und schlecht beherrschbare Krankheitsverläufe ergeben. Die Sterblichkeitsrate ist dann mit 25 % besonders hoch.

Die Colitis-Patienten leiden in der Akutphase unter blutigschleimigen, auch eitrigen Durchfällen und krampfartigen Bauchschmerzen. Die massiven Durchfälle und die hohen Verluste an Blut, Protein, Flüssigkeit und Nährstoffen verursachen körperliche Schwäche, Gewichtsverlust und ein hohes Exsikkoserisiko.

Während der akuten Entzündungsschübe leiden die Patienten unter schweren blutig-schleimigen, auch eitrigen Durchfällen (bis zu 10 und 20 Stuhlgänge/Tag) begleitet von krampfartigen Bauchschmerzen und leicht erhöhter Körpertemperatur. Die Durchfälle und damit verbundene Blut-, Protein-, Flüssigkeits- und Nährstoffverluste führen zu Gewichtsverlust, zu allgemeiner körperlicher Schwäche, Anämie, erhöhtem Exsikkoserisiko mit akuten Kreislaufregulationsstörungen.

Ziele der Behandlung und Behandlungsmaßnahmen

Im akuten Entzündungsschub soll in der Hauptsache durch medikamentöse Behandlung die Entzündung eingedämmt werden. Durch eine angepaßte Diät sollen Durchfälle und Resorptionsstörungen gebessert werden.

Medikamentöse Therapie und Ernährungsmaßnahmen müssen sehr individuell auf den einzelnen Patienten, das Schwerebild des Erkrankungsschubes, die Ernährungslage und das Allgemeinbefinden abgestimmt werden. Bei akuten Entzündungen gelten folgende Behandlungsziele:

- die möglichst rasche Beherrschung der Darmentzündung,
- die Verhinderung einer weiteren Ausbreitung des Entzündungsbereichs,
- die Vermeidung von Komplikationen (Stenosen, Perforationen etc.),
- die Besserung der Durchfallsymptomatik, der Resorptionsstörungen und des Allgemeinbefindens.

Die medikamentöse Behandlung besteht beim Morbus Crohn in der Gabe von Salazosulfapyridin (SASP), das gegebenenfalls in Kombination mit Kortikosteroiden verabreicht wird. Kortikosteroide werden bei Befall des Dünndarms verabreicht, in der Akutphase auch mit hoher Dosierung. Bei Colitis ulcerosa werden Mesalazin (5-Aminosalicylsäure), SASP und Kortikosteroide gegeben.

Bei Patienten mit Colitis ulcerosa ist bei wiederholten schweren Entzündungen des gesamten Kolons und Rektums, bei lange bestehender Erkrankung und dadurch deutlich verschlechtertem Allgemeinbefinden eine operative Entfernung des gesamten Kolons und Rektums, also des Dick- und Enddarms (Proktokolektomie✓), oder eine Teilentfernung des Kolons (Kolektomie✓) in manchen Fällen unvermeidlich. Die Patienten erhalten dann einen künstlichen Darmausgang. Die Totalentfernung des Dick- und Enddarms ist die radikalste Behandlungsmöglichkeit, aber die Colitis ulcerosa ist dadurch heilbar. Es treten keine neuen Erkrankungsschübe mehr auf.

Bei wiederholten schweren Colitisschüben und Gewebeschädigungen, bei deutlich reduziertem Allgemeinbefinden ist eine operative Entfernung des Dick- und Enddarms oder eine Teilentfernung des unteren Dünndarms oft unumgänglich.

Bei Crohn-Patienten können chirurgische Eingriffe bei Akutproblemen durch Fistelbildung (✓), Perforation (✓) oder Stenosen (✓) notwendig sein. Allerdings wird in diesen Fällen weitgehend darmerhaltend operiert. Die Operation führt nicht konsequenterweise zur Heilung. Es können weitere Erkrankungsschübe auftreten. Bei Entfernung großer Ileumabschnitte besteht dann dauerhaft das Problem einer Minderresorption von Vitamin B_{12}, so daß zur Vorbeugung einer Anämie Cobalamin in Intervallen parenteral verabreicht werden sollte.

Da beim Morbus Crohn nur Teile des Dünn- oder evtl. des Dickdarms entfernt werden, kann neuen Erkrankungsschüben nicht sicher vorgebeugt werden.

Diät bei chronisch entzündlichen Darmerkrankungen

Die jeweiligen Ernährungsmaßnahmen müssen sich den verschiedenen Erkrankungsphasen, dem Patientenbefinden und der Nährstoffunterversorgung anpassen. Die Ernährungstherapie umfaßt daher folgende Maßnahmen:

- Parenterale Ernährung oder orale Verabreichung von Elementardiäten (✓) (Trinknahrung) bei akutem schweren Entzündungsschub.
- Schrittweiser Wiederkostaufbau unter Zulagen von Protein (aber milchfrei) unter Substitution von Vitaminen und Mineralstoffen (evtl. auch parenteral) mit leicht verdaulichen, ballaststoffarmen Kohlenhydratlieferanten, unter Einsatz von MCT-Fetten.

Die Ernährungsmaßnahmen müssen sich an die jeweilige Patientensituation und Erkrankungsphase anpassen. Im akuten Entzündungsschub können parenterale Ernährung oder die Gabe von Elementardiäten notwendig sein. Ein Kostaufbau muß schrittweise erfolgen. In symptomfreien Intervallen ist eine leichte Vollkost möglich, individuell Unverträgliches soll dabei ausgespart werden.

- Bedarfsgerechte, proteinreichere leichte Vollkost, was bedeutet, daß individuell die Lebensmittel oder Lebensmittelzubereitungen ausgespart werden, die zu Unverträglichkeiten führen.

Für den zeitlichen Übergang zwischen den verschiedenen Ernährungsformen gibt es keinen allgemeinverbindlichen Rahmen. Hier ist individuell nach der Patientensituation vorzugehen. Die *parenterale Ernährung* bewirkt eine vorübergehende völlige Entlastung des Darms. Es sollte eine hochkalorische, proteinreiche Kompletternährung mit folgender Zusammensetzung sein (siehe dazu auch Kap. 5):

- Energie: 40–70 kcal/kg Sollgewicht[9]/24 Stunden,
- Protein: 1–2 g/kg aktuelles Körpergewicht/24 Stunden,
- Kohlenhydrate: 4–5 g/kg aktuelles Körpergewicht/24 Stunden (Glukose, Xylit),
- Fett: 1–2 g/kg aktuelles Körpergewicht (zumeist 500 ml einer 20 %-Fettlösung/24 Stunden),
- Wasser: 30–40 ml/kg aktuelles Körpergewicht/24 Stunden
- sowie alle Vitamine und Mineralstoffe.

Beim Einsatz von *Elementardiäten* (als Sondenkost oder Trinknahrung) wird der Darm zwar wieder an eine Nahrungsaufnahme gewöhnt, aber noch weitgehend entlastet.

Als nährstoffkomplette Elementardiäten (☞ Kap. 5) handelt es sich um Nährstofflösungen, in denen die Hauptnährstoffe (weitgehend) aufgeschlossen (Aminosäuren, [essentielle] Fettsäuren/MCT-Fette, Glukose) enthalten und die ballaststoff-, laktose- oder fruktosefrei sind. MCT-Fette bieten sich bei Erkrankungen mit Malabsorption an, da sie schneller resorbiert werden und die Darmwand passieren können. Sie werden nicht wie die Fette aus langkettigen Fettsäuren in den Darmzellen zu Chylomikronen aufgebaut (☞ Kap. 2.4, Lipide). Durch die Elementardiäten lassen sich auch höhere Kalorienmengen verabreichen, wenn es notwendig ist, das Körpergewicht wieder aufzubauen. Für eine optimale Ausnutzung der Trinknahrung ist es günstig, die Gesamtmenge gleichmäßig

9 Mit Sollgewicht ist das wünschenswerte Körpergewicht, nicht das aktuelle Körpergewicht (evtl. Untergewicht!) gemeint. Das wünschenswerte Körpergewicht errechnet sich nach dem BMI-Index. Für ältere Menschen gilt ein BMI von 24 (Männer) bzw. von 22 (Frauen) (☞ Kap. 4.1, Übergewicht).

über den Tag zu verteilen. Die Verabreichung der Trinknahrung und der Kostaufbau erfordern in der Regel keine stationäre Betreuung mehr, sondern können unter häuslichen oder Heimbedingungen erfolgen. Nach Absetzen der Elementardiät ist es günstig, zunächst mit Schleim- oder Pektinkost zu beginnen (☞ Kap. 4.2, Diarrhoe).

Beim weiteren Kostaufbau ist weiterhin auf eine leicht verdauliche und ballaststoffarme Zusammensetzung zu achten. Das trägt zur Schonung der Darmtätigkeit bei, nutzt das Resorptionsvermögen in oberen Dünndarmabschnitten optimal aus und vermeidet mechanische Irritationen (Ballaststoffe) der Darmschleimhaut im unteren Dünndarm wie im Dickdarm (Blutungsgefahr ↓).

Eine fettärmere und ballaststoffarme Ernährung mit der Auswahl leicht verdaulicher Kohlenhydratträger ist notwendig, um das Resorptionsvermögen im oberen Dünndarm optimal auszunutzen und mechanische Irritationen der Darmschleimhaut zu verhindern.

Beim Übergang zur Normalernährung ist dann eine proteinreichere (1–1,2 g/kg Körpergewicht/Tag), aber milchfreie Kost mit MCT-Fetten (✓) zu empfehlen. Das Meiden ballaststoff- und körnerreicher Vollkornprodukte, grober Gemüse, blähender Hülsenfrüchte und Zwiebeln sowie scharfer Gewürze kann die Verträglichkeit deutlich steigern.

Um den Kalziumbedarf zu decken, ist es bei milchfreier Ernährung sinnvoll, neben kalziumreichen Mineralwässern Kalziumpräparate einzusetzen. Oft ist auch die Beibehaltung einer zusätzlichen Gabe von Vitamin- und Mineralstoffpräparaten erforderlich, so im Rahmen einer Anämiebehandlung (Folat, B_{12}, B_6, Eisen), zur Stärkung der Abwehrkäfte und Besserung des Allgemeinbefindens.

Da Milch und Milcherzeugnisse weitgehend gemieden werden, muß zur ausreichenden Kalziumversorgung ergänzend auf Kalziumpräparate zurückgegriffen werden. Sinnvoll ist auch eine Verabreichung von Vitamin- und Mineralstoffpräparaten, um Versorgungsdefizite auszugleichen.

Während der symptomfreien Intervalle kann grundsätzlich eine Kostzusammenstellung nach den 10 Regeln für eine vollwertige Ernährung erfolgen. Allerdings sollte im Sinne einer leichten Vollkost alles ausgespart werden, was individuell Unverträglichkeiten hervorruft. Es hat sich als günstig erwiesen, die etwas proteinreichere (1–1,2 g/kg Körpergewicht pro Tag) Ernährung beizubehalten. Sehr kalte und heiße Getränke oder Speisen, scharfe Gewürze und stark Angebratenes sollten vorsorglich gemieden, Kaffee und Alkohol nur in Maßen getrunken werden, um Schleimhautirritationen so gering wie möglich zu halten.

Während symptomfreier Intervalle ist eine weitgehend normale Ernährung nach den 10 Regeln für eine vollwertige Ernährung möglich, die individuelle Unverträglichkeiten berücksichtigt. Vorbeugend sollten Kaffee und Alkohol nur in Maßen getrunken, auf scharfe Gewürze, stark Angebratenes verzichtet werden. Ebenfalls ungünstig sind zu heiße und zu kalte Getränke und Speisen.

Diät bei chronisch entzündlichen Darmerkrankungen mit Stoma

Bei älteren Menschen, die über Jahre oder Jahrzehnte hinweg an CED leiden, sind chirurgische Entfernungen des Dick- und Enddarms oder Teilentfernungen des Dünndarms oft unumgänglich. Die Patienten erhalten einen künstlichen Darmausgang, was ihre Lebensqualität erheblich beeinflussen kann. Gerade ältere Menschen haben zumeist große psychische und soziale Probleme, sich den neuen Gegebenheiten anzupassen. Die intensive pflegerische Betreuung, sei es unter stationären wie unter ambulanten und häuslichen Bedingungen, ist hier von besonderer Bedeutung.

Patienten mit Kolostoma ist der Enddarm entfernt worden, der künstliche Darmausgang befindet sich in der Bauchdecke des linken Unterbauches. Beim Ileostoma sind Dick- und Enddarm entfernt, das Stoma wird am unteren Dünndarm angelegt, wodurch der Darmausgang enger ist als beim Kolostoma.

Bei einem Kolostoma (✓) bleibt der Dickdarm (Kolon) erhalten, der Enddarm (Rektum) wird entfernt. Der künstliche Darmausgang befindet sich in der Bauchdecke im linken Unterbauch. Beim Ileostoma (✓) werden der Dickdarm und Enddarm (Kolon und Rektum) entfernt, und das Stoma (✓) wird am Ende des Dünndarms (Ileum) in der rechten Seite des Bauches angelegt. Beim Ileostoma hat der künstliche Darmausgang einen geringeren Durchmesser als bei Patienten mit Kolostoma. Dadurch besteht ein höheres Risiko eines Stomaverschlusses bzw. einer Stomablockade (✓). Die Ernährungsmaßnahmen müssen sich je nach Eingriff an die gegebene Restfunktion des Darms anpassen.

Es gibt keine allgemeinverbindlichen Regeln für eine Stomadiät, allerdings gibt es einige grundsätzliche Aspekte, die bei Zusammenstellung der Diät berücksichtigt werden sollten:

Stomaträger haben grundsätzlich höhere Flüssigkeits- und Elektrolytverluste, weil die Wasserrückresorption im Darm stark eingeschränkt ist. Die Trinkmenge sollte so gesteigert werden, daß mindestens 1,5 l Harn/24 Stunden produziert werden. Die Kochsalzzufuhr sollte etwa 6–10 g/Tag betragen.

– Aufgrund fehlender Eindickung des Darminhalts im unteren Dünndarm und/oder Dickdarm kommt es zu erhöhten Flüssigkeits- und Elektrolytverlusten mit der Darmentleerung. Die Patienten sind daher bei unzureichendem Flüssigkeitsersatz besonders exsikkosegefährdet. Dies gilt vor allem dann, wenn zusätzlich fieberhafte Infekte oder Erbrechen auftreten. Eine Beschränkung der Kochsalzzufuhr bei Hypertonie oder bei Oedembehandlung sollte im allgemeinen nicht erfolgen. Die Kochsalzzufuhr sollte sich zwischen 6–10 g/Tag bewegen (Hyponatriämie ✓ vorbeugen!). Um einen ausgeglichenen Mineralstoffhaushalt zu gewährleisten, kann es erforderlich sein, Mineralstoffpräparate (insbesondere Kalium, Magnesium, Kalzium) zu verabreichen.

Vor allem dann, wenn Gemüse, Vollkornprodukte und Milchprodukte gemieden werden. Die Trinkmenge sollte so hoch sein, daß mindestens 1,5 l Harn/24 Stunden gebildet werden. Dazu sind individuell 2–2,5 l Trinkflüssigkeit erforderlich. Patienten mit Ileostoma benötigen wegen der höheren Flüssigkeitsverluste noch etwa 0,5–0,75 l mehr an aufgenommener Trinkmenge.

- Problematisch sind abführend wirkende Lebensmittel. Die meisten Patienten bemerken sehr rasch, welche Lebensmittel ihnen diesbezüglich Probleme bereiten. Erfahrungsgemäß fördern Kaffee, Steinobst wie Pflaumen und ascorbinsäurereiche Früchte, scharfe Gewürze, alkoholische Getränke wie Bier die Darmentleerung. Oft besteht auch eine Unverträglichkeit gegenüber Laktose, so daß Milch und alle Milcherzeugnisse, die Milchzucker enthalten, zu meiden sind. Käse hingegen wird zumeist ohne Probleme vertragen.

Probleme bereiten individuell verschieden blähende und abführend wirkende Lebensmittel. Oft wird auch Milchzucker nicht vertragen.

- Blähend wirkende Lebensmittel wie Hülsenfrüchte, Kohlgemüse oder Zwiebeln werden oft abgelehnt, da Stomaträger den Abgang von Darmwinden als besonders unangenehm empfinden.
- Faser- und körnerreiche Lebensmittel (Vollkornprodukte, bestimmte Gemüse- und Obstsorten, grobfaseriges Fleisch) sind vor allem für Patienten mit Ileostoma problematisch. Entweder müssen diese Lebensmittel zerkleinert oder passiert angeboten (Gemüse, Obst) oder gut gekaut werden, um eine Stomablockade zu vermeiden. Für eine leichtere Darmentleerung und Stomapassage ist es weiterhin hilfreich, die Mahlzeitenzahl zu erhöhen und jeweils kleine Portionen anzubieten. Allerdings sollte die letzte Mahlzeit nicht zu spät (2–3 Stunden vor dem Schlafen) erfolgen, um nächtlichen Verdauungsproblemen und Stomaentleerungen vorzubeugen.

Bei Patienten mit Ileostoma ist darauf zu achten, daß faserreiche und körnerreiche Lebensmittel ausreichend zerkleinert oder passiert angeboten bzw. gut gekaut werden, um eine Stomablockade zu verhindern. Hier ist auch hilfreich, über den Tag mehrere kleine Mahlzeiten anzubieten. Die letzte Mahlzeit sollte nicht zu spät erfolgen, um nächtlichen Stomaentleerungen vorzubeugen.

4.3 Lebensmittelunverträglichkeiten

Von einer Lebensmittelunverträglichkeit spricht man bei individuell anormalen Reaktionen auf bestimmte Lebensmittel, die sich regelmäßig kurze Zeit nach dem Verzehr oder dem Kontakt einstellen. Es besteht eine klare Abgrenzung zu Lebensmittelvergiftungen oder -intoxikationen (☞ Kap. 6), die nach dem Lebensmittelverzehr durch Übertragung von Krankheits-

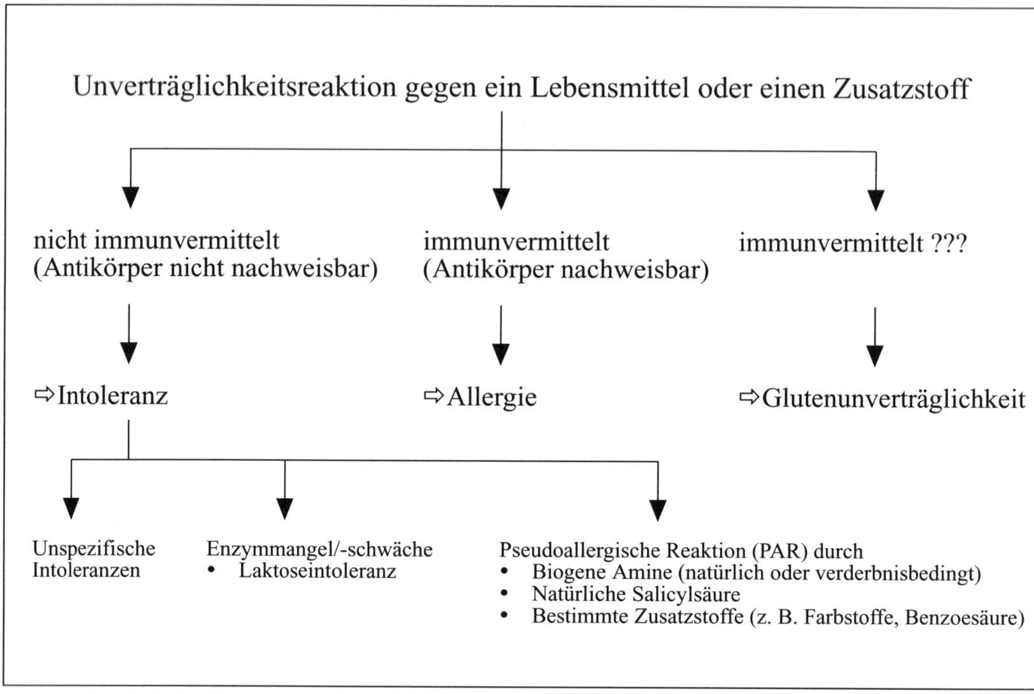

Abb. 9: Lebensmittelunverträglichkeiten – ein Überblick

erregern oder Bakterientoxinen (✓) bei allen oder aber den meisten Personen weitgehend gleiche Beschwerden auslösen. Der Terminus Lebensmittelunverträglichkeit ist ein Sammelbegriff. Um jeweils diätetisch sinnvoll vorgehen zu können, muß zunächst diagnostisch zwischen verschiedenen Unverträglichkeitsproblemen unterschieden werden (Abb. 9).

Bei Lebensmittelunverträglichkeiten bestehen individuell anormale Reaktionen nach Verzehr oder durch Kontakt mit Lebensmitteln. Bei den Allergien werden im Körper gegen bestimmte Inhaltsstoffe der Lebensmittel (zumeist Eiweiß) Antikörper gebildet.

Grundsätzlich ist zwischen Allergien und Intoleranzen zu differenzieren. Bei Allergien bildet der Organismus gegenüber bestimmten Lebensmittelinhaltsstoffen (zumeist Eiweiß) Antikörper. Es findet also eine immunologische Reaktion, eine Abwehrreaktion des Körpers gegen einen Fremdstoff (Fremdeiweiß) statt, was sich beispielsweise durch die erhöhten Konzentrationen von Antikörpern (✓) oder Immunglobulin E (✓) im Blut nachweisen läßt. Bei Intoleranzen wie der Laktoseunverträglichkeit ist ein solcher Antikörpernachweis negativ. Bei der Glutenintoleranz ist noch nicht eindeutig geklärt, ob es sich um eine allergisch bedingte Erkrankung handelt. Im Blut der Patienten kommen jedenfalls Antikörper gegen Bestandteile des Getreideproteins Gluten vor.

– Hülsenfrüchte	– hartgekochte Eier
– Gurkensalat	– frisches Brot, Hefegebäck
– Kohlgemüse (inkl. Sauerkraut)	– Stein- und Kernobst
– Zwiebeln (roh und zubereitet)	– fette/fritierte Speisen, Geräuchertes
– Paprika	– Rotwein
– Nüsse	– kohlensäurehaltige Getränke

Tab. 47: Lebensmittel, die häufig unspezifische Unverträglichkeiten auslösen (modifiziert nach Kasper, 1987)

Unspezifische Lebensmittelintoleranzen

Für die unspezifischen Lebensmittelintoleranzen ist charakteristisch, daß die Beschwerden wie Druck- und Völlegefühl, Oberbauchschmerzen, Blähungen oder Durchfall nicht in einem nachweislichen Zusammenhang zu einem bestimmten Lebensmittel bzw. einem definierten Inhaltsstoff stehen. Die Patienten klagen ganz generell über Bekömmlichkeitsprobleme gegenüber schwerverdaulichen Lebensmitteln oder Speisenzubereitungen (Tab. 47).

Unspezifische Lebensmittelunverträglichkeiten treten bei Gesunden wie bei Patienten mit gastrointestinalen Erkrankungen gleichermaßen häufig auf. Die Beschwerden lassen sich nicht auf ein bestimmtes Lebensmittel oder einen bestimmten Inhaltsstoff in Nahrungsmitteln zurückführen.

Solche Unverträglichkeiten sind auch nicht grundsätzlich die Folge von Erkrankungen des Gastrointestinaltrakts (z. B. Magengeschwüre, Gallensteine etc.), was durch entsprechende Untersuchungen nachgewiesen wurde. Vielmehr treten solche unspezifischen Unverträglichkeiten bei Patienten wie bei Gesunden gleichermaßen häufig auf. Bei einem Teil der Patienten sind für diese Intoleranzen wahrscheinlich psychische Faktoren, beispielsweise Voreingenommenheit und unbegründete Ablehnung, Streß oder ängstliche Selbstbeobachtung mitentscheidend.

Diät bei unspezifischen Intoleranzen

Grundprinzip der Therapie ist die Verabreichung einer sogenannten *Leichten Vollkost*, die Lebensmittel und/oder Speisen(Zubereitungen) ausspart, die nicht vertragen werden. In der Ernährungstherapie von Einzelpersonen kann man bewußt solche Lebensmittel oder Speisenkomponenten auslassen, die Probleme bereiten oder zum Beispiel die Bestellung von »Essen auf Rädern« darauf abstimmen. In der Gemeinschaftsverpflegung ist es schwieriger, sich auf individuelle

Bei unspezifischen Intoleranzen wird eine Leichte Vollkost verabreicht. Diejenigen Lebensmittel oder Zubereitungsarten, die Unverträglichkeiten auslösen, werden im Speiseplan bzw. beim Anrichten und Kochen gemieden.

Bekömmlichkeitsprobleme einzustellen. Durch einfache Maßnahmen gelingt es jedoch vielfach, die Bekömmlichkeit der Mahlzeiten zu erhöhen:

- Alternativen anbieten: Steht zum Beispiel Kohlgemüse auf dem Speiseplan, dann gleichzeitig auch Salat anbieten, damit eine Ausweichmöglichkeit für empfindliche Personen besteht.

In der Gemeinschaftsverpflegung ist hilfreich: gut bekömmliche Alternativen parallel zu schwerer verdaulichen oder ballaststoffreichen Speisen anbieten, mit Kümmel würzen und krampflösende, darmberuhigende Tees anbieten, evtl. Schöllkrautpräparate verabreichen, sparsam mit Fett umgehen, Fritieren oder starkes Anbraten vermeiden.

- Zubereitung beachten:
  Durch bestimmte Gewürze oder Tees (beruhigende und krampflösende Substanzen wie Fenchel, Melisse, Kamille, Kümmel, Anis, Koriander) kann die Bekömmlichkeit erhöht werden: Würzen von Sauerkraut oder anderem Kohl mit Kümmel; Angebot entsprechender Tees zur oder nach der Mahlzeit; eventuell Verabreichung von Schöllkrautpräparaten.
  Die sparsame Verwendung von Zubereitungsfetten, das Auslassen bestimmter Zubereitungsarten (Fritieren) oder das Meiden bestimmter Fette (z. B. Schmalz) können ebenfalls zur besseren Verträglichkeit führen.
  Weiterhin ist es günstig, bestimmte problematische Lebensmittel (Tab. 47) nicht miteinander zu kombinieren.

Die Laktoseintoleranz wird durch einen Mangel an Laktase verursacht. Die im Säuglingsalter (Milchernährung!) hohe Laktaseaktivität geht allmählich zurück. Die Menge an Milchzucker, die durch die Restaktivität der Laktase gespalten werden kann, ist individuell unterschiedlich.

Laktoseintoleranz

Ursache der Laktoseintoleranz ist ein Mangel des milchzuckerspaltenden Enzyms Laktase in der Dünndarmschleimhaut. Der primäre Laktasemangel ist weltweit in der erwachsenen Bevölkerung weit verbreitet, besonders betroffen sind Afrikaner, Asiaten, die afroamerikanische Bevölkerung und Südeuropäer (Italiener). Bei Nordwest-Europäern tritt die Laktoseintoleranz bei 5–15 % der Bevölkerung auf.

Bei der primären Laktoseintoleranz geht die im Säuglingsalter hohe Laktaseaktivität allmählich zurück und erreicht bei Erwachsenen oft nur noch bis zu 10 % der Ausgangsaktivität.

Der sekundäre Laktasemangel ist bedingt durch andere Grunderkrankungen wie Glutenunverträglichkeit, Entzündungen oder Infektionen, die die Dünndarmschleimhaut verändern bzw. schädigen.

Neben diesem primären Laktasemangel kann sich eine Laktoseintoleranz auch sekundär im Zusammenhang mit anderen Erkrankungen ergeben; so als Folge einer unbehandelten Glutenunverträglichkeit oder infolge von entzündlichen oder infektiösen Darmerkrankungen. Durch Therapie der Grunderkrankung verbessert sich dann auch die Milchzuckerverträglichkeit.

Als Folge der verminderten Enzymaktivität wird der Milchzucker (bestehend aus Glukose und Galaktose) nicht gespalten und im Dünndarm resorbiert. Der Milchzucker gelangt unverändert in den Dickdarm und wird dort von Bakterien der Darmflora abgebaut. Die bakteriellen Abbauprodukte (Milchsäure und Darmgase) fördern die Darmbewegung und den Darmentleerungsreiz, rufen Durchfall sowie krampfartige Unterbauchbeschwerden hervor. Die Restverträglichkeit, d. h. die Menge an Milchzucker, die keine Beschwerden auslöst, kann individuell stark variieren, von 3 g Laktose (z. B. enthalten in 65 ml Trinkmilch) bis 15 g (in 325 ml Trinkmilch). Die Milchzuckerunverträglichkeit schränkt konsequenterweise auch den Verzehr verschiedener Milchverarbeitungsprodukte und von Lebensmitteln ein, denen bei der Verarbeitung Milchzucker zugesetzt wird. Bei verarbeiteten Lebensmitteln muß daher sehr genau auf das Zutatenverzeichnis (Deklaration auf der Verpackung) geachtet werden.

Ein Folgeproblem der Laktoseintoleranz kann die unzureichende Versorgung mit Kalzium sein, denn gerade Milch und Milchprodukte sind die kalziumreichsten Lebensmittel. Hinzu kommt, daß die Laktose die Resorption von Kalzium im Dünndarm besonders fördert. Hohe Kalziumresorptionsraten von etwa 40% lassen sich für Milch und Milchprodukte (z. B. Quark, Joghurt) nachweisen. Es ist verständlich, daß Patienten mit Laktoseintoleranz im Hinblick auf die Osteoporose (☞ Kap. 4.4) besonders gefährdet sind, sofern nicht auf anderem Wege für eine ausreichende Kalziumzufuhr gesorgt wird.

In der Ernährungspraxis ist besonders darauf zu achten, daß trotz der Milchzuckerunverträglichkeit und des Meidens von Milch und Milcherzeugnissen, die Kalziumzufuhr gesichert ist. Ansonsten besteht ein erhöhtes Risiko für Osteoporose.

Diätmaßnahmen bei Laktoseintoleranz

Prinzip der Ernährungstherapie bei primärem und sekundärem Laktasemangel ist das Meiden von Milch und Milchprodukten (Quark, Buttermilch, Kakaogetränke, Pudding usw.) in Abhängigkeit von der jeweiligen individuellen Laktaseaktivität. Hier muß der Patient herausfinden, welche Mengen für ihn noch unproblematisch sind (Tab. 48).

Wird Milchzucker bei Darmträgheit und Verstopfung eingesetzt und treten Beschwerden auf, darf daraus nicht ohne weiteres auf eine Milchzuckerunverträglichkeit geschlossen werden. Oftmals war lediglich die Einstiegsdosierung zu hoch. Besteht jedoch nachweislich eine Laktoseintoleranz, kann

Produkt	Laktose in g/100 g	Kalzium in mg/100 g
Trinkmilch, mager	4,8	120
Buttermilch	4,0	109
Kondensmilch, 7,5% F.	9,2	242
Sahne, 30% F.	3,3	80
Fruchtjoghurt, mager	3,0	130
Quark, 20% F. i.Tr.	2,7	85
Hüttenkäse	3,3	95
Rahmfrischkäse, 50% F. i.Tr.	3,4	98
Feta-Käse, 45% F. i.Tr.	0,5	429
Brie, 50% F. i.Tr.	0,1	400
Camembert, 30% F. i.Tr.	0	600
Edamer, 40% F. i.Tr.	0	793
Edelpilzkäse, 50% F. i.Tr.	0	526
Emmentaler, 45% F. i.Tr.	0	1020
Gouda, 45% F. i.Tr.	0	820
Limburger, 20% F. i.Tr.	0	510
Parmesan	0,06	1180
Schmelzkäse, 60% F. i.Tr.	0	355
Tilsiter, 45% F. i.Tr.	0	858

Tab. 48: Laktose- und Kalziumgehalt von Milch und verschiedenen Milchverarbeitungsprodukten (nach: Deutsche Forschungsanstalt für Lebensmittelchemie, 1994)

Milchzucker nicht zur Förderung der Verdauungstätigkeit eingesetzt werden.

Kalziumreiche Mineralwässer und kalziumangereicherte Orangensäfte tragen ebenfalls zur ausreichenden Kalziumversorgung bei.

Für die Ernährungspraxis ist sehr wesentlich, daß nicht alle Milchverarbeitungsprodukte Laktose anliefern. In Hartkäsen ist durch den mehrmonatigen Reifungsprozeß die Laktose durch die Käsekulturen abgebaut worden, so daß gereifte Käsesorten von Patienten mit Laktoseintoleranz ohne Probleme vertragen werden. Im Hinblick auf die Kalziumanlieferung ist dies besonders günstig, denn gerade die Hartkäsesorten sind kalziumreich. Oftmals bereiten auch bestimmte fermentierte Milchprodukte (Joghurt, Kefir, Sauermilch) keine Bekömmlichkeitsprobleme. Kommen in diesen nicht oder nur mild erwärmten Milcherzeugnissen noch lebende Bakterienkulturen (z.B. Lactobacillus delbrueckii, L. bulgaricus, Streptococcus thermophilus) vor, können diese im Dünndarm ihre laktosespaltende Wirkung entfalten. Die von den Joghurtbakterien verdaute Laktose kann dann im Dünndarm resorbiert werden und gelangt nicht mehr ungespalten in den Dickdarm. Damit bietet sich einem Teil der Patienten ein weiterer Weg, die Kalziumversorgung sicherzustellen. Zur ausreichenden Kalziumaufnahme tragen außerdem kalziumreiche Mineralwässer (günstig: Ca >300 mg/l) oder kalziumangereicherte Orangensäfte bei.

Pseudoallergische Reaktionen (PAR)

Man spricht dann von pseudoallergischer Reaktion, wenn durch bestimmte Lebensmittelinhaltsstoffe ein Beschwerdebild ausgelöst wird, das dem bei allergischen Reaktionen gleicht. So treten Asthma bronchiale (✓), Urtikaria (✓ Nessel-, Quaddelsucht mit Juckreiz), Rhinitis (✓ Schnupfen), Schwellungen von Augenlidern und Lippen, Migräne (✓), aber auch gastrointestinale Beschwerden auf. Es besteht jedoch ein entscheidender Unterschied zur Allergie; es können keine spezifischen Antikörper oder erhöhte Immunglobulin-E-Konzentration (Kennzeichen einer allergischen Reaktion) im Blut nachgewiesen werden. Außerdem bedarf es nicht wie bei der Allergie eines Erstkontaktes, um den Patienten gegen das Lebensmittel zu sensibilisieren. Pseudoallergische Reaktionen können bereits beim ersten Verzehr eines unverträglichen Lebensmittels auftreten.

Bei pseudoallergischen Reaktionen treten Symptome wie bei Allergien auf, aber es lassen sich im Blut keine Antikörper oder erhöhte Konzentrationen von Immunglobulin E nachweisen.

Für die pseudoallergischen Reaktionen können eine ganze Reihe von Lebensmittelinhaltsstoffen verantwortlich sein, die entweder natürlichen Ursprungs sind, während der Verarbeitung zugesetzt werden oder durch Verderb des Lebensmittels entstehen. Dazu zählen die biogenen Amine, Salicylsäure oder Lebensmittelzusatzstoffe (verschiedene Farb- und Konservierungsstoffe).

Auslöser der pseudoallergischen Reaktionen sind beispielsweise biogene Amine, Salicylsäure oder bestimmte Lebensmittelzusatzstoffe.

Biogene Amine entstehen durch den enzymatischen Abbau von verschiedenen Aminosäuren und
- werden bei der Herstellung, Reifung und Lagerung von Lebensmitteln (gereifte Käse, Sauerkraut, Rotwein) gebildet,
- sind als Aroma- und Geschmacksstoffe natürlicherweise (und erwünschterweise!) in Lebensmitteln enthalten,
- bilden sich beim Lebensmittelverderb, speziell in Fleisch und bestimmten Fischarten und verursachen u. a. den typischen Verderbnisgeruch.

Zu den natürlich vorkommenden biogenen Aminen zählen Tyramin, Serotonin, Histamin sowie Phenyläthylamin (Tab. 49).

Histamin in mg/kg		**Tyramin in mg/kg**	
Westfäl. Schinken	38–270	Versch. Wurstsorten	85–244
Camembert	bis 480	Westfäl. Schinken	123–618
Cheddar	bis 1300	Camembert	bis 2000
Emmentaler	41–2500	Cheddar	bis 1120
Holl. Gouda	35–180	Edamer	310
Roquefort	10–168,	Emmentaler	5–280
	bis 2300	Roquefort	27–1100
Makrele	120–510	Avocado	23
Sauerkraut	9–130	Sauerkraut	20–95
Rotwein	bis 15	Rotwein	bis 20
Weißwein	bis 5	Weißwein	bis 3
Serotonin in mg/kg		**Phenyläthylamin in mg/kg**	
Bananen	77	Westfäl. Schinken	bis 215
Ananas	20	Cheddar	bis 300
Walnüsse	170–340	Rotwein	bis 5
Datteln, getr.	8		

Tab. 49: Gehalt biogener Amine in Lebensmitteln (Beispiele)
(nach: Deutsche Gesellschaft für Ernährung 1992; Deutsche Forschungsanstalt für Lebensmittelchemie 1994)

Salicylsäure ist in zahlreichen Lebensmitteln enthalten; sie verursacht häufig Probleme an der Haut, bei Asthmatikern können Atembeschwerden und Luftnot ausgelöst werden.

Histamin entsteht außerdem in hohen Mengen beim Verderb von Lebensmitteln. Fischarten mit natürlich hohem Gehalt an Histidin, der Aminosäure, aus der Histamin entsteht, sind Thunfisch, Makrele und Sardinen. Histamin löst vor allem urtikarielle Symptome aus; Tyramin und Serotonin wiederum steigern den Blutdruck und können Migräne hervorrufen. Salicylsäure kommt in zahlreichen Lebensmitteln vor, wie Beerenfrüchten, Rosinen, getrockneten Datteln, Endiviensalat, Oliven, Champignons. Allerdings ist der Gehalt an Salicylsäure keine konstante Größe. Der Gehalt steigt an mit dem zunehmenden Reifegrad von Beerenfrüchten und ist abhängig von der Verarbeitung, insbesondere vom Wasserentzug (Tomaten → Tomatenmark) oder Trocknung (Weintrauben → Rosinen). Eine Reihe von Gewürzen wie z.B. Curry, scharfer Paprika, Oregano, Worcester-Sauce, Senf, Cayenne-Pfeffer und bestimmte Kräuter wie Dill oder Thymian haben einen besonders hohen Gehalt an Salicylaten. Zwar sind die für die Speisenbereitung benötigten Gewürz- und Kräutermengen relativ gering, doch ist zu bedenken, daß bei bestimmten Speisen durch die Kombination von salicylreichen Lebensmitteln,

Gewürzen und Kräutern auch ein additiver Effekt auftreten kann.

Salicylsäure verursacht vor allem Reaktionen an der Haut (Ausschläge, Quaddeln, Rötungen, Juckreiz), aber auch an den Atemwegen. So wird angenommen, daß 15 % der Asthmatiker auf Salicylsäure empfindlich reagieren und bei hohen Zufuhrmengen von Salicylsäure Atembeschwerden und Luftnot entwickeln.

Zu den rechtlich zugelassenen *Lebensmittelzusatzstoffen* zählen Geschmacksverstärker, Farb- oder Konservierungsstoffe. Zusatzstoffe, die häufig im Zusammenhang mit Intoleranzerscheinungen genannt werden, sind beispielsweise Farbstoffe (Tartrazin, Azofarbstoffe) und Konservierungsmittel (Ameisen-, Benzoe-, Sorbinsäure). Das deutsche Lebensmittelrecht schreibt eine Deklaration für Zusatzstoffe (Zutatenverzeichnis) vor, so daß Lebensmittel, die eine Intoleranzreaktion auslösen könnten, entsprechend zu erkennen sind. Schwieriger ist die Situation für heimverpflegte oder fernverpflegte (Essen auf Rädern) Patienten, die beim Angebot von Brot und Backwaren oder von Fertigprodukten in der Regel keinen Überblick über Lebensmittelzusätze haben.

Probleme bei den Lebensmittelzusatzstoffen können beispielsweise Farb- und Konservierungsstoffe bereiten. Hier gilt es vor allem auf die Deklaration der Zusatzstoffe im Zutatenverzeichnis zu achten, um die Aufnahme zu verhindern.

Diät bei pseudoallergischen Reaktionen

Prinzip der Ernährungstherapie bzw. der Prophylaxe erneuter Unverträglichkeiten ist auch hier das Meiden der auslösenden Substanz bzw. der erfahrungsgemäß unverträglichen Lebensmittel. In der Praxis läßt sich beobachten, daß, nachdem die betreffenden Lebensmittel eine gewisse Zeitspanne nicht verzehrt wurden, diese wieder vertragen und auch in höheren Mengen aufgenommen werden können. Es besteht nicht grundsätzlich eine lebenslange Unverträglichkeit. Bei akuten Problemen mit pseudoallergischen Reaktionen sind folgende Maßnahmen hilfreich:

- Das oder die erfahrungsgemäß unbekömmliche(n) Lebensmittel im Speiseplan auslassen und Kombinationen von Lebensmitteln, die reichlich biogene Amine anliefern, vermeiden: Bestimmte Käse mit Rotwein oder Salat mit Thunfisch, Käse und Oliven und dazu Rotwein.
- Beim Obstverzehr: Beerenfrüchte und Bananen meiden und auf andere, besser verträgliche Sorten wie Kern- oder Steinobst ausweichen.

Pseudoallergische Reaktionen müssen nicht lebenslang bestehen, sondern können nach einiger Zeit, wenn auf die unverträglichen Lebensmittel verzichtet wurde, wieder verschwinden. In der Zeit mit akuten Problemen sollten Lebensmitel, die reich an biogenen Aminen und Salicylsäure sind, gemieden werden.

- Unverträgliche Gewürze meiden; Lebensmittel wählen, die weitgehend unverarbeitet sind oder bei denen durch das Zutatenverzeichnis erkennbar ist, welche Zusatzstoffe enthalten sind.
- Beim Fischkonsum auf die Arten ausweichen, die grundsätzlich wenig Histidin (Histaminbildung) enthalten: Rotbarsch, Kabeljau, Schellfisch.
- Empfindliche Lebensmittel wie Fleisch, Wurstwaren und Fisch grundsätzlich kühl lagern, um die mikrobielle Bildung von Histamin und anderen biogenen Aminen zu verhindern; Kochen oder die nachträgliche Konservierung können den einmal angestiegenen Gehalt an biogenen Aminen nicht mehr verringern!

Glutenunverträglichkeit (Einheimische Sprue, Zöliakie)

Die Glutenunverträglichkeit besteht lebenslang. Es handelt sich um eine Dünndarmerkrankung, die durch eine Intoleranz gegenüber Gluten, einem Getreideprotein in Weizen, Roggen, Gerste und Hafer ausgelöst wird. Ob es sich um eine Allergie handelt, ist nicht bekannt.

Einheimische Sprue ist die andere Bezeichnung für die beim Erwachsenen bestehende Glutenunverträglichkeit; den Begriff Zöliakie verwendet man in der Regel für die Erkrankung im Kindesalter. Diese Dünndarmerkrankung wird durch *Gluten* verursacht. Gluten ist ein Getreideprotein und kommt in unseren Getreidearten Weizen, Roggen, Hafer und Gerste vor. Es ist bislang nicht geklärt, ob sich die Dünndarmschädigung durch eine allergische Reaktion auf das Getreideprotein und seine Abbauprodukte entwickelt, oder ob die Abbauprodukte des Glutens direkt schädigend auf die Darmwand wirken. Die Erkrankung besteht **lebenslang**, es gibt derzeit keine Möglichkeit einer medikamentösen oder andersartigen Heilung.

Wird die Glutenunverträglichkeit nicht behandelt, kommt es zu schwersten Veränderungen der Dünndarmschleimhaut, zu massiven Durchfällen und Resorptionsstörungen, zu Untergewicht und Mangelernährung. Sekundär werden Unverträglichkeiten gegenüber Fett und Laktose ausgelöst.

Die Zöliakie tritt dann auf, wenn bei Säuglingen erstmals Kontakt mit Getreideprodukten (z. B. Getreidebreinahrung) besteht. Die Unverträglichkeit führt zu einer schweren Schädigung der Dünndarmschleimhaut (Atrophie ✓), was sekundär eine Fett- und Laktoseunverträglichkeit hervorruft. Es kommt zu massiven Durchfällen (bis zu 10 x/Tag) mit Unterleibskrämpfen und -schmerzen und ausgepägten Resorptionsstörungen. Bleibt eine wirkungsvolle Diätbehandlung aus, sind Gewichtsabnahme, Unterernährung und Mangelzustände die Folge. Neuere Untersuchungen haben ergeben, daß neben der seit der Kindheit bestehenden Glutenintoleranz bei Erwachsenen bzw. älteren Menschen sogenannte *stumme Verlaufsformen* bestehen. Bei diesen Patienten sind nicht die typischen gastrointestinalen Beschwerden festzustellen, allenfalls kommt es zu milden Durchfällen. Es treten vielmehr Gelenkbeschwerden, Knochenschmerzen, Blutarmut, Osteoporose sowie neurologische Störungen auf. Britische Wissenschaftler gehen davon aus, daß die Glutenempfindlichkeit bei älteren und alten Menschen in einer Häufigkeit von bis zu 12% auftritt, aber in der Praxis oft übersehen wird. Sie vermuten als Ursache altersspezifische Veränderungen der Darmschleimhaut und eine dadurch ausgelöste Sensibilität gegenüber Gluten. Möglicherweise ist die Zahl von derzeit ca. 80000 Zöliakie -Patienten in Deutschland damit deutlich zu niedrig veranschlagt. Es gilt hier, weitere wissenschaftliche Untersuchungen abzuwarten.

Diät bei Glutenunverträglichkeit

Die Therapie besteht in einem strikten und in jedem Lebensalter konsequenten Meiden von glutenhaltigen Lebensmitteln. Dazu zählen alle Produkte aus oder mit Mehlen aus Weizen, Roggen, Gerste, Hafer, Dinkel und Grünkern, außerdem alle Produkte, denen Getreideprotein, d. h. Gluten zugesetzt wurde (als Träger von Aromastoffen, in Würzmischungen). Glutenhaltig sind z. B.:

- alle üblichen Brot- und Backwaren, Gebäck, Cracker, Brezeln, Paniermehl usw.,
- alle üblichen Teigwaren, weiterhin Graupen, Gries, Cornflakes, Puddingpulver,
- Fertigbackmischungen, Fertiggerichte, Suppen, Soßen, Dressings, Konserven, Ketchup usw. (Mehl als Bindemittel, Gluten als Aromastoffträger),
- Bier, Malzgetränke, lösliche Kaffees sowie Malzbonbons.

Die Diät bei Glutenintoleranz besteht in einem strikten Meiden von glutenhaltigen Lebensmitteln, nur dann kann sich die geschädigte Darmschleimhaut wieder regenerieren. Gluten ist in allen üblichen Brot- und Backwaren, Gebäck, Crackern, Paniermehl, Müslimischungen, Cornflakes, Fertigbackmischungen, Teigwaren, zahlreichen Fertiggerichten, Suppen, Soßen, Dressings, in Bier und Malzgetränken sowie löslichen Kaffees enthalten.

Unter streng glutenfreier Ernährung klingen die Beschwerden allmählich ab (bei Kindern in Wochen, bei Erwachsenen unter Umständen in einigen Monaten) und die Darmschleimhaut regeneriert (✓) sich, so daß die Resorptionsstörungen und Durchfälle deutlich abklingen. Bis zur Besserung der Durchfälle und der Verträglichkeit von Laktose und Fett ist diätetisch wie bei der Laktoseintoleranz zu verfahren und außerdem die Fettzufuhr einzuschränken. Bei Streich- und Kochfetten (vorsichtiger Mengeneinsatz) kann übergangsweise auf MCT-

In der akuten Krankheitsphase muß zugleich auf eine laktosefreie Ernährung geachtet werden. Übliche Fette und Öle sollten überwiegend durch MCT-Fette ersetzt werden.

Fette ausgewichen werden. MCT-Fette (✓) werden auch bei Resorptionsstörungen und bei geschädigter Darmschleimhaut weitgehend gut vertragen.

In Deutschland gibt es mittlerweile ein großes Produktangebot glutenfreier Ersatzprodukte; es bedarf allerdings einer erheblichen geschmacklichen Umstellung. Glutenfreie Lebensmittel sind diätetische Produkte und mit dem Symbol der durchkreuzten Ähre gekennzeichnet.

Die glutenfreie Diät ist in der Praxis eine Herausforderung. Beim Patienten bedarf es erheblicher Disziplin (Geschmacksumstellung!) und im Hinblick auf die Kostzusammenstellung besonderer Sorgfalt, Sachkenntnis und Einfallsreichtum. Die Versorgung mit glutenfreien Produkten ist heute generell weniger problematisch, sehr viel abwechslungsreicher und attraktiver. Die Waren können direkt bei den Herstellern bezogen werden, sind aber auch im Reformhaus oder spezialisierten Bäckereibetrieben erhältlich. Brot und Backwaren werden in verschiedensten Geschmacksrichtungen z.B. aus Maisstärke, Buchweizen- oder Kastanienmehl hergestellt. Weiterhin steht eine Vielfalt anderer glutenfreier Ersatzprodukte zur Verfügung: Teigwaren, Paniermehl, Gries, Bindemittel, Müslimischungen, Backmischungen, Fertigpizzas usw. Die glutenfreien Diätprodukte sind auf der Verpackung einheitlich durch das Symbol der durchkreuzten Ähre gekennzeichnet (Abb. 10).

Über das Sortiment glutenfreier Produkte und über die Glutenfreiheit gängiger, also nicht diätetischer Lebensmittel (Fertiggerichte, Fleisch-, Milch-, Kartoffelverarbeitungsprodukte u.ä.) und Medikamente (!) informiert umfassend das Zöliakie-Handbuch der Deutschen Zöliakie-Gesellschaft (DZG, Filderhauptstr. 61, 70599 Stuttgart) sowie die Grüne Liste (☞ Literaturverzeichnis). Neben den glutenfreien Ersatzprodukten sind unverarbeitete Lebensmittel grundsätz-

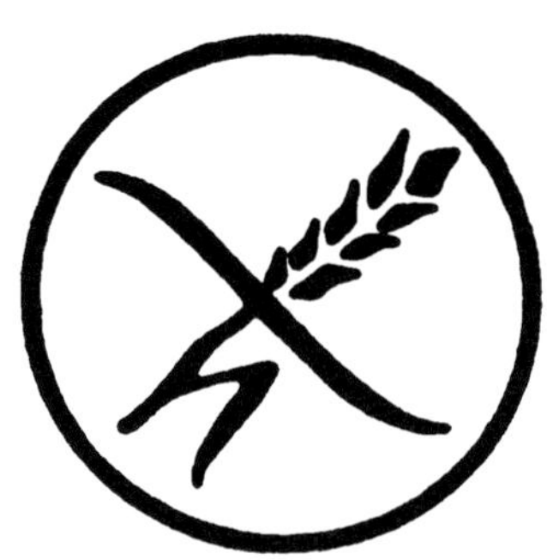

Abb. 10: Glutenfreie Lebensmittel sind durch das Symbol der durchkreuzten Ähre gekennzeichnet. (Mit freundlicher Genehmigung der Deutschen Zöliakie-Gesellschaft e.V.)

lich erlaubt: Gemüse, Salate, Obst, Fleisch, Fisch, Eier, Milch, Kartoffeln, pflanzliche Öle und Fette. Als Getränke sind unproblematisch Mineralwasser, Frucht-/Vitaminsäfte, Bohnenkaffee, Wein.

Lebensmittelallergien

Bei der Lebensmittelallergie, und nur im Fall der Allergie, handelt es sich um eine Immun-, d. h. Abwehrreaktion des Organismus, die sich fehlgeleitet nicht gegen Krankheitserreger, sondern gegen natürliche Bestandteile der Umwelt richtet. Bei einer solchen Immunreaktion bildet das Abwehrsystem des Menschen infolge eines ersten Kontakts gegenüber den als körperfremd erkannten Substanzen (=Antigene✓) Abwehrstoffe (= Antikörper✓). Bei erneutem Kontakt mit dem betreffenden Antigen vermag das Abwehrsystem des Körpers dann mit den spezifischen Antikörpern zu reagieren. Die Immunreaktion verursacht verschiedenste Beschwerden. Zu Allergien auslösenden Umweltfaktoren, sogenannten Allergenen, gehören beispielsweise Pollen von Pflanzen und Gräsern, Federn und Haare von Tieren, Hausstaub und Milben, aber auch Lebensmittel (zumeist Eiweißstrukturen der Lebensmittel). Aufgrund der diagnostisch nachweislichen Immunreaktion (Diagnose spezifischer Antikörper) kann die Lebensmittelallergie eindeutig von anderen Lebensmittelunverträglichkeiten unterschieden werden.

Bei der Allergie handelt es sich um eine Abwehrreaktion des Körpers, die sich fehlgeleitet nicht gegen Krankheitserreger und Keime richtet, sondern gegen natürliche Bestandteile der Umwelt wie Pollen, Hausstaub oder auch Lebensmittel. Gegen die als körperfremd erkannten Substanzen werden Antikörper gebildet.

43 %	Sellerie
16 %	Milch/Käse
13 %	Karotte
12 %	Hühnerei
7 %	Fisch
5,7%	Paprika, Peperoni
5 %	Schalen-/Krustentiere
4,5%	Rind-, Schweinefleisch
4,3%	Petersilie

Tab. 50: Häufig allergieauslösende Lebensmittel – Ergebnisse Schweizer Untersuchungen

Nach aktuellen Untersuchungen ist davon auszugehen, daß 1–2 % der erwachsenen Bevölkerung an einer Lebensmittelallergie leiden. Auslöser (Tab. 50) sind beim Erwachsenen tierische und in nicht unerheblichem Ausmaß pflanzliche Produkte, während bei Säuglingen und Kleinkindern insbesondere Kuhmilch, Soja und Hühnerei als allergene Lebensmittel zu nennen sind.

Bei den Lebensmittelallergien gibt es als Sonderform die Kreuzallergie, eine kombinierte Allergie gegen Blütenpollen bestimmter Nutzbäume, Gräser oder Kräuter und Gewürze und zugleich gegen Lebensmittel verwandter Pflanzenfamilien. Beim Verzehr bestimmter Lebensmittel kommt es oft nur dann zu Symptomen, wenn zur gleichen Zeit die Pollenallergene wirksam sind.

Eine Allergie muß im Gegensatz zur Glutenunverträglichkeit nicht lebenslang bestehen. Ein Großteil der Allergien verliert sich spontan oder aber im Zeitraum von bis zu zwei Jahren, wenn das auslösende Lebensmittel konsequent aus dem Speiseplan gestrichen wird. Eine Besonderheit vor allem beim erwachsenen Allergiker ist das Auftreten von *Kreuzallergien* oder *pollenassoziierten Lebensmittelallergien*. Darunter ist zu verstehen, daß eine kombinierte Allergie gegenüber den Pollen bestimmter Pflanzen (Bäume, Gräser, Kräuter, Gewürze) und gleichzeitig gegenüber Lebensmitteln verwandter Pflanzenfamilien besteht. Diese Kreuzallergien beruhen auf gemeinsamen Strukturen der Antigene in Pollen und Lebensmitteln. So ist auch verständlich, daß 90 % aller erwachsenen Lebensmittelallergiker zugleich unter Heuschnupfen leiden. In diesem Zusammenhang ist zu beobachten, daß bei solchen Kreuzallergikern oftmals nur dann Symptome beim Lebensmittelkonsum auftreten, wenn zugleich die Pollenallergene (z. B. Baumblüte) wirksam sind und zusätzlich über die Atemwege aufgenommen werden. Damit ist auch das saisonal bedingte Auftreten von Nahrungsmittelallergien zu erklären. Aus jüngsten Untersuchungen weiß man weiterhin, daß jenseits des 50. Lebensjahres seltener neue Lebensmittelallergien entwickelt werden. Treten also im Alter erstmals Lebensmittelunverträglichkeiten auf, sind dies meist keine Allergien, sondern andere Formen der Intoleranzen.

Nur bei etwa 20 % der Patienten mit Lebensmittelallergien kommt es tatsächlich zu Beschwerden im Magen-Darm-Trakt. Wesentlich häufiger sind Beschwerden an der Haut und den Atemwegen.

Die Symptome einer Lebensmittelallergie sind äußerst vielfältig, und entgegen der Erwartung treten die Beschwerden in der Regel nicht primär im Magen-Darm-Trakt, sondern an Haut und Atemwegen auf. Es kommt bei

- 45 % der Patienten zu Hauterscheinungen,
- 25 % der Patienten zu Atemwegsbeschwerden,
- 20 % der Patienten zu Magen-Darm-Symptomen,
- 12,5 % der Patienten zu Herz-Kreislaufproblemen.

Auch gibt es Patienten, die ausschließlich bei Kontakt (Anfassen, z. B. bei Küchenarbeit) mit einem bestimmten Nahrungsmittel Ekzeme, Rötungen und andere Veränderungen an der Haut entwickeln, aber das gleiche Lebensmittel ohne allergische Reaktionen an Haut und anderen Organen verzehren können. Solche Kontaktallergien können sich auch auf den Mundraum beschränken. So tritt z. B. nach Genuß von Nüssen oder Äpfeln (roh) Juckreiz an den Lippen und der Gaumenschleimhaut auf, zu Magen-Darm-Problemen oder anderen Beschwerden kommt es jedoch nicht. Auch muß bei bekannter Lebensmittelallergie nicht jede Zufuhr zu Allergiereaktionen führen. Vielmehr ist heute bekannt, daß nicht selten weitere Einflußfaktoren (körperliche Anstrengung, physikalische Therapie wie heiße Wannenbäder etc.) oder Darmschleimhautreizungen (Alkoholgenuß, Trinken stark gekühlter Getränke und Speisen, Einnahme bestimmter Medikamente) hinzukommen müssen, um eine Allergie auszulösen.

Ein Teil der Lebensmittelallergiker reagiert nur dann auf Lebensmittel mit Unverträglichkeiten, wenn es zum Hautkontakt kommt oder wenn bestimmte Lebensmittel roh verzehrt werden. Auch die körperliche Verfassung und Irritationen der Darmschleimhaut durch hohen Alkoholkonsum, durch kalte oder heiße Getränke sind bei einem Teil der Patienten ausschlaggebend.

Lebensbedrohlich ist der anaphylaktische Schock, die schwerste allergische Reaktion. Dabei setzen innerhalb weniger Minuten nach Antigenkontakt Alarmzeichen ein, wie Hitzegefühl, Brennen, Jucken, Asthmaanfälle, Anschwellen der Zunge und des Kehlkopfs und massive Kreislaufprobleme. Bei dramatischem Verlauf kommt es zu Bewußtlosigkeit und ohne notfallmäßige Behandlung zum Tod durch Herz-Kreislaufversagen.

Lebensbedrohlich ist für (Lebensmittel)allergiker der anaphylaktische Schock. Schon nach wenigen Minuten kommt es zu massiven Kreislaufproblemen, Anschwellen der Zunge und des Kehlkopfes (akute Luftnot), zu Bewußtlosigkeit (Notfall!).

Diät bei Lebensmittelallergie

Die beste und sicherste Behandlung ist das Meiden des auslösenden Lebensmittels. Dieses diätetische Vorgehen ist vergleichsweise aufwendig, und es bedarf großer Sorgfalt und Sachkenntnis. Nicht selten ist auch ein gewisser Spürsinn erforderlich, um das versteckte Vorkommen von allergenen Lebensmitteln zu bemerken. Die Deklaration verhilft hier oftmals nicht zur gewünschten Detailinformation. Nicht selten muß beim Hersteller nachgefragt werden.

Das sicherste Vorgehen bei Lebensmittelallergien ist das Meiden des oder der unverträglichen Lebensmittel(s), was in der Praxis Schwierigkeiten bereitet, wenn es sich um ein Grundnahrungsmittel handelt oder um ein Lebensmittel, das bei der Nahrungsmittelverarbeitung häufig verwendet wird.

Weitgehend unproblematisch ist eine allergenarme Diät bei seltener verzehrten Produkten und Nicht-Grundnahrungsmitteln (Erdnüsse, Erdbeeren, Spinat, Krustentiere, Fisch). Diese können aus dem Speiseplan gestrichen werden; auch ist in der Regel nicht zu erwarten, daß sie bei der Verarbeitung von Lebensmitteln in größerem Umfang verwendet werden.

Wesentlich schwieriger und nicht immer realisierbar ist es, eine allergenfreie Diät zu gestalten, wenn es sich um Grundnahrungsmittel wie Milch handelt und um solche, die in der Zubereitung und Verarbeitung von Lebensmitteln häufig mitverwendet werden (Eier). Der hohe Verarbeitungsgrad unserer Lebensmittel ist für denjenigen, der die Kost gestalten und zusammenstellen muß, eine deutliche Erschwernis.

Bei Allergien gegen Gewürze ist es bei weitgehend eigener Speisenherstellung möglich, diese nicht zu gebrauchen. Bei Verwendung von teilverarbeiteten oder verzehrsfertigen Produkten oder bei Speisen aus der Gemeinschaftsverpflegung muß allerdings gerade bei den in der deutschen Küche gebräuchlichen Gewürzen wie Weißpfeffer, Paprika oder Muskatnuß mit einem weitverbreiteten Einsatz gerechnet werden.

Bei der Milchallergie müssen Milch sowie alle Milchprodukte und Käsesorten gemieden werden. Außerdem sind Milch bzw. Milchprotein in zahlreichen Lebensmitteln enthalten.

Bei Milchallergie sind zu meiden:

- Milch und Milchprodukte, Käse, bestimmte milcheiweißhaltige Margarinesorten, alle milchhaltigen Desserts, Speiseeis und Süßwaren;
- alle Nahrungsmittel und Fertigprodukte etc., in denen Milch bzw. Milcheiweiß enthalten sind: Saucen, Eintopfgerichte, Fleischgerichte, bestimmte Wurstwaren, Pasteten, Hackbraten, Ketchup, Mayonnaise, Kartoffelpüree, süße Brotsorten, Backwaren und Gebäck, Kakaogetränke, Eierlikör etc.;
- gegebenenfalls auch Medikamente, die als Trägerstoff aus Milcheiweiß bestehen.

Ein Problem der Milchallergie ist die ausreichende Versorgung mit Kalzium. Als Kalziumlieferanten kommen Soja(milch)produkte, kalziumreiche Mineralwässer, kalziumangereicherte Säfte und bestimmte Gemüsesorten in Frage. Im Einzelfall müssen Kalziumpräparate verwendet werden.

Die ausreichende Zufuhr von Kalzium und Vitamin B_2 (Riboflavin) bereitet erhebliche Probleme, wenn Milch, Milchprodukte und Käse aus dem Speiseplan gestrichen werden müssen. Vor allem die Kalziumversorgung sollte bei älteren Menschen sichergestellt werden, um das Fortschreiten oder die Entwicklung einer Osteoporose zu verlangsamen. Kalzium kann zwar auch durch bestimmte Gemüse oder Pilze angeliefert werden, doch wird es aus pflanzlichen Produkten schlechter ausgenutzt als aus Milch und deren Verarbeitungsprodukten. Alternativ können Sojamilchdesserts und -drinks sowie kalziumangereicherte Säfte angeboten werden. Außerdem liefern Mineralwässer (Ca > 300 mg/l) einen Beitrag zur Bedarfsdeckung. Im Einzelfall müssen auch Kalziumpräparate eingesetzt werden (☞ Kap. 4.4).

Bei Hühnereiallergie sind zu meiden:
- Eier und alle Speisen, die mit oder aus Eiern zubereitet sind (z. B. Mayonnaise, manche Fertigsalate, Tiramisu, Eierlikör etc.);
- alle Lebensmittel und Speisen, denen Ei und Eiprotein z. B. als Bindemittel oder zu anderen technologischen Zwecken beigegeben werden: Teigwaren, Gebäck, Süßspeisen, Speiseeis, Brot (Krume mit Eiglasur), Ketchup, Pastetenfüllung, Frikadellen und käufliche Hackfleischfüllungen etc.

Eine Eiweißunterversorgung sowie Engpässe in der Zufuhr anderer essentieller Nährstoffe sind bei der Eiallergie nicht zu befürchten. In der Praxis wird jedoch beobachtet, daß es gleichzeitig auch zu Allergien gegenüber Geflügelfleisch kommen kann, wodurch der Abwechslungsreichtum in der Kost eingeschränkt wird.

Von Patienten mit Beifußgewürz-Kreuzallergien ist bekannt, daß gleichzeitig Unverträglichkeiten gegenüber bestimmten Gemüsen wie Sellerie, Karotten und Fenchel sowie gegenüber Kern- und Steinobst bestehen können. Die Erfahrung hat allerdings gezeigt, daß solche Allergien nur dann ausgelöst werden, wenn diese Gemüse oder Obstsorten roh

Bei den Beifußgewürz-Kreuzallergien ist bekannt, daß die Unverträglichkeiten gegenüber Sellerie, Karotten, Fenchel oder Kern- und Steinobst nur dann ausgelöst werden, wenn diese Gemüse- oder Obstsorten roh verzehrt werden. Ein ausreichendes Erhitzen (Kochen und Backen) verändert die Struktur der allergieauslösenden Proteine, so daß die Produkte dann ohne Beschwerden vertragen werden.

(weitgehend) hitzelabil*		**(weitgehend) hitzestabil***	
Gemüse	Kartoffeln	Gemüse/	Tomaten
	Sellerie	Hülsenfrüchte	Bohnen
	Karotte	Nüsse/Samen	Soja
	Kohlgemüse		Erdnuß
	Spinat		Haselnuß
	Spargel		Mandeln
Getreide	Gerste	Getreide	Roggen
	Mais		(bedingt hitzestabil)
	Weizen		Hopfen
Obst	Apfel	Tierische	Hühnerei
	Erdbeeren	Lebensmittel	Rind-,
	Bananen		Schweinefleisch
			Fisch
			Krusten-,
			Schalentiere

* Es können Sortenunterschiede bestehen.

Tab. 51: Lebensmittel mit hitzelabilen und hitzestabilen Allergenen

verzehrt werden. Eine küchenmäßig übliche Erhitzung durch Kochen oder Backen (Dünsten oder Dampfdruckgaren reicht oft nicht aus) führt zur Denaturierung (✓) der hitzeempfindlichen Allergene. Durch diese Veränderungen der Eiweißstrukturen geht die allergene Wirkung des Lebensmittels verloren (Tab. 51) und die Produkte werden beschwerdefrei vertragen. So wirkt beispielsweise ein roher Apfel allergieauslösend, Apfelkuchen oder Apfelkompott werden problemlos vertragen, gleiches gilt für Salat aus rohen geraspelten Möhren und gekochtes Karottengemüse.

4.4 Erkrankungen des Skeletts und des Bewegungsapparates

Osteoporose

Krankheitsbild, Häufigkeit, Ursachen, Folgeerscheinungen

Die Osteoporose ist die wahrscheinlich häufigste Knochenerkrankung im Alter. Es kommt zur krankhaften Verminderung der Knochenmasse, -struktur und -funktion. Experten gehen für Deutschland von 4–6 Millionen Patienten mit Osteoporose aus. Möglicherweise ist die Häufigkeit auch deutlich höher.

Durch die abnehmende Knochenmasse besteht ein erhöhtes Risiko für Knochenbrüche; es kann außerdem zu Deformierungen der Wirbelsäule kommen.

Die Osteoporose ist die wahrscheinlich häufigste Knochenerkrankung im Alter. Unter Osteoporose (✓) versteht man eine krankhafte Verminderung der Knochenmasse, -struktur und -funktion. Mit der Abnahme der Knochenmasse geht ein Verlust des Knochenkalziumgehalts einher. Durch die abnehmende Knochenmasse bzw. -härte und die damit nachlassende Belastbarkeit des Knochengerüstes besteht ein deutlich erhöhtes Risiko für Knochenbrüche. Besonders frakturgefährdet (✓) sind Oberschenkelhals, Wirbelsäule bzw. Wirbelkörper, Unterarm (Speiche) im Bereich des Handgelenks und Beckenknochen. Jährlich müssen etwa 70000 Patienten, überwiegend ältere Menschen, wegen Oberschenkelhalsfrakturen behandelt werden. Als weitere Folgen der Osteoporose können Deformierungen speziell der Wirbelsäule (Krummrücken, »Witwenbuckel«) sowie Schmerzen im Bereich der Wirbelsäule und Gelenke auftreten.

Die Angaben zur Häufigkeit der Osteoporose sind sehr unterschiedlich. Experten geben die Zahl der Osteoporoseerkrankten in Deutschland mit insgesamt 4–6 Millionen bzw. schätzungsweise 4,3 Millionen Frauen und 800000 Männer an. Aktuelle Untersuchungen gehen hingegen von einer wesentlich höheren Erkrankungszahl aus. So soll nach Ergebnissen einer europaweiten Studie die Osteoporosehäufigkeit 12%

(für Männer und Frauen) betragen. Für die Entwicklung einer Osteoporose können eine ganze Reihe von Ursachen (Tab. 52) ausschlaggebend sein.

Entscheidenden Einfluß haben die Ernährung, insbesondere eine ausreichende Kalziumversorgung, und regelmäßige körperliche Betätigung. Bis etwa Mitte des dritten Lebensjahrzehnts ist beim gesunden Menschen die Aktivität der aufbauaktiven Zellen im Knochengewebe höher als die der knochenabbauenden. Bei ausreichender Kalzium- und Vitamin-D-Zufuhr im Verbund mit einer regelmäßigen körperlichen Betätigung und Beanspruchung des Knochengerüstes ist es in dieser Phase möglich, die maximale Knochenmasse bzw. -dichte aufzubauen. Jenseits des 40. Lebensjahres überwiegen die knochenabbauenden Prozesse. Die jährliche Abbaurate

Verschiedene Ursachen können zur Entwicklung der Osteoporose beitragen. Eine in den ersten drei Lebensjahrzehnten aufgebaute hohe Knochenmasse, eine kalzium- und vitamin-D-reiche Ernährung und regelmäßige körperliche Bewegung sind die besten Voraussetzungen, der Osteoporose im Alter vorzubeugen.

Primäre Osteoporose
- Genetische Veranlagung (?)
- Ernährungsfaktoren
  - unzureichende Kalziumzufuhr, vor allem in den ersten drei Lebensjahrzehnten und bei Frauen in den Wechseljahren
  - unzureichende Vitamin-D-Versorgung (zzgl. geringer Aufenthalt im Freien und/oder Schutz vor Sonnenbestrahlung)
  - überhöhte Kochsalzzufuhr
  - hoher Alkoholkonsum, Alkoholismus
  - unzureichende Versorgung mit Magnesium, Fluorid, Vitamin K, Vitamin C
  - hoher Kaffeekonsum (?)
- erhöhter Bedarf an Kalzium und Vitamin D in Schwangerschaft und Stillzeit ohne ausreichende Steigerung der Zufuhr
- nachlassende Östrogenproduktion mit Beginn der Wechseljahre (besonderes Risiko ohne Östrogentherapie und bei gleichzeitig unzureichender Kalzium- und Vitamin-D-Versorgung)
- geringe körperliche Bewegung bzw. sportliche Betätigung
- Untergewicht

Sekundäre Osteoporose
- verminderte Kalziumresorption und erhöhte Kalziumverluste bei chronisch entzündlichen Darmerkrankungen und chronisch exokriner Pankreasinsuffizienz
- Hyperthyreose
- Erkrankungen mit Langliegezeiten oder Geh-/Körperbehinderungen
- Erkrankungen mit langfristiger Glukokortikoidtherapie (chronisch entzündliche Darmerkrankungen, rheumatische Erkrankungen, Bronchialasthma)

Tab. 52: Risikofaktoren für die Entstehung der Osteoporose

liegt mit individuellen Schwankungen bei etwa 0,5–1,5 %. Demnach sind eine in den ersten drei Lebensjahrzehnten aufgebaute hohe Knochenmasse und die Beibehaltung einer angepaßten Ernährung die beste Voraussetzung, der Osteoporose im Alter vorzubeugen bzw. ihr Auftreten zeitlich zu verzögern.

Die Knochen bestehen aus verschiedenen Mineralstoffen und aus Protein- bzw. Aminosäureverbindungen. Entscheidend für den Knochenaufbau ist eine ausreichende Kalziumzufuhr. Vitamin D fördert die Kalziumresorption im Darm und den Kalziumeinbau in die Knochen.

Ein hoher Knochenmineralgehalt (Kalzium, Phosphat, Fluorid, Magnesium u. a.) ist abhängig von verschiedenen Ernährungsfaktoren. Die Förderung der Knochengesundheit ist in erster Linie abhängig von einer lebenslang, vor allem aber im Wachstumsalter adäquaten Kalziumzufuhr im Verbund mit einer ausreichenden Versorgung an Vitamin D und Fluorid. Vitamin D fördert die Kalziumresorption im Darm und den Einbau des Kalziums in die Knochen. Fluorid wird selbst ins Knochengewebe eingelagert und trägt damit zur Erhöhung der Knochenhärte bei. An den Knochenaufbauvorgängen sind weiterhin die Vitamine K und C beteiligt.

Ungünstige Auswirkungen auf den Knochenstoffwechsel haben eine chronisch hohe Kochsalzaufnahme, hoher Alkoholkonsum bzw. Alkoholismus und Nikotingenuß.

Verschiedene Ernährungseinflüsse können sich auch ungünstig auf den Knochenstoffwechsel auswirken. So belegen Untersuchungen, daß eine hohe Kochsalzzufuhr (> 10 g/Tag) die Kalziumausscheidung über die Nieren fördert und damit die Bilanz des Knochenstoffwechsels negativ beeinflußt. Chronisch hoher Alkoholkonsum bzw. Alkoholismus stellen ebenfalls Risikofaktoren für die Osteoporose dar. Einerseits nimmt die Aktivität der knochenaufbauenden Zellen ab, andererseits kann bei alkoholbedingten Leberschädigungen der Vitamin-D-Stoffwechsel in der Leber beeinträchtigt sein. Hinzu kommt eine inadäquate Ernährung. Auch Rauchen (Nikotin) soll nach Ergebnissen verschiedener Studien einen negativen Effekt auf den Knochenstoffwechsel ausüben.

Schwangerschaft und Stillzeit beanspruchen den Kalziumstoffwechsel stark. Wird während dieser Zeit nicht für eine ausreichende Aufnahme gesorgt, geht dies zu Lasten der Knochenkalziumreserven der Mutter. Es kommt zum erhöhten Knochenabbau.

Eine wesentliche Belastung des Kalziumstoffwechsels stellen Schwangerschaft und Stillzeit dar. Im Verlauf der Schwangerschaft werden 25–30 g Kalzium an das Kind abgegeben. In der Stillzeit werden in Abhängigkeit von Stilldauer und Stillmenge ebenfalls hohe Kalziummengen abgegeben (ca. 33 mg Ca/100 ml Muttermilch). Dies kann die Kalziumreserven, also den Knochenkalziumgehalt der Mutter erheblich belasten, wenn während dieser Zeit die Kalziumaufnahme mit der Nahrung nicht ausreichend gesteigert wird. Die Frage der ausreichenden Kalziumzufuhr ist jedoch nicht nur für schwangere und stillende Frauen ein wesentliches Ernährungsproblem. Bereits bei Kindern und Jugendlichen werden im Durchschnitt die für die Wachstumszeit erforderlichen Mengen nicht mit der

Nahrung zugeführt. Besonders eklatant ist das durchschnittliche Zufuhrdefizit von 44 % bei jungen Mädchen (15–19 Jahre). Bei Frauen bis zu den Wechseljahren (19–51 Jahre) verbessert sich die Versorgung nicht durchgreifend; die Minderzufuhr an Kalzium beträgt zwischen 26 und 31 %.

Die Kalziumversorgung stellt für die Gesamtbevölkerung ein gravierendes Ernährungsproblem dar. Im Mittel haben schon Kinder und Jugendliche, besonders junge Mädchen, ein Zufuhrdefizit. Grundsätzlich erreichen Frauen unabhängig vom Alter im Durchschnitt nie die derzeit gültigen Zufuhrempfehlungen.

Die wichtigsten Kalziumlieferanten sind Milch und Milchprodukte sowie Käse. Keine andere Lebensmittelgruppe, sieht man von bestimmten kalziumreichen Mineralwässern und kalziumangereicherten Obstsäften ab, enthält so hohe Kalziummengen. Hinzu kommt, daß Laktose in Milch und Milcherzeugnissen die Kalziumresorption im Darm fördert. Kalzium wird im Darm generell schlecht ausgenutzt. Hohe Kalziumresorptionsraten von etwa 40 % sind vor allem für Milch und Milcherzeugnisse festzustellen, die Milchzucker enthalten. Milch und Milchprodukte, vor allem aber Käse liefern weiterhin Vitamin D an, so daß auch auf diesem Weg zur Kalziumresorption und zur optimalen Kalziumverwertung im Knochenstoffwechsel beigetragen wird. Ein hohes Risiko einer unzureichenden Kalziumversorgung ist vor allem dann gegeben, wenn aus Gründen einer Milchallergie oder Laktoseintoleranz konsequent auf diese Produkte verzichtet wird und durch andere Lebensmittel und Kalziumpräparate kein entsprechender Ausgleich herbeigeführt wird.

Einen entscheidenden Einfluß auf den Knochenstoffwechsel haben die männlichen und weiblichen Geschlechtshormone. Androgene und Östrogene entfalten knochenaufbauende Wirkungen. Der Östrogenhaushalt der Frauen unterliegt während der Wechseljahre erheblichen Veränderungen. Mit dem Rückgang der Östrogenbildung im Körper läßt entsprechend der knochenschützende Effekt nach, und der Knochenabbau wird begünstigt. Kommen in dieser Zeit eine unzureichende Kalzium- und Vitamin-D-Versorgung hinzu, wird das Risiko für die Entwicklung einer Osteoporose deutlich erhöht. Experten gehen davon aus, daß etwa 30 % der Frauen während des Klimakteriums einen erheblichen Knochenmasseverlust erleiden und damit ein hohes Osteoporoserisiko entwickeln. Knochenprotektive Maßnahmen (Östrogengabe, kalzium- und vitamin-D-reiche Ernährung, körperliche Bewegung) sind daher in diesem Lebensabschnitt besonders wichtig.

Knochenschützende Maßnahmen wie Östrogentherapie, kalziumreiche- und vitamin-D-reiche Ernährung sowie regelmäßige körperliche Bewegung sind in und nach den Wechseljahren besonders wichtig, um das Risiko für eine Osteoporose-Entwicklung zu senken.

Den Ergebnissen der Nationalen Verzehrsstudie (☞ Literaturverzeichnis: DGE, 1996) zufolge besteht jedoch bei Frauen jenseits des 51. Lebensjahres ein Kalziumzufuhrdefizit von

Um der Osteoporose, auch mit Blick auf die höhere Lebenserwartung, vorzubeugen, raten Experten zu einer deutlichen Steigerung der Kalziumzufuhr. Dies gilt für Männer und Frauen gleichermaßen.

17 %. Die Diskrepanz zwischen empfohlener Aufnahme und tatsächlicher Zufuhr stellt sich erheblich gravierender dar, wenn man nicht die Zufuhrempfehlung von täglich 800 mg (☞ Literaturverzeichnis: DGE, 1995), sondern aktuelle Empfehlungen US-amerikanischer Institutionen zugrunde legt. Danach wird Frauen (> 50 Jahre) ohne Östrogentherapie eine Kalziumaufnahme von 1 500 mg und unter Östrogengabe von 1 000 mg/Tag zur Prävention (✓) einer Osteoporose angeraten. Jenseits des 65. Lebensjahres sollten Männer wie Frauen 1 500 mg Kalzium täglich erhalten. Auch Osteoporose-Experten in Deutschland sehen die Forderung nach einer deutlich höheren Kalziumzufuhr im Alter als gerechtfertigt an, um bei steigender Lebenserwartung osteoporotische Knochenveränderungen möglichst hinauszuzögern. Gemessen an diesen höheren Zufuhrempfehlungen nehmen Senioren (> 65 Jahre) in Deutschland nicht einmal die Hälfte der geforderten 1 500 mg auf.

vorlesen

Ein erhöhtes Osteoporoserisiko haben beispielsweise Patienten mit chronisch entzündlichen Darmerkrankungen, mit chronisch exokriner Pankreasinsuffizienz, mit Hyperthyreose und mit langfristiger Kortikoidtherapie.

Zur sekundären Osteoporose kann es infolge von verschiedenen Erkrankungen kommen, die beispielsweise zu erhöhten Resorptionsverlusten an Kalzium führen (Durchfälle). Dazu zählen beispielsweise chronisch entzündliche Darmerkrankungen oder chronisch exokrine Pankreasinsuffizienz (☞ Kap. 4.2). Die bei chronisch entzündlichen Darmerkrankungen verabreichten Glukokortikoide vermindern die Kalziumresorption im Darm und können langfristig zur Entwicklung einer Osteoporose beitragen. Glukokortikoide können weiterhin in der Behandlung von rheumatischen Erkrankungen oder von Bronchialasthma eingesetzt werden. Auch bei Patienten mit Hyperthyreose (Schilddrüsenüberfunktion ✓) wird über ein höheres Osteoporoserisiko berichtet.

Ziele der Behandlung und Behandlungsmaßnahmen

Wesentliches Ziel der Behandlung ist die Verlangsamung des Knochenabbaus. Wenn möglich, soll ein Zuwachs an Knochenmasse erreicht werden, um die Knochenstabilität zu verbessern und Knochenbrüchen vorzubeugen.

Zielsetzung der Behandlung ist die Verlangsamung des Knochenabbaus, und wenn möglich ein Zuwachs an Knochenmasse, um die Knochenstabilität zu erhalten oder zu verbessern. Damit soll das Risiko für Knochenbrüche gesenkt werden. Bei Patienten mit Schmerzen im Bereich der Wirbelsäule und der Gelenke ist teilweise eine individuell angepaßte Schmerztherapie erforderlich. Als Behandlungsmaßnahmen bei Osteoporose stehen derzeit zur Verfügung:

- angepaßte Ernährung,
- Verabreichung von Kalzium- und Vitamin-D-Präparaten,
- regelmäßige körperliche Bewegung mit mechanischer Belastung des Skeletts (Gymnastik, eventuell Krankengymnastik, Spazierengehen),
- medikamentöse Schmerztherapie,
- medikamentöse Behandlung zur Verringerung des Knochenabbaus und/oder zur Stimulation des Knochenaufbaus (z. B. mit Östrogenen, Kalzitonin, Fluorid, Biphosphonaten).

Durch eine medikamentöse Therapie zur Verringerung des Knochenabbaus und zur Stimulation des Knochenaufbaus, die Gabe von Kalzium, Vitamin D, eine angepaßte Ernährung und eine Bewegungstherapie soll besonders gefährdeten Patienten geholfen werden.

Durch Östrogene (Frauen), Fluoride, Biphosphonate und die Gabe des knochenaufbauend wirkenden Hormons Kalzitonin soll der Knochenabbau aufgehalten werden oder, wenn möglich, ein Zuwachs an Knochenmasse in Richtung des altersentsprechenden Niveaus erreicht werden. Die Verabreichung dieser Medikamente wird in der Regel mit der Gabe von Kalziumpräparaten und Vitamin D kombiniert. Eine medikamentöse Therapie zur Verringerung des Knochenabbaus erfolgt häufig bei solchen Patienten, die gemessen am altersentsprechenden Niveau knochengesunder Menschen einen erheblichen Knochenmasseverlust aufweisen und/oder bereits Frakturen erlitten haben.

Diät bei Osteoporose

Grundsätzlich finden auch in der Ernährung des Osteoporose-Patienten die 10 Regeln für eine vollwertige Ernährung Anwendung (☞ Kap. 3.2). Bei untergewichtigen Patienten sollte die Kalorienzufuhr so gesteigert werden, daß das Normalgewicht erreicht wird (BMI: 24 für Männer bzw. 22 für Frauen, ☞ Kap. 4.1 Übergewicht). Untergewicht und eine damit verbundene geringere Muskelmasse gehen erfahrungsgemäß häufig mit einer höheren Knochenabbaurate einher und sollten daher als Risikofaktoren für Osteoporose ausgeschaltet werden. Energiezulagen von ca. 500 kcal täglich werden in der Regel auch von älteren Menschen toleriert. Die Verteilung der Hauptnährstoffe sollte unverändert 15 % Protein, 30 % Fett und 55 % Kohlenhydrate betragen.

Abgesehen von einer Phase des Gewichtsaufbaus ist die Ernährung des Osteoporosepatienten nicht eiweißreicher als die des Gesunden. Eine Proteinzufuhr gemäß den üblichen Empfehlungen von 60–80 g täglich erweist sich als ausreichend und sinnvoll, da Proteine bzw. Aminosäuren im Darm die Kalziumresorption fördern. Hingegen wird beobachtet, daß bei überhöhter Proteinaufnahme (>100 g/Tag) die Kalziumausscheidung mit dem Harn gefördert, die Kalziumbilanz also negativ beeinflußt werden kann. Auch überhöhte Kochsalzzufuhren gehen mit einer höheren Kalziumharnausscheidung einher, so daß eine Beschränkung der Kochsalzzufuhr auf 5–6 g/Tag gemäß den Empfehlungen sinnvoll ist. Zur Umsetzung dieser Empfehlung gilt es, das Zusalzen einzuschränken (ca. 2 g/Tag), besonders salzhaltige Lebensmittel und Würzmittel zu meiden und unter den kochsalzhaltigen Lebensmitteln bewußt auszuwählen (☞ Tab. 35, Kap. 4.1 Hypertonie). Starke Kaffeetrinker sollten den Konsum auf 2–3 Tassen täglich reduzieren und auch für den Alkoholkonsum gilt »in Maßen erlaubt« (☞ Kap. 2.4, Alkohol). Eine ausreichende Zufuhr von Magnesium als Knochenmineralstoff ist ebenfalls notwendig. Magnesiumreich sind vor allem Grüngemüse und Vollkornprodukte (☞ Kap. 2.4, Tab. 13).

Für die Ernährung des Osteoporose-Patienten gelten grundsätzlich die 10 Regeln für eine vollwertige Ernährung. Besonders beachtet werden sollten eine Beschränkung der Kochsalzaufnahme und ein mäßiger Alkoholkonsum.

Eine tägliche Kalziumzufuhr in der Höhe der derzeitigen Empfehlungen von 800 mg kann beispielsweise durch folgende Lebensmittel und Verzehrsmengen sichergestellt werden:

- ca. 250 ml fettarme Milch (auch Kefir, Buttermilch) **oder**
- 250 g Joghurt, Quark, Milch-/Grießpudding, Milchreisdesserts (jeweils fettarme/-reduzierte Produkte) oder auch Milchspeiseeis **und**
- ca. 50–90 g Käse (Hartkäse ist kalziumreicher, ☞ Kap. 4.3, Tab. 48) **und/oder**
- 0,7 Liter (1 Fl.) Mineralwasser (Ca >300 mg/Liter) **und**
- 0,2 Liter kalziumangereicherten Orangensaft zum Frühstück.

Verschiedene Gemüsesorten, insbesondere Grünkohl, Fenchel und Lauch liefern in Verzehrsportionen von etwa 200 g ebenfalls nennenswerte Mengen an Kalzium an. Das setzt jedoch voraus, daß nährstoffschonend vor- und zubereitet wird, um Verluste beim Putzen oder Waschen des Gemüses gering zu halten, und schließt ein, daß das Kochwasser zur Soßenzubereitung mitverwendet wird.

Bei Patienten mit Milchallergie kann auf Sojamilchprodukte zurückgegriffen werden, aber in der Praxis erweist sich die regelmäßige zusätzliche Einnahme von Kalziumpräparaten oft als unumgänglich. Patienten mit Laktoseintoleranz hingegen vertragen Käse (laktosefrei) und auch bestimmte nicht erhitzte Joghurtprodukte, wodurch die ausreichende Kalziumzufuhr erleichtert wird.

Bei Patienten mit Kuhmilchallergie entfallen Milch, alle Milchverarbeitungsprodukte und Käse als Kalziumlieferanten. Neben kalziumreichen Mineralwässern, kalziumangereicherten Orangensäften und Sojamilchprodukten kann mit Kalziumpräparaten für eine Bedarfsdeckung gesorgt werden. Bei Patienten mit Laktoseintoleranz kann auf Käse und bestimmte nicht erhitzte Joghurtprodukte zurückgegriffen werden, so daß sich das Problem der Kalziumzufuhr besser lösen läßt als bei Milchallergikern.

Unabhängig von Milchallergie und Laktoseintoleranz bereitet eine dauerhafte Steigerung der Kalziumzufuhr auf die zur Diskussion stehenden 1500 mg/Tag Probleme. Eine weitere Erhöhung des Verbrauchs an Milch, Milchprodukten und Käse geht zugleich mit einer Erhöhung der Proteinzufuhr einher. Selbst bei Auswahl fettärmerer Käsesorten läßt es sich nicht vermeiden, daß es zur Erhöhung der Fett- und Cholesterin- sowie der Kochsalzzufuhr kommt. Im Gegenzug müßte die Kohlenhydrataufnahme gesenkt werden. Insbesondere bei Hypertonie, Hyperlipidämie und Diabetes mellitus tangiert dies unerwünschterweise andere erforderliche Diätmaßnahmen. Es bietet sich daher nur die Möglichkeit einer ergänzenden Einnahme von Kalziumpräparaten (Brause-, Kautabletten, Dragees) an. Bei höheren Dosierungen haben sich für eine bessere Kalziumausnutzung eine über den Tag verteilte Aufnahme oder aber eine abendliche Einnahme (Knochenabbau nachts) als günstig erwiesen.

Eine von Experten empfohlene dauerhafte Erhöhung der Kalziumzufuhr auf 1500 mg/Tag gelingt durch die ergänzende Einnahme von Kalziumpräparaten.

Vitamin D wird ebenfalls durch Milch, Milcherzeugnisse, vor allem durch Käse, ebenso durch Eier (Eigelb), Butter und Margarine, Pilze (Champignons, Steinpilze, Pfifferlinge) und Leber angeliefert. Besonders vitamin-D-reich ist Seefisch, und zwar die fettreichen Arten und geräucherten Produkte. Die Zufuhrempfehlung (DGE, 1995) für Vitamin D von 5 µg/Tag (= 200 IE) kann erreicht werden, wenn täglich in den oben genannten Mengen Milch, Milcherzeugnisse und Käse, zweimal wöchentlich Seefisch, etwa 20–30 g Streichfette täglich sowie 2–3 Eier in der Woche verzehrt werden. Auf geräucherte Fischprodukte sollte bei Hyperlipidämie, Hypertonie und Hyperurikämie wegen des hohen Fett- und Kochsalzgehaltes und der Purinanlieferung verzichtet werden. Nach den Ergebnissen der Nationalen Verzehrsstudie wird von älteren Männern (>65 Jahre) die Vitamin-D-Zufuhrempfehlung im Durchschnitt erreicht, während bei älteren Frauen ein Zufuhrdefizit von im Mittel 16 % besteht.

Vitamin D ist in Milch-, Milchprodukten und Käse sowie in Seefisch, Butter, Margarine und Eiern enthalten. Eine Zufuhr in Höhe der Empfehlung (5 µg/Tag) ist mit üblicher Ernährung möglich.

Experten sehen für Osteoporose-Patienten im Verbund mit einer hohen Kalziumzufuhr eine zwei- bis vierfach höhere

Die Behandlung von Osteoporose-Patienten sieht in der Regel eine Steigerung der Vitamin-D-Zufuhr auf das Zwei- bis Vierfache der Empfehlungen vor, die mit der üblichen Ernährung nicht zu realisieren ist. Es müssen zusätzlich Vitamin-D-Präparate gegeben werden.

Vitamin-D-Aufnahme als erforderlich an (10–20 µg = 400–800 IE). Diese Zufuhrmengen sind bei üblicher Ernährung und bei Einhaltung anderer Empfehlungen zur Gesundheitsprävention nicht zu realisieren, so daß eine ergänzende Aufnahme von Vitamin-D-Präparaten notwendig wird. Von einer ausreichenden Eigensynthese des Vitamin D in der Haut bei Sonnenbestrahlung kann bei älteren Menschen nicht grundsätzlich ausgegangen werden. Einerseits wird bei alten Menschen ein nachlassendes Vitaminsynthesevermögen der Haut angenommen, andererseits meiden viele eine direkte Sonnenbestrahlung oder können sich wegen Gehbehinderung und Bettlägerigkeit selten oder gar nicht im Freien aufhalten.

Rheumatische Erkrankungen – rheumatoide Arthritis

Krankheitsbild, Häufigkeit, Ursachen

Die wahrscheinlich häufigste rheumatische Erkrankung ist die rheumatoide Arthritis. Die Häufigkeit wird mit etwa 1 % in der Bevölkerung angegeben.

Zu den rheumatischen Erkrankungen zählen verschiedenste Krankheitsbilder durch chronisch entzündliche Veränderungen von Gelenken, Wirbelsäule, Bindegewebe oder von Gefäßen. Die wahrscheinlich häufigste rheumatische Erkrankung ist die rheumatoide Arthritis (✓), die auch als chronische Polyarthritis bezeichnet wird. Experten gehen von einer Häufigkeit der rheumatoiden Arthritis von etwa 1 % in der Bevölkerung aus, wobei Frauen drei- bis viermal häufiger erkranken als Männer. Die Bezeichnung »Rheuma« leitet sich aus dem Griechischen ab und bedeutet »fließen«, im Sinne von fließenden, ziehenden Schmerzgefühlen.

Bei der rheumatischen Arthritis kommt es zu schmerzhaften Entzündungsschüben mit Rötungen, Schwellungen und eingeschränkter Beweglichkeit der betroffenen Gelenke. Häufig betroffen sind die Gelenke der Finger, aber auch der Zehen. Mit der Dauer des Krankheitsverlaufs können sich Versteifungen, Fehlstellungen und Funktionsverluste von Gelenken ergeben.

Bei der rheumatoiden Arthritis besteht eine Fehlsteuerung im Abwehrsystem. Die Ursache hierfür ist bislang ungeklärt. Eine erbliche Veranlagung wird nicht ausgeschlossen. Das körpereigene Immunsystem richtet seine Abwehrkräfte gegen die Gelenkschleimhaut (Synovialis ✓), was Entzündungsreaktionen in den betroffenen Gelenken hervorruft. Die rheumatische Arthritis tritt zu Beginn häufig an kleinen Gelenken beispielsweise der Finger oder auch der Zehen auf. Die Patienten leiden bei den in Schüben auftretenden Entzündungsattacken unter heftigen Schmerzen, verbunden mit Rötungen und Schwellungen der betroffenen Gelenke. Charakteristisch ist auch eine eingeschränkte Beweglichkeit bzw. eine morgendliche Steifigkeit der Gelenke. Im Verlauf schwerer Entzündungen kann der

Gelenkknorpel und angrenzendes Knochengewebe zerstört werden, was mit der Zeit Versteifung, Fehlstellungen und Funktionsverlust hervorrufen kann. Bei Langzeitkranken wird außerdem ein erhöhtes Osteoporoserisiko beschrieben.

Bislang ist nicht geklärt, wie es zur Auslösung der Entzündungsschübe kommt. In den letzten Jahren wird diskutiert, ob dabei Ernährungseinflüsse eine Rolle spielen. Eine Reihe von Untersuchungen zeigen, daß sich eine Ernährung, reich an tierischen Lebensmitteln ungünstig auswirkt. In diesem Zusammenhang ist entscheidend, daß vor allem durch tierische Lebensmittel Arachidonsäure, eine langkettige Fettsäure, angeliefert wird. Aus Arachidonsäure können im Stoffwechsel eine Reihe von entzündungsvermittelnden und -fördernden Botenstoffen gebildet werden. Da Patienten unter vegetarischer Ernährung, also unter fleischloser Ernährung, über eine Besserung ihrer Beschwerden berichten und sich klinisch zugleich eine nachlassende Entzündungsreaktion nachweisen ließ, wird derzeit von einer krankheitsfördernden Bedeutung der Arachidonsäure ausgegangen.

Die Ursache der rheumatischen Arthritis ist bislang ungeklärt. Auch ist nicht bekannt, wie es zur Auslösung der Entzündungsschübe kommt. Möglicherweise spielen dabei Ernährungsfaktoren eine Rolle. Mit einer Ernährung, reich an tierischen Lebensmitteln, wird in höheren Mengen Arachidonsäure aufgenommen, aus der im Stoffwechsel entzündungsvermittelnde und -fördernde Botenstoffe gebildet werden.

Ziele der Behandlung und Behandlungsmaßnahmen

Ziele sind Schmerzlinderung und Bekämpfung der Entzündung durch Verabreichung entsprechender Medikamente bzw. Medikamentenkombinationen. Wesentlich sind weiterhin geeignete physikalische Therapiemaßnahmen, dazu zählen Kältebehandlung der betroffenen Gelenke und Massagen. Sinnvoll sind außerdem angepaßte Bewegungsmaßnahmen und/oder krankengymnastische Übungen, um die Mobilität anzuregen und die Bewegungsfähigkeit zu erhalten und zu fördern. Als wesentliche Ziele der diätetischen Behandlung werden derzeit die Senkung der Arachidonzufuhr mit der Nahrung und die Synthesehemmung der Entzündungsstoffe angesehen.

Behandlungsziele sind Schmerzlinderung, Entzündungshemmung und Erhalt bzw. Förderung der Beweglichkeit betroffener Gelenke durch medikamentöse und physikalische Therapiemaßnahmen.

Diät bei rheumatoider Arthritis

Es liegen derzeit eine Reihe von Therapieerfahrungen vor. Danach verdichten sich die Erkenntnisse über günstige Wirkungen einer vegetarischen Ernährung, um die Arachidonsäureaufnahme wirkungsvoll zu senken. Vegetarisch bedeutet dabei, daß vor allem Fleisch und Fleischerzeugnisse und Eier

Grundsätzlich gelten für Patienten mit rheumatoider Arthritis die 10 Regeln für eine vollwertige Ernährung.

Trotz der Einschränkung von Fleisch, Fleischerzeugnissen und Eiern ist die Diät nicht proteinarm.

gemieden werden. Im übrigen kann an den grundsätzlichen Empfehlungen für eine vollwertige Ernährung (☞ Kap. 3.2) festgehalten werden. Trotz der Einschränkung des Fleisch- und Eierkonsums ist die Ernährung nicht proteinarm, sondern es gelten die gleichen Mengenempfehlungen für die Aufnahme von Eiweiß, Fett und Kohlenhydraten wie für den Gesunden im Rahmen der 10 Regeln für eine vollwertige Ernährung.

Zur Senkung der Arachidonsäurezufuhr sollte auf Fleisch, Fleischwaren und Wurst sowie Geflügel und Eier verzichtet werden. Die Proteinzufuhr sollte vor allem durch (fettarme bzw. -reduzierte) Milch, Milchprodukte und Käse sowie durch Seefisch erfolgen.

Fettfische wie Hering, Lachs und Makrele enthalten zwar hohe Mengen an Arachidonsäure, aber auch an Eicosapentaensäure, einer mehrfach ungesättigten Fettsäure. Diese hemmt die Bildung von Entzündungsstoffen aus Arachidonsäure im Stoffwechsel. Gleiches gilt für α-Linolensäure, die in Soja-, Raps- und Leinöl vorkommt.

Eine Reduzierung der Arachidonsäurezufuhr gelingt durch das Meiden von Fleisch, Fleischwaren, Wurst, Geflügel und Eiern. Die Proteinzufuhr sollte durch Milch, Milchprodukte und Käse sowie durch Seefisch und durch pflanzliche Proteinträger (Hülsenfrüchte, Sojaprodukte, Vollkornprodukte, Gemüse, Kartoffeln) erfolgen. Bei Auswahl magerer Milcherzeugnisse, fettärmerer Käsesorten und fettarmen Seefischsorten gelingt es, die Arachidonsäureaufnahme auch durch diese Produkte vergleichsweise niedrig zu halten. Fettfische wie Lachs, Makrele oder Hering enthalten zwar hohe Mengen an Arachidonsäure, sie liefern aber zugleich die Fettsäure Eicosapentaensäure an. Eicosapentaensäure ist eine mehrfach ungesättigte Fettsäure, die im Stoffwechsel die Bildung von Entzündungsstoffen aus Arachidonsäure hemmen kann. Lachs, Makrele und Hering sind daher in der Ernährung des Patienten mit rheumatoider Arthritis erwünscht. Eine vergleichbar hemmende Wirkung entfaltet weiterhin die α-Linolensäure, die reichlich in Lein-, Soja- und Rapsöl enthalten ist. Entsprechend sollten diese Öle bei der Zubereitung Verwendung finden. Als Streichfette sind hochwertige Margarinesorten mit hohem Anteil an mehrfach ungesättigten Fettsäuren erwünscht.

Da durch die chronischen Entzündungsvorgänge der Bedarf an antioxidativen Nährstoffen, vor allem an Vitamin E erhöht ist, empfehlen Experten eine zusätzliche Gabe von Vitamin E.

Aus klinischen Untersuchungen ist weiterhin bekannt, daß durch die Entzündungsvorgänge der Bedarf an antioxidativ (✓) wirkenden Nährstoffen erhöht ist. Dies gilt vor allem für die Vitamine E und C, aber auch für das Spurenelement Selen. Der erhöhte Bedarf scheint die Ursache dafür zu sein, daß Patienten mit rheumatoider Arthritis zu einem hohen Prozentsatz erniedrigte Vitamin-E-Blutkonzentrationen, also Anzeichen einer unzureichenden Versorgung, aufweisen. Der Bedarf an Vitamin E (12 mg/Tag) kann durch hochwertige pflanzliche Öl- und Margarinesorten gedeckt werden. Doch die therapeutischen Erfolge (Verbesserung der Entzündungszeichen) sind an Zufuhren gebunden, die ein Vielfaches (10–100 x höher) des Bedarfs betragen und durch eine übliche Ernährung nicht bereitgestellt werden können. Die Diskussion über die Höhe therapeutisch wirkungsvoller Vitamin-E- und Selengaben ist noch nicht abgeschlossen.

4.5 Erkrankungen der Nieren und harnableitenden Organe

Chronische Niereninsuffizienz

Krankheitsbild, Ursachen, Folgeerscheinungen

Zur chronischen Niereninsuffizienz (✓) kommt es durch fortschreitenden Untergang von funktionsfähigem Nierengewebe. Dabei nimmt die glomeruläre Filtrationsleistung (✓) ab, und die Konzentration harnpflichtiger Stoffe im Blut steigt an

Zur chronischen Niereninsuffizienz kommt es durch fortschreitenden Untergang von funktionsfähigem Nierengewebe. Von einer chronischen Niereninsuffizienz spricht man bei dauerhaft erhöhten Blutkonzentrationen ausscheidungspflichtiger Stoffe und dem Rückgang der glomerulären Filtrationsleistung auf < 30 ml/Minute.

Stadium/Kennzeichen
I: Volle Kompensation Kein Anstieg der harnpflichtigen Stoffe (Kreatinin, Harnstoff) bei normaler Eiweißzufuhr, aber: Rückgang der GFR* (< 90 ml/min) und der Konzentrationsfähigkeit**, Harnmenge normal oder erhöht II: Kompensierte Retention Anstieg von harnpflichtigen Substanzen, aber: noch keine oder geringfügige Beschwerden (s.Tab. 54); Kreatinin < 6 mg%, Harnstoff 50–150 mg%, GFR < 60 ml/min, Harnmenge normal oder stark erhöht (Polyurie ✓), Neigung zur Hyperkaliämie, Hyponatriämie, Hypokalziämie III: Präterminale Niereninsuffizienz Starker Anstieg der harnpflichtigen Substanzen, massive Einschränkung der GFR, urämische Symptome individuell unterschiedlich; Kreatinin 6–15 mg%, Harnstoff 150–300 mg%, GFR < 10 ml/min, Harnmenge kann normal oder eingeschränkt sein (Oligurie✓), Neigung zu progressiver Hyperkaliämie IV: Terminale Niereninsuffizienz/Urämie Dialysebedürftigkeit; Kreatinin> 15 mg%, Harnstoff > 300 mg%, GFR < 5 ml/min, Harnproduktion stark eingeschränkt, Oligurie bis Anurie (✓), lebensbedrohliche Komplikationen (Elektrolytstörungen, Herz-Kreislaufprobleme, urämisches Koma)
* GFR = Glomeruläre Filtrationsleistung, Angabe erfolgt in ml/Minute, Normalwert bei Männern etwa 120 ml/min, bei Frauen etwa 110 ml/min.; beim alten Menschen auch auf < 110 ml absinkend. ** Nachlassende Konzentrationsfähigkeit bedeutet: für die gleiche Menge harnpflichtiger Stoffe ist eine höhere Harnmenge erforderlich.

Tab. 53: Stadien der chronischen Niereninsuffizienz

(☞ Kap. 2.6). Von chronischer Niereninsuffizienz spricht man bei dauerhaft erhöhten Blutkonzentrationen (Retention ✓) von ausscheidungspflichtigen Stoffen (z. B. Harnstoff, Kreatinin ✓) und dem Rückgang der glomerulären Filtrationsleistung auf < 30 ml/ min.

Eine Reihe verschiedener Ursachen können für die Nierengewebeschädigung verantwortlich sein. Häufig sind es wiederholt auftretende schwere Entzündungen der Nieren sowie arteriosklerotische (✓) Nierengefäßveränderungen als Folge von Hypertonie (✓) oder Diabetes mellitus (✓). Auch infolge langjähriger Einnahme bestimmter Medikamente oder durch Belastung mit Schwermetallen (z. B. Kadmium) und organischen Lösungsmitteln kann es zur Schädigung des Nierengewebes kommen. Die Entwicklung einer chronischen Niereninsuffizienz verläuft allmählich, nicht selten über Jahre oder auch Jahrzehnte. Zu einem Anstieg der Konzentrationen von Harnstoff und Kreatinin, den ausscheidungspflichtigen Abbauprodukten des Proteinstoffwechsels, kommt es dann, wenn mehr als 60 % des funktionstüchtigen Nierengewebes zerstört sind und die glomeruläre Filtrationsleistung auf weniger als 50 ml/Minute (☞ Kap. 2.6) abgesunken ist (Tab. 53).

Die Entwicklung der chronischen Niereninsuffizienz verläuft allmählich. Zu einem Anstieg der ausscheidungspflichtigen Abbauprodukte des Stoffwechsels kommt es infolge des Untergangs von mehr als 60 % des Nierengewebes.

Zu Beginn verläuft die chronische Niereninsuffizienz meist ohne Beschwerden. Bei fortschreitender Erkrankung (ab Stadium II) leiden die Patienten individuell verschieden unter Müdigkeit, Schwäche, Kopfschmerzen, Appetitlosigkeit, Übelkeit oder Erbrechen sowie Juckreiz der Haut. Auch kann sich bei weiterem Fortschreiten der Erkrankung die Haut gelbbräunlich verfärben (Café-au-lait-Farbe). Ebenso sind erhöhte Eiweißverluste mit dem Harn möglich, was die Neigung zur Oedembildung (✓) erhöht. Es kann zu Wasserablagerungen in Körpergeweben, aber auch zur Erhöhung des Blutvolumens kommen. Typisch sind beispielsweise Schwellungen der Augenlider oder der Unterschenkel sowie leicht eindrückbare Wasserpolster auf dem Fußrücken oder an den Fußknöcheln (in der Betreuung beachten!). Schreitet der Nierenfunktionsverlust fort und unterbleibt oder versagt eine Behandlung, reichern sich die harnpflichtigen Substanzen im Blut weiter an. Es kommt weiterhin zu Veränderungen der Elektrolytkonzentrationen im Blut und zur Übersäuerung des Blutes. Schwere gesundheitliche Komplikationen sind im Stadium der präterminalen (✓) Niereninsuffizienz (III) zu erwarten; akut lebensbedrohlich ist das Nierenversagen, die terminale (✓) Nieren-

Schwere gesundheitliche Komplikationen treten im Stadium der präterminalen Niereninsuffizienz auf. Das Nierenversagen, die terminale Niereninsuffizienz (Urämie), ist akut lebensbedrohlich.

insuffizienz. Das terminale Stadium (IV) der Niereninsuffizienz wird auch als Urämie (✓), als Harnvergiftung bezeichnet. Die massive Anreicherung von stickstoffhaltigen und anderen ausscheidungspflichtigen Stoffen und die Übersäuerung des Blutes kann dann zum urämischen Koma führen. Die progressive Hyperkaliämie (Herzrhythmusstörungen, plötzlicher Herzstillstand) sowie die Belastung von Herz-Kreislauf und Atmung durch Überwässerung des Organismus (Tab. 54) erfordern notfallmäßiges Handeln.

Herz-Kreislauf	Bluthochdruck, erhöhte Belastung der Herztätigkeit, Herzrhythmusstörungen, Entzündung des Herzbeutels (Perikarditis ✓), Überwässerung/Oedembildung, lebensbedrohliche Beeinträchtigung der Herztätigkeit durch Hyperkaliämie
Lunge	Dyspnoe (✓), auch vertiefte Atmung bei Übersäuerung des Blutes, Lungenoedem, Lungenentzündung
Zentralnervensystem	Konzentrationsschwäche, Müdigkeit, Polyneuropathie (✓), erhöhte Neigung zu Krampfanfällen, Wesensveränderungen, Psychosen, Bewußtseinstrübung, urämisches Koma
Verdauungstrakt	Appetitlosigkeit, Übelkeit, Erbrechen, Durchfälle (erhöhtes Exsikkoserisiko ✓), Resorptionsstörungen, entzündlich-toxische Schädigung der Magen-Darm-Schleimhaut, erhöhte intestinale Blutungsneigung
Blut	Anämie (✓), Abnahme der Thrombozyten (✓), dadurch erhöhte Blutungsneigung, verminderte Leistung des Abwehrsystems
Haut	Juckreiz, gestörte Wundheilung, blasse Hautfarbe (→ Anämie), auch gelb-bräunliche Hautfärbung (Café-au-lait-Farbe) (→ hohe Urobilinogenkonzentration*)
Knochen	gestörter Knochenstoffwechsel/erhöhter Knochenabbau, Entkalkung der Knochen

* Urobilinogen = Abbauprodukt des Häm; Häm ist der rote Blutfarbstoff, Bestandteil des Hämoglobins in den Erythrozyten

Tab. 54: Chronische Niereninsuffizienz – mögliche Symptome des präterminalen/terminalen Stadiums

Ziele der Behandlung und Behandlungsmaßnahmen

Behandlungsziel ist es, das Fortschreiten der Niereninsuffizienz aufzuhalten und das Eintreten der präterminalen bzw. terminalen Niereninsuffizienz möglichst lange hinauszuzögern.

Behandlungsziel ist es, das Fortschreiten der Niereninsuffizienz aufzuhalten und damit das Eintreten der präterminalen und terminalen Niereninsuffizienz zu verhindern bzw. so lange als möglich hinauszuzögern. Soweit erkennbar und möglich, sollten die für die Niereninsuffizienz auslösenden Ursachen ausgeschaltet werden: Meiden von schädlichen Substanzen, Absetzen von nierenschädigenden Medikamenten oder Behandlung von Nierenentzündungen.

Des weiteren ermöglichen es folgende, individuell anzupassende Behandlungsmaßnahmen, dem Fortschreiten der Niereninsuffizienz entgegenzuwirken und den Folgeerscheinungen und Beschwerden zu begegnen:

Durch eine medikamentöse Therapie sollen Störungen des Wasser- und Elektrolythaushaltes, des Blut-pH-Wertes, des Knochenstoffwechsels sowie eine Hypertonie, eine Überwässerung des Organismus verbessert werden.

- Medikamentöse Behandlung:
  - mit bestimmten Diuretika und Gabe von Bikarbonat zur Regulation des Wasser- und Elektrolythaushalts und des Blut-pH-Werts,
  - zur Besserung einer Hypertonie, einer Hyperkaliämie und einer Herzinsuffizienz,
  - Behandlung einer Hypokalziämie und einer Hyperphosphatämie zur Prävention einer Knochenstoffwechselstörung,
  - Behandlung bzw. Prävention einer Anämie.

Die Diät bei Niereninsuffizienz soll durch Senkung der Proteinzufuhr, durch angepaßte Zufuhr von Kalorien, Flüssigkeit, von Kochsalz, Kalium, Kalzium und Phosphor dazu beitragen, daß die Nierenfunktion entlastet und die Verschlechterung des Krankheitsbildes hinausgezögert werden.

- Diättherapie:
  - Senkung der Proteinzufuhr mit der Nahrung und Anpassung an das jeweilige Stadium der Niereninsuffizienz, um die Menge des im Stoffwechsel gebildeten Harnstoffs zu begrenzen,
  - gleichzeitige Zufuhr eines hochwertigen Proteins (essentielle Aminosäuren ↑), um den Abbau körpereigenen Proteins und Anfall von Harnstoff so gering wie möglich zu halten,
  - ausreichende Kalorienzufuhr, um einen Abbau von Körpergewicht und von Körperprotein zu vermeiden,
  - Anpassung der Flüssigkeits- und Kochsalzzufuhr an Harnmenge sowie Natrium- und Chloridgehalt im Harn, Berücksichtigung von Flüssigkeitsverlusten durch Erbrechen und/oder Durchfälle,
  - kochsalzarme Kost bei Hypertonie und Oedembildung,
  - Sicherstellung der Vitaminversorgung und der Zufuhr essentieller Spurenelemente, Sicherstellung der Kalziumzufuhr.

Reichen diese Maßnahmen nicht aus, ein Fortschreiten der Erkrankung zu verhindern, und es kommt zum Nierenversagen, müssen die Patienten dialysiert werden. Es stehen heute verschiedene Verfahren zur Blutwäsche zur Verfügung. Die Wahl des Dialyseverfahrens ist von der Patientensituation (Alter, körperliches Befinden, Gefäßbeschaffenheit, Kreislaufsituation etc.), dem Auffassungsvermögen und dem Verständnis des Patienten, den technischen Möglichkeiten und den Möglichkeiten pflegerischer Betreuung abhängig. Bei Dialysepatienten bedarf es wiederum einer angepaßten medikamentösen und diätetischen Behandlung. Sehr wesentlich ist für die Diät des dialysierten Patienten, daß die Ernährung nicht mehr proteinarm, sondern relativ proteinreich sein muß.

Die Ernährung des Dialysepatienten muß ebenfalls eng an die individuelle Patientensituation angepaßt werden, die Diät ist nicht proteinarm, sondern relativ proteinreich.

Diät bei chronischer Niereninsuffizienz

Es gibt nicht **die** Diät bei chronischer Niereninsuffizienz, vielmehr müssen die jeweiligen Ernährungsmaßnahmen individuell an die Patientensituation (klinisches Bild, körperliche Verfassung, Ernährungszustand etc.), an das jeweilige Stadium der Niereninsuffizienz (Blut-, Harnwerte, Blutdruck etc.) und die medikamentöse Therapie angepaßt werden. Eine proteinarme Ernährung bei fortgeschrittener Niereninsuffizienz stellt im Vergleich zu Diäten bei Stoffwechselerkrankungen wie Diabetes mellitus oder Hypertonie (☞ Kap. 4.1) eine wesentlich gravierendere Umstellung dar. Ein hohes Maß an Akzeptanz, Disziplin und Einsicht des Patienten in die Notwendigkeit der Ernährungsmaßnahmen sind gefordert. Die Realisierung einer annehmbaren Kostzusammenstellung verlangt je nach Situation vom Patienten selbst oder der zuständigen Küche Sachkenntnis und ein gerüttelt Maß an Phantasie. Diätkochbücher und Rezeptsammlungen mit praxisnahen Anleitungen für eine proteinarme Ernährung sind hier eine wertvolle Hilfe.

Kernstück der Diät bei Niereninsuffizienz ist die an die jeweilige Restfunktion der Nieren angepaßte Zufuhr von Eiweiß, Flüssigkeit und Elektrolyten (vor allem von Kochsalz und Kalium). Man spricht daher auch von einer *bilanzierten Ernährung*, die die nachfolgend genannten Voraussetzungen berücksichtigen sollte (Tab. 55).

Die Diät bei niereninsuffizienten Patienten muß bilanziert werden. Das bedeutet, die Ernährung muß sich an der jeweiligen Restfunktion, den Harnstoff- und Kreatininblutkonzentrationen, der Harnmenge und den jeweiligen Elektrolytstörungen orientieren.

Zufuhr von Energie, Fett und Kohlenhydraten Eine ausreichende Kalorienzufuhr ist wesentliche Voraussetzung dafür, daß der Abbau von Körpergewicht und von körpereigenem Protein verhindert wird, und daß die noch zulässige und aufgenommene Proteinmenge zum Erhalt von Körperprotein genutzt und nicht zur Energiebereitstellung verbraucht wird. Bei körperlich wenig bis mäßig aktiven Patienten (>65 Jahre) wird eine Kalorienaufnahme von 30–35 kcal/kg Körpergewicht/Tag angeraten. Allerdings sollte eine individuelle Kontrolle der Gewichtsentwicklung erfolgen. Spontane Gewichtszunahmen z. B. von 0,5–1,5 kg an zwei aufeinanderfolgenden Tagen sprechen für Wassereinlagerungen. Bei untergewichtigen Patienten sollte ein Gewichtsaufbau bis zum Normalgewicht (BMI von 24 für Männer bzw. 22 für Frauen) angestrebt werden.

Beispiel: älterer Mann, 68 Jahre, Körpergewicht 73 kg, Körpergröße 1,75 m

Stadium der Erkrankung*	**Ernährungsmaßnahmen**
I	Protein (0,8 g/kg KG/Tag): 60 g, Fett: 75 g (ca. 30%), Kohlenhydrate: 355 g (ca. 61%), Energie: 2400 kcal (ca. 35 kcal/kg KG/Tag) Trinkmenge an Harnmenge anpassen; Kochsalz: 5 g/Tag, bei Polyurie an Harnnatriumverluste anpassen; Kalium: ca. 3 g/Tag
II	Protein (0,5–0,6 g/kg KG/Tag)**: 37 g, Fett: 80 g (ca. 31%), Kohlenhydrate [anteilig: Maltodextrinpulver]: 365 g (63%), Energie: 2400 kcal Trinkmenge an Harnmenge anpassen, bei Oligurie einschränken; Kochsalz anpassen an Harnnatriumausscheidung, Oedemneigung und Blutdruckverhalten; Kalium: 2 g/Tag
III	Protein (0,3–0,4 g/kg KG/Tag)***: 22 g, Fett: 85 g (ca.33%), Kohlenhydrate: 370 g (ca. 63%), Energie: 2400 kcal Trinkmenge an Harnmenge anpassen, bei Oligurie einschränken; bei Hypertonie und Oedembildung: kochsalzarme Ernährung (3 g/Tag) (☞ Kap. 4.1, Hypertonie); bei Hyperkaliämie: Kaliumzufuhr einschränken; bei Hyperphosphatämie und Hypokalziämie: Verabreichung von Kalziumpräparaten, Phosphatbindern und Vitamin D

* Stadien der chronischen Niereninsuffizienz, s. auch Tab. 53
** Gesamtmenge 35–40 g/Tag
*** Gesamtmenge 20–25 g/Tag

Tab. 55: Diät bei chronischer Niereninsuffizienz – Eiweißzufuhr und Nährstoffverteilung

Die Kalorien werden durch Fett und in der Hauptsache durch Kohlenhydrate geliefert. Die Fettmenge muß gegenüber den üblichen Empfehlungen angehoben werden. Damit wird das Volumen der Nahrung, die Kohlenhydratzufuhr und die Menge an Gemüse und Kartoffeln (Kaliumaufnahme) begrenzt. Zudem gelingt es durch Verwenden von pflanzlichen Ölen, eventuell auch von Butter oder Sahne zu Soßen, Gemüse, Kartoffelpüree oder Dressings, auch bei appetitlose(re)n Patienten die Kalorienaufnahme sicherzustellen (verstecktes Fett!). Auf jeden Fall sollten 30 % des Gesamtfetts durch hochwertige pflanzliche Öle und Margarine gedeckt werden, um den Bedarf an essentiellen Fettsäuren und an Vitamin E sicherzustellen. Die Kohlenhydrate werden durch Kartoffeln, Gemüse (Hülsenfrüchte nur bedingt wegen des höheren Proteingehaltes und Verträglichkeit), Salate, Obst, in fortgeschrittenen Stadien durch spezielle proteinarme Brote und Backwaren sowie Teigwaren, Stärke (zum Abbinden von Soßen), Maltodextrinpulver (zum Einrühren in Getränke oder Obstspeisen), eventuell auch Marmelade und nur in kleinen Mengen durch Milch oder Milchprodukte zugeführt.

Die Kalorien werden hauptsächlich durch Fett und Kohlenhydrate geliefert. Die Fettmenge wird über die üblichen Empfehlungen hinaus angehoben, damit die notwendige Kohlenhydratzufuhr begrenzt wird, das Nahrungsvolumen abnimmt. Die Kohlenhydratzufuhr muß vergleichsweise hoch sein, ohne Protein anzuliefern. Es empfiehlt sich daher, einen Teil der Kohlenhydratmenge mit Maltodextrinpulver zu decken.

Zufuhr von Protein Im *Stadium I* ist eine normale Kostzusammenstellung und eine übliche Proteinzufuhr in Höhe von 0,8 g/kg Körpergewicht/Tag möglich. Auf proteinarme Ersatzprodukte für Brot, Back- und Teigwaren muß nicht zurückgegriffen werden. Läßt sich erkennen, daß Milch, Milchprodukte und Käse in nicht ausreichender Menge verzehrt werden, müssen kalziumreiche Mineralwässer (> 300 mg Ca/Liter), kalziumangereicherte Säfte bevorzugt und in manchen Fällen auch Kalziumpräparate verabreicht werden. Bei einer Diät zum Körpergewichtsaufbau sollte versucht werden, die Eiweißzufuhr nicht auf das momentane, sondern das angestrebte Körpergewicht zu berechnen. Allerdings sind dann Harnstoff- und Kreatininwerte zu kontrollieren.

Mit fortschreitender Niereninsuffizienz muß die Proteinzufuhr gesenkt werden. Bei einer täglichen Eiweißaufnahme von 35–40 g/Tag ist nur noch einmal täglich der Verzehr jeweils einer kleinen Portion Fleisch, Fisch, Geflügel oder Eierspeisen möglich. Die begrenzte Proteinmenge schränkt auch den Verzehr von Milch, Milcherzeugnissen und Käse erheblich ein (Kalziumpräparate!).

Im *Stadium II* muß die Proteinaufnahme auf 0,5–0,6 g/kg Körpergewicht und Tag (Gesamtmenge ca. 35–40 g/Tag) gesenkt werden, dabei muß gleichzeitig hochwertiges Protein aufgenommen werden, um den Bedarf an essentiellen Aminosäuren zu decken. Die proteinreduzierte Diät wird ab einer Harnstoffkonzentration von > 100 mg% empfohlen, um einen weiteren Anstieg soweit als möglich hinauszuzögern. In der Praxis bewährt sich das wechselnde Angebot einer (kleinen)

Zur Einsparung von Proteinen kann und muß im Stadium II und III der chronischen Niereninsuffizienz auf proteinarme Ersatzprodukte für Brot, Backwaren und Teigwaren zurückgegriffen werden.

Portion Fleisch, Fisch, Geflügel (je ca. 100 g) oder einer Eierspeise pro Tag. Die begrenzte Proteinzufuhr schränkt den Verzehr von Käse, den kalziumreichsten Lebensmitteln, aber auch von Milch und Milcherzeugnissen in der Menge deutlich ein. Die Menge dieser tierischen Lebensmittel, die hochwertiges Protein und eine Reihe essentieller Nährstoffe anliefern, kann gesteigert werden, wenn andererseits durch den Einsatz von proteinarmen Spezialprodukten (Brot, Teigwaren) Protein eingespart wird.

Im präterminalen Stadium der Niereninsuffizienz muß die Proteinzufuhr auf den Minimalbedarf beschränkt werden. Gleichzeitig muß mit dieser Minimalmenge von 20–25 g/Tag eine möglichst hohe Proteinwertigkeit erreicht werden, um den Eiweißhaushalt im Gleichgewicht zu halten.

Um die Kalziumzufuhr auf jeden Fall sicherzustellen und dem höheren Risiko eines verstärkten Knochenabbaus bei Niereninsuffizienten vorzubeugen, empfiehlt es sich, ergänzend ein Kalziumpräparat zu verwenden. Dabei ist es sinnvoll, gleichzeitig Vitamin D, und zwar direkt in der stoffwechselwirksamen Verbindung zu verabreichen. Im *Stadium III*, wenn sich infolge der deutlich verminderten Nierenfunktion die Blutharnstoffkonzentration nicht mehr <150 mg% einschränken läßt, ist eine Proteinzufuhr nur noch in Höhe des Minimalbedarfs von 0,3–0,4 g/kg Körpergewicht/Tag möglich (Gesamtmenge 20–25 g/Tag, ☞ Kap. 2.4 Protein).

Um den Proteinhaushalt möglichst im Gleichgewicht zu halten, also einen Körpereiweißverlust soweit als möglich zu vermeiden, muß das zugeführte Protein sehr hochwertig sein. In der Praxis bestehen zwei Möglichkeiten, dieser Forderung gerecht zu werden. Dies ist zum einen die Anwendung der *Kartoffel-Ei-Diät*, und zum anderen die *Schweden-Diät*.

Die Kartoffel-Ei-Diät ist das täglich zu verabreichende Kernstück der streng proteinarmen Diät.

Die Kartoffel-Ei-Diät, konzipiert von den deutschen Medizinern Kluthe und Quirin, sieht eine ganz bestimmte Mengenkombination von Kartoffeln und Eiern in **einer** Mahlzeit vor, nämlich 410 g Kartoffeln und 1 Ei der Gewichtsklasse 6 (ca. 14 g Eiweiß insgesamt).

Bei dieser Zusammenstellung wird ein Proteinverhältnis von 3 : 2 (Kartoffelprotein : Eiprotein) realisiert und eine optimale Ergänzung der essentiellen Aminosäuren aus Kartoffeln und Ei erreicht. Im Vergleich zu allen anderen üblichen Lebensmitteln und Lebensmittelkombinationen wird damit die höchste Proteinwertigkeit erreicht, d. h., mit einer äußerst geringen Gesamtproteinmenge von ca. 14 g wird eine maximal machbare Zufuhr an essentiellen Aminosäuren erreicht. Die Kartoffel-Ei-Mahlzeit ist das Herzstück der täglichen Ernährung des schwer niereninsuffizienten Patienten. Die Zusammenstellung der übrigen Mahlzeiten ist durch die Proteinbegrenzung deutlich eingeschränkt. Es verbleibt eine geringe Restmenge von 6–11 g Protein/Tag, die mit Gemüse, Salate, Obst, proteinarmen Ersatzprodukten für Brot, Back-, Teigwaren sowie mit proteinarmen, vegetabilen (✓) Brotauftstrichen (☞ Grüne Liste) aufgenommen wird.

Ein Verzehr von Fleisch, Fleischwaren, Wurst, Fisch, Geflügel, von Käse sowie von Nüssen ist nicht möglich. Bei geschickter Kostzusammenstellung lassen sich Joghurt und Quark in kleinen Mengen und zur Steigerung der geschmacklichen Attraktivität in den Speiseplan einbauen. Gerichte mit Hülsenfrüchten sind einerseits vergleichsweise proteinhaltig, werden andererseits von niereninsuffizienten Patienten mit gastrointestinalen Beschwerden auch schlecht toleriert.

Erfahrungen aus der Praxis zeigen außerdem, daß nach einer gewissen Zeitspanne die Akzeptanz der Kartoffel-Ei-Diät nachläßt und sich Zeichen eines zunehmenden Abbaus körpereigenen Proteins einstellen. Daher raten Experten zu einem phasenweisen Wechsel zwischen Kartoffel-Ei-Diät und Schweden-Diät.

Die Praxis zeigt, daß nach einer gewissen Zeitspanne die Akzeptanz der Kartoffel-Ei-Diät nachläßt und sich auch Anzeichen eines Körperproteinabbaus einstellen. Eine alternative proteinarme Ernährung ist die Schweden-Diät.

Die Schweden-Diät, konzipiert von dem schwedischen Arzt Bergström, erlaubt eine freie Auswahl unter den eiweißliefernden Lebensmitteln. Die erlaubte Gesamteiweißzufuhr beträgt allerdings unverändert 20–25 g/Tag. Das hat zur Folge, daß die erlaubten Verzehrsmengen an Fleisch, Geflügel, Fisch, Käse oder Milch nur sehr gering sind, und oft überschritten werden. Proteinarmes Brot sollte Bestandteil der Schweden-Diät bleiben, da somit der Spielraum für die Auswahl unter den eiweißhaltigen bzw. tierischen Lebensmitteln etwas erhöht werden kann. Die Zufuhr der essentiellen Aminosäuren wird durch die Verabreichung von entsprechenden Tabletten sichergestellt. Diese Medikation (✓) macht die Schweden-Diät allerdings zu einer teuren Ernährungsform.

Grundsätzlich ist bei beiden proteinarmen Kostformen nicht zu erwarten, daß die Gesamtheit der Vitamine und Spurenelemente (Jod, Eisen, Zink, u.a.) in ausreichender Menge zugeführt werden. Es empfiehlt sich eine ergänzende Zufuhr entsprechender Präparate. Bei Patienten mit gastrointestinalen Problemen können die Vitamine auch in Intervallen parenteral gegeben werden.

Grundsätzlich sollte bei proteinarmer Ernährung die Gesamtheit der Vitamine und Spurenelemente mit entsprechenden Präparaten verabreicht werden.

Niereninsuffiziente Patienten zeigen bei fortgeschrittener Erkrankung aufgrund krankheitsbedingter hormoneller Stö-

Unbedingt erforderlich ist eine ausreichend hohe Zufuhr an Kalzium und Vitamin D (stoffwechselwirksame Form), da niereninsuffiziente Patienten durch hormonelle Veränderungen und Elektrolytstörungen ein hohes Risiko für Knochenerkrankungen haben.

rungen erniedrigte Blutkalzium-, aber erhöhte Blutphosphatspiegel. Damit ist ein erhöhtes Risiko für Knochenabbauvorgänge verbunden. Abhilfemaßnahmen sind u.a. eine gesteigerte Kalziumzufuhr, eine Verabreichung der stoffwechselaktiven Vitamin-D-Verbindung und eine Senkung der Phosphataufnahme. Die Phosphatzufuhr mit der Nahrung sinkt bereits im Rahmen der proteinarmen Ernährung. Vor allem Fleisch, Fleischwaren, Wurst, Fisch, Geflügel, aber auch Käse tragen erheblich zur Phosphataufnahme bei. Die zusätzliche Verabreichung phosphatbindender Substanzen verringert das Ausmaß der Phosphatresorption im Darm. Zur oralen Gabe von Kalzium (1–2 g/Tag) haben sich daher Präparate aus Kalziumkarbonatverbindungen bewährt, da Kalziumkarbonat Phosphat im Darm unlöslich binden kann (Kalziumphosphat) und zur Ausscheidung mit dem Stuhl bringt. Durch die Karbonataufnahme kann außerdem der Übersäuerung des Blutes entgegengewirkt werden.

Um einer Anämie vorzubeugen, ist ärztlicherseits abzuwägen, ob Eisenpräparate oral gegeben werden. Nicht alle Patienten vertragen, nicht zuletzt aufgrund gastrointestinaler Beschwerden, diese Medikation.

Die Trinkmenge muß an die Harnmenge angepaßt werden, um einer Überwässerung des Organismus, einer Hypertonie und Oedembildung vorzubeugen. Bei Polyurie bedarf es einer sehr hohen Trinkmenge, bei Oligurie einer deutlich reduzierten.

Zufuhr von Flüssigkeit und Elektrolyten Die zulässige und notwendige Trinkmenge orientiert sich in allen Stadien der Niereninsuffizienz an der Harnmenge. In der Phase der erhöhten Harnproduktion (Polyurie✓) bedarf es einer entsprechend hohen Trinkmenge (z. B. 3–4,5 Liter), um einer Exsikkose vorzubeugen. Bei fortschreitender Erkrankung ergibt sich dann zumeist das Bild der Oligurie (✓), der deutlich nachlassenden Harnproduktion (<400 ml/24 Stunden). In dieser Situation sollte die Trinkmenge der ausgeschiedenen Harnmenge entsprechen. Dieses für die Tagespraxis vereinfachte Vorgehen setzt voraus, daß die Wasserverluste durch Atmung, über die Haut und den Stuhl in etwa der Flüssigkeitsaufnahme durch die feste Nahrung und das Oxidationswasser entsprechen (☞ Kap. 2.5). Eine exakte Bilanzierung ist jedoch dann erforderlich, wenn Flüssigkeitsverluste durch Erbrechen, Durchfall, Fieber auftreten oder wenn beim täglichen Wiegen des Patienten deutliche Gewichtszunahmen, also Wassereinlagerungen festzustellen sind.

Entsprechend sind Zuschläge oder Minderzufuhren bei der Trinkmenge erforderlich. Bei Zuständen mit Polyurie ist mit erhöhten Verlusten an Natrium und Chlorid zu rechnen, daher ist eine Beschränkung der Kochsalzaufnahme nicht notwendig, sondern im Gegenteil sogar risikoreich. Die Kochsalzaufnahme sollte in der Höhe der Empfehlungen von 5 g/Tag liegen. Zumeist sind höhere Zufuhren erforderlich, um die Verluste auszugleichen (Überprüfung der Natrium- und Chloridausscheidung mit dem Harn notwendig). Bei nachlassender Harnproduktion steigt das Risiko einer verminderten Natriumausscheidung, einer Hypertonie und Oedembildung. In dieser Situation ist eine kochsalz- bzw. natriumarme Diät angebracht (☞ Kap. 4.1, Hypertonie). Ist eine streng natriumarme Ernährung erforderlich, muß auf entsprechende Spezialprodukte zurückgegriffen werden. Dabei erweist sich als günstig, daß die proteinarmen Brot, Back- und Teigwaren zugleich natriumarm sind. Eine fortschreitende Niereninsuffizienz geht mit der Entwicklung von Hyperkaliämien einher. Eine Medikation zur Senkung des Blutkaliumspiegels kann durch die Diät unterstützt werden. Durch das Wässern von Gemüse und Kartoffeln, das Abgießen des Kochwassers und das Meiden kaliumreicherer Obstsorten (z. B. Bananen, Avocado, (Honig)melone, Kirschen, Kiwi, Weintrauben sowie Trockenobst) kann die Kaliummenge deutlich gesenkt werden.

Da bei Polyurie mit erhöhten Verlusten an Natrium und Chlorid zu rechnen ist, muß nicht selten die Kochsalzaufnahme über 5 g/Tag betragen. Eine Überprüfung der Natrium- und Chloridausscheidung mit dem Harn ist daher notwendig.

Bei Oligurie nimmt die Natriumausscheidung ab, das Risiko für Hypertonie und Oedembildung steigt. Es ist eine natriumarme Diät notwendig.

Eine fortschreitende Niereninsuffizienz ist in der Regel mit der Entwicklung von Hyperkaliämien verbunden. Eine Medikation zur Senkung des Blutkaliumspiegels kann durch eine Senkung der Kaliumzufuhr mit der Nahrung wesentlich unterstützt werden.

Diät bei Dialyse

Die Ernährung bei Dialyse folgt ebenfalls dem Gesichtspunkt der Bilanzierung. Dabei bestehen zwei wesentliche Forderungen:

- Es bedarf einer ausgleichenden Zufuhr von Nährstoffen (Eiweiß, Aminosäuren, wasserlösliche Vitamine, verschiedene Mineralstoffe und Spurenelemente), die unerwünschterweise bei der Blutwäsche mit entfernt werden.
- Es bedarf einer Ernährung, die dazu beiträgt, eine Überwässerung des Organismus zu verhindern und Elektrolytstörungen entgegenzuwirken.

Die Ernährung bei Dialyse muß ebenso bilanziert werden wie zuvor in den verschiedenen Stadien der Niereninsuffizienz. Dabei ist es notwendig, Verluste an Nährstoffen, die durch die Blutwäsche verursacht werden, auszugleichen.

Um diesen Zielen zu entsprechen, sollten folgende Grundregeln berücksichtigt werden:

1. Die Ernährung des Dialysepatienten muß kalorisch ausreichend sein (30–35 kcal/kg Körpergewicht/Tag, >65 Jahre), um zu verhindern, daß Körpergewicht und Körperprotein abgebaut bzw. zugeführtes Protein zu Energiezwecken ver-

Die Ernährung des Dialysepatienten muß relativ eiweißreich sein, um die Verluste an Eiweiß und an Aminosäuren durch die Blutwäsche auszugleichen.

Tierische Lebensmittel liefern zwar hochwertiges Protein, enthalten zugleich aber auch reichlich Phosphate. Um der Hyperphosphatämie entgegenzuwirken, muß die Phosphatzufuhr jedoch gesenkt werden. Daher ist es sinnvoll, die Proteinzufuhr anteilig durch spezielle phosphatfreie Proteinkonzentrate zu decken.

Auch der Dialysepatient sollte Kalzium- und Vitamin-D-Präparate erhalten, um einem erhöhten Knochenabbau vorzubeugen.

Die Kochsalzaufnahme sollte 5 g/Tag nicht überschreiten, um einer Hypertonie und Oedembildung vorzubeugen. Zusalzen und besonders salzreiche Lebensmittel sind zu vermeiden. Die Kaliumzufuhr sollte 2 g/Tag nicht überschreiten, um einer Hyperkaliämie vorzubeugen.

braucht werden. Bei untergewichtigen Patienten sollte jedenfalls eine Gewichtszunahme angestrebt werden.

2. Die Proteinzufuhr muß auf 1–1,2 g, evtl. auf 1,5 g/kg Körpergewicht/Tag erhöht werden. Die höhere zulässige Proteinzufuhr erlaubt eine weitgehend normale Lebensmittelauswahl. Angeraten werden 2–3 x wöchentlich eine Portion Fleisch oder Geflügel, 2 x wöchentlich frischen Seefisch im Wechsel mit Eierspeisen oder einer Kartoffel-Ei-Diät. Damit soll hochwertiges Protein angeliefert werden. Eine tägliche Zufuhr von Milch und Milchprodukten trägt zur Kalziumversorgung bei. Auf Käse, Fleischwaren, Wurst ist weitgehend, auf Fischdauer- und -räucherwaren auf jeden Fall zu verzichten, da die Natrium- bzw. Kochsalzzufuhr eingeschränkt werden muß. Da nach wie vor das Problem der Hyperphosphatämie besteht und gerade tierische Lebensmittel reichlich Phosphate anliefern, hat sich die anteilige Proteinbedarfsdeckung mit Eiweißkonzentraten bewährt. Dies gilt vor allem für Patienten mit höheren Proteinzufuhren (> 90 g/Tag). Diese speziell für Dialysepatienten (☞ Grüne Liste) zugeschnittenen Eiweißkonzentrate sind phosphatfrei, natrium- und kaliumarm, zumeist auch cholesterin- und purinfrei, je nach Produkt auch angereichert mit wasserlöslichen Vitaminen, Vitamin D (stoffwechselwirksame Verbindung) und Spurenelementen. Das Eiweißpulver kann in Getränke, Milchspeisen, Obstkompotte oder in Kartoffelpüree eingerührt werden.
3. Um Knochenerkrankungen vorzubeugen sowie der Hypokalziämie und Hyperphosphatämie zu begegnen, empfiehlt es sich, die Zufuhr von Kalzium (1–2 g/Tag) beispielsweise als Kalziumkarbonat und die Verabreichung von Vitamin D (stoffwechselaktive Form) beizubehalten.
4. Bei Dialysepatienten kommt die Harnproduktion nahezu zum Erliegen (Anurie✓, < 100–150 ml/24 Stunden), entsprechend bedarf es einer kontrollierten und begrenzten Flüssigkeitszufuhr bei gleichzeitiger Einschränkung der Kochsalzaufnahme.

Da nach wie vor das Risiko einer Hyperkaliämie besteht, muß außerdem die Kaliumaufnahme eingeschränkt werden. Die Kochsalzaufnahme sollte 5 g/Tag nicht überschreiten. Es muß sparsam gesalzen werden. Besonders salzreiche Lebensmittel sind zu vermeiden (☞ Kap. 4.1, Hypertonie). Natriumarme Ersatzlebensmittel oder Kochsalzersatzmittel sind in der Regel nicht hilfreich, da sie die Kaliumzufuhr erhöhen. Die Kaliumzufuhr sollte aber möglichst 2 g/Tag nicht überschreiten. Hilfreich ist das Wässern von Gemüse, Kartoffeln, Salaten, das Weggießen von Kochwasser und das Meiden kaliumreicher Obstsorten. Kaffee enthält ebenfalls Kalium; da aber die Flüssigkeitszufuhr sehr begrenzt ist, fällt in der Regel eine Tasse Kaffee pro Tag nicht wesentlich ins Gewicht. Die begrenzte Flüssigkeitsaufnahme ist ein Kernproblem, auch für den älteren Menschen. Die zulässige Flüssigkeitsaufnahme errechnet sich bei der Hämodialyse (✓) aus der Harnmenge des Vortages zuzüglich 0,5 Liter (anteilig zur Deckung von Flüssigkeitsverlusten mit Stuhl, Atmung und über die Haut).

Kernproblem ist die stark begrenzte Trinkmenge. Bei Erbrechen, Durchfall oder Fieber, starkem Schwitzen muß die Flüssigkeitszufuhr selbstverständlich angehoben werden. Eine unkontrollierte Mehrzufuhr an Flüssigkeit kann jedoch zu erheblichen Problemen durch Überwässerung des Organismus führen.

Die Trinkmenge ist demzufolge sehr gering. Suppen und soßenreiche Gerichte müssen zu Lasten der Trinkmenge angerechnet werden, wodurch diese noch weiter eingeschränkt wird. Bei Durchfall, Erbrechen oder fieberhaften Erkrankungen sowie bei stärkerem Schwitzen in den Sommermonaten muß allerdings die Flüssigkeitszufuhr gesteigert werden. Nicht selten leiden die Patienten unter quälendem Durstgefühl. Eine unkontrollierte Mehrzufuhr an Getränken ist aber durch eine drohende Überwässerung des Organismus mit gesundheitlichen Risiken wie Hypertonie, Oedembildung oder Belastung von Herz-Kreislauf und Atmung verbunden. Um das Durstgefühl zu lindern, können folgende Maßnahmen hilfreich sein:

Um das Durstgefühl zu lindern, helfen einige Tricks.

- nur Trinken bei Durstgefühl; kleine Mengen langsam und schluckweise trinken,
- nicht zu den Mahlzeiten, sondern zwischendurch trinken,
- gesüßte Getränke vermeiden (Durstgefühl ↑); sinnvoll ist weiterhin die strikte Begrenzung der Salzzufuhr,
- zur Kühlung des Mundes saure (ungezuckerte) Drops oder Erfrischungsdragees lutschen
- einen Teil der zulässigen Trinkmenge als Eiswürfel lutschen,
- Lippen befeuchten und Mund mit kaltem Wasser ausspülen (Wasser aber ausspucken).

Eine tägliche Gewichtskontrolle (morgens und abends) ist erforderlich, um möglichst frühzeitig höhere Wassereinlagerungen zu erkennen und gesundheitlichen Risiken vorzubeugen.

Dialysepatienten benötigen eine ergänzende Zufuhr aller wasserlöslichen Vitamine sowie von Spurenelementen. Vitamin D muß verabreicht werden, Vitamin A und E werden meist nicht zusätzlich benötigt. Vitamin-K-Gabe gemäß dem Blutgerinnungsstatus!

5. Notwendig ist auf jeden Fall eine umfassende Supplementation (✓) mit wasserlöslichen Vitaminen und Spurenelementen. Die fettlöslichen Vitamine mit Ausnahme des Vitamin D müssen in der Regel nicht ergänzend zugeführt werden. Vitamin A und E gehen beim Dialysevorgang (Hämodialyse ✓) nicht verloren. Die Verabreichung von Vitamin K muß vom Blutgerinnungsstatus abhängig gemacht werden.

Harnsteinbildung

Häufigkeit, Krankheitsbild, Ursachen

Etwa 4 % der Bevölkerung sind Harnsteinpatienten. Wegen akuter Beschwerden werden jährlich ca. 400 000 Patienten behandelt. Charakteristisch ist die hohe Rate an Wiederholungserkrankungen, wenn eine Rezidivprophylaxe unterbleibt oder nicht erfolgreich ist.

Etwa 4 % der deutschen Bevölkerung sind Harnsteinpatienten und hatten ein- oder bereits mehrmals gesundheitliche Probleme durch Steinbildung in Nieren und/oder ableitenden Harnwegen. Wegen akuter Beschwerden sind jährlich nahezu 400 000 Behandlungen von Harnsteinpatienten notwendig. Charakteristisch für das Harnsteinleiden ist die hohe Zahl an Wiederholungserkrankungen. Je nach Patientensituation oder Steinart kommt es ohne eine konsequente Behandlung in 40–70 % der Fälle zur erneuten Steinbildung. Manche Experten sehen ohne vorbeugende Behandlung ein bis zu hundertprozentiges Rezidivrisiko (✓). Die überwiegende Zahl (ca. 95 %) der Harnsteine werden in den Nieren (Nierengewebe, -kelche, -becken) bzw. in den Harnleitern nachgewiesen, die übrige Zahl in Blase und Harnröhre. Allerdings muß der Ort der Steinlage zum Diagnosezeitpunkt nicht identisch mit dem Ort der Steinbildung sein.

Akute Beschwerden durch äußerst schmerzhafte Koliken treten auf, wenn sich die Steine im Nierengewebe oder den harnableitenden Organen bewegen, wodurch das Gewebe irritiert wird und Harnabflußstörungen und -stauungen hervorgerufen werden können. Akut bedrohlich sind Harnleiterrisse und bakterielle Infektionen der Nieren und harnableitenden Organe.

Zu akuten Beschwerden kommt es bei Bewegung und Verlagerung der Steine in den Nieren und harnableitenden Organen oder beim Steinabgang. Die Koliken (✓) werden ausgelöst durch Verletzung und Beeinträchtigung des steinumgebenden Gewebes und/oder durch Stauung bzw. Abflußbehinderung des Harns aus den Nieren, dem Nierenbecken, den Harnleitern oder der Blase. Eine Kolik bereitet äußerst heftige und krampfartige Schmerzen im Bereich der Nieren (Lendenwirbelbereich), in den Flanken und/oder im Unterleib. Bei Bewegung eines oder mehrerer Steine oder Harnabflußstauung besteht je nach Situation die Gefahr eines Harnleiterrisses und einer Urosepsis (✓) und ein erhöhtes, teilweise sogar lebensbedrohliches Risiko für bakterielle Infektionen des Nierengewebes oder des Nierenbeckens.

Kalziumoxalatsteinbildung

geringe Harnmenge und hohe Harndichte
- geringe Trinkmenge (Achtung: nachlassendes Durstempfinden bei älteren Menschen besonders problematisch!)
- erhöhte Verluste (Erbrechen, Durchfall, Fieber, erhöhte Stuhlmenge bei Gebrauch von Abführmitteln

erhöhte Kalziumausscheidung
- kalziumreiche Ernährung, Einnahme von Kalziumpräparaten
- Verabreichung von Vitamin D
- erhöhte Freisetzung von Kalzium aus den Knochen (z. B. bei Osteoporose)
- verminderte Rückresorption von Kalzium aus dem Primärharn und/oder
- erhöhte Resorption aus dem Darm

erhöhte Oxalsäureausscheidung
- oxalsäurereiche Ernährung (Spinat, Rote Bete, Rhabarber, Mangold, Schokolade, Kaffee, schwarzer Tee, Kakao)
- erhöhte Resorption von Oxalsäure bei bestimmten Erkrankungen des Verdauungstraktes (z. B. Morbus Crohn und chronische Pankreasinsuffizienz mit Steatorrhoe, Glutenintoleranz mit Steatorrhoe, Gallenwegserkrankungen)

erhöhte Harnsäureausscheidung (fördert Kalziumoxalatauskristallisation) (s. u.)

verminderte Ausscheidung von Magnesium und Zitrat (hemmen Kalziumoxalatauskristallisation)
- magnesiumarme Ernährung (Minderzufuhr z. B. an Grüngemüsen, Vollkornprodukten, Haferflocken, Hülsenfrüchten, Bananen, Beerenobst)
- geringe Zitratausscheidung durch mangelnde Zufuhr von Obst (vor allem Zitrusfrüchte oder deren Säfte) und/oder durch Störungen der Nierenfunktion

Harnsäuresteinbildung

geringe Harnmenge und hohe Harndichte (s. o.)

erhöhte Harnsäureausscheidung (s. o.)
- purinreiche Ernährung (Bevorzugung von Fleisch, Fleischwaren, Wurst, Innereien, Fisch, Meerestieren, Geflügel, Hülsenfrüchten)
- Behandlung mit harnsäureausscheidungsfördernden Medikamenten (Urikosurika) bei Patienten mit Hyperurikämie und Gicht
- Diäten zur Gewichtsreduktion
- erhöhter Zell- bzw. Purinabbau bei Tumorerkrankungen, bei Behandlung mit Zytostatika

niedriger Harn-pH-Wert (pH 5,5–6)
- Störungen der Tubulusfunktion
- säureüberschüssige Kost (vor allem reich an tierischen Eiweißlieferanten)

Tab. 56: Risikofaktoren für eine Harnsteinbildung

Nicht jede Steinbildung macht sich durch Koliken (✓) und andere gesundheitliche Beschwerden (Ziehen, Druckgefühl im Bereich der Nieren und Harnleiter) bemerkbar. Ein unerkanntes Steinleiden birgt aber das Risiko einer Behinderung des Harnabflusses und einer Schädigung oder Infektion des Nieren-, Blasen- oder Harnröhrengewebes.

Die meisten Harnsteine bestehen aus Kalziumoxalat, einer Verbindung des Mineralstoffs Kalzium und der Oxalsäure.

Bei etwa zwei Drittel aller Harnsteine, die analysiert werden können, ist der Hauptbestandteil Kalziumoxalat, eine Verbindung des Mineralstoffs Kalzium und der Oxalsäure, und in etwa 15 % Harnsäure. Die Harnsteinbildung ist ein multifaktorielles Geschehen (✓), d. h., es treffen mehrere auslösende Ursachen zusammen.

Die Gefahr einer Harnsteinbildung beginnt mit der Übersättigung des Harns an steinbildenden Substanzen, also beispielsweise von Kalzium, Oxalsäure oder Harnsäure (Tab. 56). Ursache hierfür können bestimmte Ernährungseinflüsse oder Stoffwechselstörungen sein. Die mit dem Harn ausgeschiedene Oxalsäure entstammt zu etwa 5–10 % – je nach Ernährungsgewohnheiten – aus der Nahrung, der Hauptanteil wird im Stoffwechsel als Abbauprodukt von verschiedenen Aminosäuren und des Vitamin C gebildet. Oxalsäure erfüllt nach heutigem Kenntnisstand keine lebensnotwendigen Funktionen im Körper und wird unverändert mit dem Harn ausgeschieden. Die durchschnittliche Ausscheidung (ohne oxalsäurereiche Lebensmittel) schwankt zwischen 10–45 mg/24 Stunden. Durch die Aufnahme oxalsäurereicher Lebensmittel wie Spinat, Rote Bete, Mangold, Rhabarber, Schokolade, schwarzer Tee, Kakao und Kaffee kann die Oxalsäureausscheidung in Abhängigkeit von Verzehrsmenge und -häufigkeit deutlich erhöht sein.

Die im Harn ausgeschiedene Oxalsäure entstammt in der Hauptsache dem Stoffwechsel (Abbau von verschiedenen Aminosäuren und des Vitamin C) und zu etwa 5–15% der Nahrung.

Oxalsäurereich sind Spinat, Mangold, Rote Bete, Rhabarber, Kaffee, schwarzer Tee, Schokolade und Kakao.

Zu einer erhöhten Resorption von Oxalsäure im Darm kann es bei Patienten mit verschiedenen Erkrankungen des Verdauungsapparates kommen, so beispielsweise bei Patienten mit Morbus Crohn, vor allem nach Ileum(teil)entfernungen, mit chronischer Pankreasinsuffizienz und Steatorrhoe (✓) (☞ Kap. 4.2) oder bei Patienten mit Glutenintoleranz und Steatorrhoe (☞ Kap. 4.3) oder Gallenwegserkrankungen. Die Resorptionsrate von Oxalsäure kann in diesen Fällen auf bis zu 50 % ansteigen.

Zur erhöhten Resorption von Oxalsäure kommt es bei verschiedenen Erkrankungen des Verdauungstraktes: Morbus Crohn, chronische Pankreatitis bzw. Glutenintoleranz mit Steatorrhoe, Gallenwegserkrankungen.

Die Höhe der Kalziumausscheidung ist abhängig vom Ausmaß der Resorption, von Auf- und Abbauvorgängen des Knochenstoffwechsels und von der Nierentätigkeit. Bei einer Kalziumaufnahme in Höhe der Empfehlungen (800 mg/Tag) kommt es üblicherweise zu einer Ausscheidung von 200–250 mg/Tag. Höhere Ausscheidungen können ernährungsbedingt oder das Ergebnis einer Kalziumsubstitution und/oder Vitamin-D-Gabe (☞ Kap. 4.4, Osteoporose) sein. Auch bei Frauen nach den Wechseljahren ohne Östrogentherapie werden

Die Höhe der Kalziumausscheidung ist abhängig von der Kalziumzufuhr mit der Nahrung bzw. mit entsprechenden Präparaten (Osteoporose), der Höhe der Kalziumresorption im Darm und der Vitamin-D-Versorgung sowie dem Ausmaß des Knochenabbaus im Alter.

aufgrund des höheren Knochenabbaus höhere Kalziumausscheidungen beobachtet. Bei anderen Patienten kann die höhere Kalziumausscheidung durch eine verminderte Rückresorption des Kalziums im Tubulusapparat (✓) aus dem Primärharn (Kap. 2.6) bedingt sein. Die erhöhten Verluste können dann wiederum durch hormonelle Gegenregulation zu verstärkter Resorption von Kalzium aus dem Darm führen. Die Harnsäure ist das Abbauprodukt der Purine. Purine werden einerseits mit der Nahrung aufgenommen, andererseits entstammen sie dem Abbau körpereigener Purine bzw. dem Abbau der DNS (✓) und RNS (✓) (☞ Kap. 2.4, Purine, ☞ Kap. 4.1, Hyperurikämie und Gicht). Erhöhte Harnsäureausscheidungen sind vielfach ernährungsbedingt, in manchen Fällen aber auch das Ergebnis einer harnsäureausscheidungsfördernden Behandlung von Patienten mit Hyperurikämie oder Gicht (☞ Kap. 4.1).

Eine erhöhte Harnsäureausscheidung fördert die Auskristallisation von Kalziumoxalat, so daß eine purinreiche Ernährung einen weiteren Risikofaktor des Kalziumoxalatsteinleidens darstellt.

Kommt es zur längerfristigen Übersättigung des Harns mit steinbildenden Substanzen, besteht ein steinbildungsbegünstigender Harn-pH-Wert, werden steinhemmende Substanzen in zu geringer Menge ausgeschieden, bestehen möglicherweise noch Harnabflußstörungen, so kann es zur Auskristallisierung steinbildender Substanzen, zur Kristallzusammenlagerung und letztlich zum Steinwachstum kommen.

Risikofaktoren einer Harnsteinbildung sind: unzureichende Harnverdünnung, Übersättigung des Harns mit steinbildenden Substanzen, Veränderung des Harn-pH-Wertes, Harnabflußstörungen, Ausscheidungsverringerung von steinbildungshemmenden und Ausscheidungserhöhung von steinbildungsfördernden Harnbestandteilen.

Ziele der Behandlung und Behandlungsmaßnahmen

Bei akuten Koliken ist zunächst eine schmerzlindernde und krampflösende medikamentöse Therapie angezeigt. Je nach Lokalisation und Größe des Steins, der körperlichen Verfassung des Patienten und in Abhängigkeit anderer gesundheitlicher Begleiterscheinungen kann versucht werden, einen Steinabgang herbeizuführen. Es besteht dadurch jedoch die Gefahr erneuter Koliken. In bis zu 50–60 % der Fälle sind die Maßnahmen für eine Steinausschwemmung erfolgreich. Daneben bestehen Möglichkeiten zur Schlingenextraktion (✓) und zur Steinzertrümmerung, aber auch hier entscheiden Größe, Lage und Patientensituation, welches Behandlungsverfahren angewandt werden kann. Auch bei den heute hochentwickelten und weitgehend patientenschonenden Verfahren der Steinzertrümmerung, bleibt einem Teil der Patienten eine operative Steinentfernung mit allen begleitenden Belastungen nicht erspart.

Bei Koliken ist zunächst eine schmerzlindernde und krampflösende Behandlung angezeigt. Je nach Steinlage, -größe und in Abhängigkeit von der Patientensituation kann eine Steinausschwemmung versucht werden. Dies kann allerdings zu erneuten Koliken führen. Steine können auch durch Schlingenextraktion oder durch Steinzertrümmerung beseitigt werden. Bei einem Teil der Patienten muß jedoch operiert werden.

Mit einer konsequenten Prophylaxe gelingt es nach heutigen Erfahrungen, die Rate der Wiederholungserkankung auf 10–15% zu senken.

Die Prophylaxe (✓) einer erneuten Steinbildung sollte nicht zuletzt wegen des potentiellen Risikos einer Operation und vor allem bei älteren, weniger belastbaren Menschen Priorität haben. Eine konsequente Therapie kann nach heutigen Erfahrungen die Rezidivrate auf 10–15 % absenken. Voraussetzung für ein erfolgreiches Vorgehen ist allerdings, daß aufgrund einer sorgfältigen Diagnose und der Analyse eines bereits abgegangenen Steins die Steinzusammensetzung und mögliche Einflußfaktoren für eine Steinbildung ermittelt werden. Als Prophylaxemaßnahmen sind je nach Steinart und Patientensituation geeignet:

Als Prophylaxemaßnahmen sind geeignet: Harnverdünnung, Einstellung eines günstigen pH-Wertes, Senkung der steinbildenden und -fördernden Bestandteile im Harn, Erhöhung der Ausscheidung von Steinbildungshemmern.

- ausreichende Harnverdünnung:
  - durch hohe Trinkmenge,
  - durch gleichmäßiges Trinken während des Tages; wenn es die Situation erlaubt, auch während der Nacht;
- Senkung der steinbildenden Substanzen (Kalzium, Oxalsäure, Harnsäure) im Harn:
  - durch angepaßte Ernährung,
  - durch Einsatz verschiedener Medikamente,
  - durch Behandlung einer Grunderkrankung (z.B. verschiedener Darmerkrankungen, Hyperurikämie/Gicht, Östrogenmangel in/nach Wechseljahren);
- Einstellung eines günstigen Harn-ph-Wertes (ph-Wert von 6,5–6,8):
  - durch Ernährungsumstellung bzw. geeignete Getränke,
  - durch Medikamente;
- Erhöhung der Ausscheidung von Magnesium und Zitronensäure:
  - durch Ernährungsumstellung,
  - durch Medikamente.

Diät beim Kalziumoxalat-Harnsteinleiden

Wesentlich ist für die Prophylaxe eines Kalziumoxalatsteins: Senkung der Kalzium- und der Oxalsäureausscheidung, Erhöhung der Harnmenge auf (2–)2,5 Liter/24 Stunden und der Magnesiumausscheidung.

Beim Kalziumoxalatsteinleiden sind wesentliche Ziele der Rezidivprävention: Senkung der Oxalsäureausscheidung auf <0,5 mmol/24 Stunden (<45 mg) und der Kalziumausscheidung auf <5 mmol/24 Stunden (<200 mg), Erhöhung der Magnesiumausscheidung auf >3 mmol/24 Stunden (>75 mg) und der Harnmenge auf (2)-2,5 Liter/24 Stunden.

Um die geforderte Harnmenge zu erreichen, ist je nach Patientensituation, klimatischen Bedingungen, körperlicher Bewegung, Nahrungsmenge und Nahrungszusammensetzung eine

Trinkmenge von 2–3 Litern/24 Stunden erforderlich. Bei Verwendung von Abführmitteln oder durch andere Situationen mit erhöhten extrarenalen (✓) Flüssigkeitsverlusten (Erbrechen, Durchfall, Fieber), muß die Trinkmenge noch darüber hinaus gesteigert werden. Als Getränke sind geeignet: kalziumarme (< 150 mg Ca/l), magnesiumhaltige (> 50 mg Mg/l) und hydrogenkarbonathaltige (> 1500 mg H^-CO_3/l) Mineralwässer. Weiterhin sind zu empfehlen: Zitrusfruchtsäfte, Apfelsaftschorlen (zubereitet mit Mineralwasser, s. o.), Harn-/Nierentees sowie Früchtetees (keine aromatisierten Schwarztees). Kaffee, löslicher Kaffee und schwarzer Tee sollten wegen des Oxalsäuregehaltes ebenso wie Kakao nur in Maßen getrunken werden (je max. 2 Tassen/Tag). Zur Steigerung des Bierkonsums kann man nach heutigem Kenntnisstand nicht raten. Zwar regt Bier, vor allem obergäriges Bier, die Harnausscheidung an, doch ist die Purinanlieferung mit Bieren, auch mit alkoholfreien, negativ zu beurteilen. Purine bzw. genauer das Abbauprodukt der Purine, die Harnsäure, fördert nachweislich die Auskristallisation von Kalziumoxalat.

Die erforderliche Trinkmenge sollte 2–3 l/24 Std. betragen, muß jedoch bei individuellen Besonderheiten teils auch höher sein. Geeignete Getränke sind: Kalziumarme, magnesiumhaltige und hydrogenkarbonathaltige Mineralwässer, Zitrusfruchtsäfte, Apfelsaftschorlen, Blasen-/Nieren- sowie Früchtetees; Kaffee, schwarzer Tee und Kakao nur begrenzt. Bier kann wegen des Puringehaltes nicht empfohlen werden.

Sehr wichtig ist, daß gleichmäßig über den Tag verteilt und nicht nur zu den Mahlzeiten getrunken wird. Um nächtliche Konzentrationserhöhungen steinbildender Substanzen im Harn zu vermeiden, erweist es sich als günstig, vor dem Schlafen nochmals 2–3 Gläser zu trinken, um einen nächtlichen Toilettengang zu erzwingen. Auch nachts sollte dann wieder getrunken werden (Getränke am Bett bereitstellen). Allerdings entscheidet hier die jeweilige Patientensituation, ob so vorgegangen werden kann. Vor allem ältere Menschen vergessen das Trinken, da sich bei vielen ein Rückgang des Durstempfindens entwickelt. Die Getränke sollten daher zur Erinnerung immer sichtbar bereitgestellt und beispielsweise Tees zwischen den Mahlzeiten wiederholt am Tag angeboten werden. Zu den Hauptmahlzeiten können an Heimpatienten auch die Getränke für zwischendurch ausgegeben werden (Mineralwasser, Teekanne, Säfte). Ob dann tatsächlich ausreichend getrunken wird, kann das Pflegepersonal durch Überprüfung der Harndichte (wenn möglich, mehrfach am Tag) feststellen (Verwendung einer Harnspindel → ärztliche Anordnung).

Es sollte gleichmäßig über den Tag verteilt, wenn möglich auch vor dem Schlafen und während der Nacht nach dem Toilettengang getrunken werden, um eine gleichmäßige Harnverdünnung zu erzielen.

Ältere Menschen müssen immer wieder zum Trinken angehalten werden; Getränke sollten zur Erinnerung sichtbar bereitgestellt und wiederholt am Tag angeboten werden. Nicht nur zu den Mahlzeiten trinken!

Die Senkung der Oxalsäurezufuhr gelingt einerseits durch Meiden oxalsäurereicher Lebensmittel, andererseits durch Begrenzung der Oxalsäureresorption im Darm. Da Oxalsäure im Darm durch Kalzium gebunden und der Resorption entzogen wird, sollte eine Kalziumzufuhr in Höhe der Empfehlungen erfolgen (800 mg/Tag). Eine unkontrollierte Senkung der Kalziumzufuhr könnte eine höhere Resorption von Oxalsäure zur Folge haben. Bei Patienten mit Erkrankungen des Verdauungstraktes (Morbus Crohn, chronische Pankreasinsuffizienz und Glutenintoleranz mit Steatorrhoe etc.) ist eine diätetische (MCT-Fette ✓) und medikamentöse Therapie der Grunderkrankung notwendig, um das Risiko einer sekundär erhöhten Oxalsäureresorption zu verhindern (☞ Kap. 4.2, 4.3).

Eine Senkung der Kalziumausscheidung durch Reduzierung der Kalziumzufuhr (Lebensmittel, Präparate) und/oder durch Wegfall einer Vitamin-D-Gabe muß sorgfältig abgewogen werden, um das Risiko für eine Osteoporose nicht zu erhöhen.

Die Kalziumzufuhr bei Harnsteinpatienten mit erhöhter Kalziumresorption ist zunächst auf etwa 800 mg/Tag zu begrenzen, um die Ausscheidung zu senken. Oft erweist sich die Umstellung auf eine ballaststoffreiche und magnesiumreiche Ernährung zusätzlich als hilfreich, um die Kalziumresorption im Darm zu begrenzen. Unter Umständen ist die erhöhte Resorption auch das Ergebnis einer Vitamin-D-Substitution, die zu überdenken ist. Bleiben diese Maßnahmen ohne Erfolg, kann eine Senkung der Kalziumzufuhr auf < 800 mg/Tag (Senkung max. auf 600 mg/Tag) erwogen werden. Hier bedarf es aber vor allem bei älteren Menschen einer sorgfältigen Abwägung. Die Senkung des Harnsteinrisikos sollte nicht gegen eine Erhöhung des Osteoporoserisikos eingetauscht werden. Sofern aus Sicht der Osteoporoseprävention erhöhte Kalzium- und Vitamin-D-Gaben erforderlich sind, erweist sich neben einer Harnverdünnung die Förderung der Magnesium- und Zitratausscheidung als wesentlich, da diese beiden Substanzen der Auskristallisation von Kalziumoxalat entgegenwirken. Die Magnesiumausscheidung erhöht sich durch magnesiumreiche Ernährung (Grüngemüse, Vollkornprodukte, Haferflocken, Hülsenfrüchte, Bananen und Beerenobst, magnesiumhaltige Mineralwässer) und durch gezielten Einsatz von Magnesiumpräparaten. Die Zitratausscheidung kann ebenfalls durch verschiedene Präparate gefördert werden (Natriumhydrogenkarbonat- und Alkalizitratpräparate).

Eine erhöhte Kalziumausscheidung kann auch durch eine hohe Kochsalzaufnahme bedingt sein. Daher wird Kalziumoxalatsteinpatienten empfohlen, die Salzaufnahme auf 5–6 g/Tag zu beschränken.

Eine erhöhte Kalziumausscheidung kann auch die Folge von hoher Kochsalzaufnahme und hohen Natriumausscheidungen sein. Daher wird Harnsteinpatienten empfohlen, die Kochsalzmenge auf 5–6 g/Tag, also in Höhe der Empfehlung zu begrenzen (☞ Kap. 4.1, Hypertonie).

Da eine erhöhte Harnsäureausscheidung nicht nur das Harnsäuresteinbildungsrisiko, sondern auch das Auskristallisieren von Kalziumoxalat begünstigt, ist weiterhin eine Beschränkung der Harnsäureausscheidung präventiv sinnvoll. Die Einhaltung einer purinarmen Ernährung, reich an Gemüsen, Kartoffeln, Vollkornprodukten und deutlicher Einschränkung von Fleisch, Fleischwaren, Wurst, Geflügel, Fisch, Innereien, Fisch und Meerestieren, erweist sich daher als empfehlenswert (☞ Kap. 4.1, Hyperurikämie).

Eine purinarme Ernährung trägt zur Senkung der Harnsäureausscheidung bei und vermindert damit das Risiko einer Auskristallisation von Kalziumoxalat.

Diät beim Harnsäuresteinleiden

Ziel ist es, die Harnsäureausscheidung auf < 4 mmol/24 Stunden (< 670 mg) zu senken, die Harnmenge deutlich zu steigern (≥ 2,5 Liter/Tag) und den Harn-pH-Wert anzuheben (pH 6,5–6,8). Die Erhöhung des Harn-pH aus dem sauren Bereich (pH 5,5–6) ist entscheidend, da die Harnsäure im sauren Milieu auskristallisiert.

Wesentlich für die Prophylaxe des Harnsäuresteins sind: Senkung der Harnsäureausscheidung, deutliche Erhöhung der Harnmenge und Anhebung des Harn-pH.

Hinsichtlich geeigneter Getränke kann hier auf die Maßnahmen beim Kalziumoxalatsteinleiden verwiesen werden. Entscheidend ist, daß der Harn-pH-Wert durch geeignete Getränke (hydrogenkarbonathaltige Mineralwässer, > 1 500 mg H^-CO_3/l, Zitrusfruchtsäfte; Bier und Alkoholika meiden) und ergänzend durch Medikamente (Alkalizitrat-, Natriumhydrogenkarbonat-Präparate) angehoben wird. Nieren-/Blasen- und Früchtetees verhalten sich neutral im Hinblick auf den Harn-pH. Im Rahmen der pflegerischen Betreuung ist zu empfehlen, den Harn-pH-Wert und die Harndichte (wenn möglich, mehrfach am Tag) zu überprüfen (→ärztliche Anordnung). Es kann bei bestehenden Harnsäuresteinen durch konsequente Harn-pH-Werterhöhung (pH 7,0–7,2) und starke Harnverdünnung (≥ 3 Liter/24Stunden) sogar zur Steinauflösung kommen.

Da die Harnsäure im sauren Harnmilieu auskristallisiert, sind die Auswahl geeigneter Getränke und der Einsatz von Medikamenten, die den Harn-pH-Wert erhöhen, von entscheidender Bedeutung.

Um ein Steinwachstum zu verhindern und einer erneuten Steinbildung vorzubeugen, ist jedoch entscheidend, daß die Harnsäureausscheidung durch eine purinarme Kost gesenkt wird. Für den Harnsäuresteinpatienten gelten grundsätzlich die Grundregeln der Ernährung wie sie auch für den Patienten mit Hyperurikämie und Gicht empfohlen werden (☞ Kap. 4.1). Die Harnsäureausscheidung kann außerdem durch bestimmte Medikamente (Allopurinol), die den Abbau der Purine zur Harnsäure verhindern, gesenkt werden. Ein

Für den Patienten mit Harnsäuresteinen gelten die Ernährungsempfehlungen für eine purinarme Kost, die auch bei Hyperurikämie und Gicht ausgesprochen werden. Medikamente, die die Harnsäurebildung aus Purinen hemmen, können begleitend eingesetzt werden.

erhöhtes Steinbildungsrisiko kann bei Patienten mit Hyperurikämie und Gicht unter Behandlung mit harnsäureausscheidungsfördernden Medikamenten (Urikosurika) gegeben sein und sollte daher von ärztlicher Seite überprüft werden.

5 Sondenernährung und parenterale Ernährung

Sondenernährung und parenterale Ernährung werden unter dem Begriff *künstliche Ernährung* zusammengefaßt. Eine künstliche Ernährung ist immer dann angezeigt, wenn eine Nahrungsaufnahme über den oralen (✓) Passageweg nicht möglich ist. Das ist der Fall, wenn der Patient nicht essen kann, nicht essen will oder nicht essen soll (Tab. 57). Künstliche Ernährung bedeutet weiterhin, daß die Ernährung nicht mit

Sondenernährung und parenterale Ernährung sind Formen der künstlichen Ernährung. Sie sind dann notwendig, wenn die Nahrungsaufnahme über den oralen Passageweg nicht möglich ist.

»Wenn der Patient nicht essen kann«
- Schluckstörungen (nach Operationen, Unfällen, infolge von Muskeldystrophie (✓), Schlaganfällen oder Tumorerkrankungen etc.)
- Bewußtseinsstörungen/Bewußtlosigkeit (nach Schlaganfall, Koma, Schädeloperationen/-verletzungen etc.)
- Tumorerkrankungen im Verdauungstrakt
- schwere Magen-Darminfektionen mit Erbrechen und Durchfällen

»Wenn der Patient nicht essen will«
- Verwirrtheit, Demenz
- Depressionen verbunden mit Nahrungsverweigerung (z. B. bei Einweisung in Heim oder Krankenhaus, nach Verlust des Partners)

»Wenn der Patient nicht essen darf«
- Vorbereitung für Operationen/Zustand nach Operationen (insbesondere des Verdauungstraktes)
- Tumore des Verdauungstraktes
- Darmverschluß, -stenosen, -fisteln, Bauchfellentzündungen etc.
- Erkrankungen/Funktionsausfälle der Verdauungsorgane mit Maldigestion und/oder Malabsorption, Lebensmittelunverträglichkeiten, schwere Magen-Darminfektionen
- Schockzustände
- schwere Leber- oder Nierenerkrankungen

»Wenn der Patient zusätzlich zur oralen Ernährung Nährstoffe erhalten soll«
- Eiweißkonzentrate mit Zusätzen anderer Nährstoffe bei Untergewicht, bei Tumorpatienten (Trink-, Sondennahrung)
- Vitamin-, Mineralstoff- bzw. Spurenelementpräparate, -lösungen bei erhöhtem Bedarf, erhöhtem Verlust, verminderter Resorption

Tab. 57: Notwendigkeit künstlicher Ernährung (kein Anspruch auf Vollständigkeit)

üblichen Lebensmitteln, sondern mit Nährstofflösungen oder -gemischen erfolgt.

Bei der parenteralen Ernährung gelangen die Nährstofflösungen unter Umgehung des Verdauungstraktes direkt in ein venöses Blutgefäß. Bei der Sondenernährung werden die Nährstofflösungen über Sonden durch Nase, Rachen und Speiseröhre in Magen oder Darm eingeleitet, oder aber durch die Bauchdecke hindurch direkt mit Nährsonden in Magen oder oberen Dünnndarm verabreicht.

Bei der parenteralen Ernährung wird die Infusionslösung direkt in ein venöses Blutgefäß verabreicht, entweder in ein peripheres (✓, z.B. Vena basilica, Handrücken) oder in ein größeres zentrales Gefäß (z. B. Vena subclavia = Unterschlüsselbeinvene). Bei der parenteralen Ernährung gelangen die Nährstoffe demnach unter Umgehung des Verdauungstraktes in den Blutkreislauf. Bei der Sondenernährung werden die Nährstofflösungen über Nährsonden durch Nase, Rachen und Speiseröhre in den Magen bzw. oberen Zwölffingerdarm appliziert (✓), daher auch die Bezeichnungen Nasogastral- bzw. Nasoduodenalsonde. Alternativ und in Abhängigkeit von Patientensituation, von Erkrankung und notwendiger Dauer können Nährstofflösungen durch die Bauchdecke hindurch über künstliche Ernährungsfisteln in Magen oder oberen Dünndarm verabreicht werden. Dazu wird durch einen operativ angelegten Zugang durch die Bauchdecke eine Nährsonde direkt in den Magen gelegt oder ins Duodenum (✓) oder Jejunum (✓) weitergeschoben. Viele Patienten fühlen sich bei längerfristiger Sondenernährung aus kosmetischen, aber auch Mobilitätsgründen mit Magen- oder Darmsonden wohler. Die Sondenernährung setzt voraus, daß der Verdauungstrakt nicht komplett funktionsunfähig ist, so daß (Teil)verdauung und/oder Resorption von Nährstoffen möglich sind. Magen- bzw. Darmtätigkeit und gegebenenfalls Ausscheidungsfunktion werden hierbei nicht oder nur teilweise umgangen und entlastet.

Bei kurzfristiger künstlicher Ernährung geht es in der Regel um die Zufuhr von Wasser, Elektrolyten und Glukose. Bei mittel- oder längerfristiger Sondenernährung oder parenteraler Ernährung muß eine umfassende und an das Krankheitsbild und die Patiensituation angepaßte Energie- und Nährstoffzufuhr erfolgen.

Bei der künstlichen Ernährung wird zwischen kurzfristiger (einige Tage), mittelfristiger (mehrere Wochen) und langfristiger Ernährungsweise (Monate, teilweise auch Jahre) unterschieden. Bei kurzfristiger parenteraler Ernährung werden in der Regel nur Flüssigkeit, Elektrolyte und Glukose verabreicht. Bei mittelfristiger und langfristiger künstlicher Ernährung müssen, sofern es sich um die ausschließliche Nährstoffzufuhr handelt, die Nährstofflösungen umfassend alle lebensnotwendigen Nährstoffe liefern und kalorisch ausreichend sein, um Mangelerscheinungen und einem Gewichtsverlust möglichst vorzubeugen. Auch Vitamine können parenteral gegeben, das heißt gespritzt werden.

Fortschritte in Hygiene und Handhabung erlauben mittlerweile bei pflegerischer Betreuung und ärztlicher Überwachung auch eine mittel- und längerfristige künstliche Ernährung unter häuslichen Gegebenheiten sowie unter Heimbedingungen. Grundsätzlich müssen Sondenernährung und parenterale Ernährung individuell an das jeweilige Patientenbefinden, die Grunderkrankung, das Beschwerdebild und die Funktionsausfälle sowie an eine mögliche Medikation (✓) angepaßt werden. Im Verlauf einer längerwährenden Erkrankung ist vielfach auch bei dem gleichen Patienten eine Angleichung der künstlichen Ernährung im Hinblick auf die Höhe der Kalorienzufuhr sowie Menge und Art der verabreichten Nährstoffe notwendig.

Durch den heutigen Stand und die Variabilität von Sondenernährung und parenteraler Ernährung ist es möglich, auch Schwerst- und lebensbedrohlich Kranke (angemessen) zu ernähren, eine Lebensverlängerung zu ermöglichen sowie einen Beitrag zur Wiederherstellung und zur Verbesserung des Beschwerdebildes zu leisten.

Durch die heutige Variabilität und weitgehende Optimierung der künstlichen Ernährung kann auch bei Schwerstkranken eine Nährstoffzufuhr gewährleistet und zur Wiederherstellung und Besserung des Beschwerdebildes beigetragen werden.

Sondenernährung

Die Sondenernährung erfolgt mit bilanzierten Diäten, sogenannten Formel- oder Formuladiäten. Bilanziert bedeutet, daß die Zusammensetzung der Diät an das Krankheitsbild, an Funktionsausfälle, an einen Mehrbedarf, an erhöhte Verluste oder an Minderausscheidungen bestimmter Nährstoffe und Stoffwechselabbauprodukte spezifisch angeglichen ist. Die Kalorien- und Nährstoffversorgung soll durch diese Art der Ernährung möglichst in ein Gleichgewicht (ausgeglichene Bilanz) gebracht werden. Solche Formel- oder Formuladiäten werden heute industriell gefertigt und sind im Handel als Fertiglösungen oder als Pulverzubereitungen erhältlich. In den letzten 10 Jahren ist das Angebot entsprechender Produkte stark erweitert und optimiert worden, so daß nahezu für jede Erkrankung und Stoffwechselstörung die geeignete bilanzierte Diät zur Verfügung steht (Tab. 58). Neue wissenschaftliche Erkenntnisse fließen, sofern technologisch machbar, in Produktneuentwicklungen oder -verbesserungen ein. So ist beispielsweise die Entwicklung von bilanzierten Diäten zu nennen, die durch den Gehalt an bestimmten Aminosäuren (Arginin, Glutamin), Omega-3-Fettsäuren, Spurenelementen und anderen Zusätzen an den Bedarf schwerstkranker, immungeschwächter, sepsisgefährdeter (✓) (Intensiv-) Patienten angepaßt sind (z. B. Fa. Wander: impact®).

Die Sondenernährung erfolgt mit bilanzierten Diäten, die durch ihre spezifische Zusammensetzung die Energie- und Nährstoffversorgung des Patienten ins Gleichgewicht bringen sollen. Bilanzierte Diäten sind als Fertigprodukte oder als Pulverzubereitungen im Handel erhältlich. Eine Reihe von ihnen haben Geschmackszusätze, so daß sie auch als Trinknahrungen eingesetzt werden können.

Nährstoffdefinierte Diäten (Intragastrale Lage der Nährsonde; Einsatz bei weitgehend intakter Verdauungs- und Resorptionsleistung)
- bei bestimmten Lebensmittelunverträglichkeiten, bei Funktionsstörungen, als Zusatzernährung bei Untergewichtigen, bei Tumorpatienten, bei Inappetenz, nach schweren Magen-Darminfektionen, Kostaufbau nach Magen-Darmoperationen, prä-/postoperative (✓) Behandlung von Diabetikern, Patienten mit Harnsäure-, Fettstoffwechselstörungen, von Hypertonikern
- als Flüssignahrung oder als Pulver (mit abgekochtem Wasser auflösen)
- enthalten Hauptnährstoffe als Proteine, Fette und hochmolekulare Kohlenhydrate (z. B. Stärke), Vitamine, Mineralstoffe, Spurenelemente
- haben oft Geschmacksbeimischungen, so daß sie als Trinknahrungen eingesetzt werden können
- können je nach Erfordernissen folgende Besonderheiten aufweisen: laktose-, fruktose-, saccharose-, milcheiweiß-, gluten-, ballaststofffrei, mit MCT-Fetten, pektin- oder ballaststoffhaltig, natriumarm, purinarm/-frei, cholesterinfrei

Chemisch definierte Diäten (Intraduodenale, -jejunale Lage der Nährsonde; Einsatz bei gestörter Verdauungs- und/oder Resorptionsleistung, zur Organentlastung, zur Erzielung einer Heilwirkung)
- bei chronisch entzündlichen Darmerkrankungen, chronischer Pankreasinsuffizienz, Gallenwegserkrankungen, Darmverschluß, -stenosen, Magen-Darmtumoren, Kostaufbau nach Operationen im Verdauungstrakt, nach (Teil)entfernungen von Verdauungsorganen, Kostaufbau nach schweren Magen-Darminfektionen sowie bei schwerem Verlauf von Gluten-, Laktoseintoleranz, überleitende Ernährung nach mittel-/langfristiger parenteraler Ernährung
- als Flüssignahrung oder als Pulver (mit abgekochtem Wasser auflösen)
- enthalten Hauptnährstoffe weitgehend oder vollständig* in die Grundbausteine aufgeschlossen: Aminosäuren oder Peptide, Fettsäuren oder Mono- und Diglyceride, MCT-Fette, Glukose, Fruktose oder Dextrine
- enthalten Vitamine, Mineralstoffe, Spurenelemente
- sind je nach Erfordernissen ballaststoff-, gluten-, laktosefrei, ballaststoffhaltig

Spezialnahrung zur Nahrungsergänzung
- Eiweißreiche, phosphatfreie, natrium- und kaliumarme, fett-, purin- und cholesterinfreie Produkte: bei Eiweißmangelzuständen, Unterernährung, Tumorerkrankungen, Dialyse
- Kohlenhydratzusätze (Maltodextrin) zur zusätzlichen Kalorienaufnahme: bei chronischer Pankreasinsuffizienz, bei Niereninsuffizienz, bei chronisch entzündlichen Darmerkrankungen, bei Untergewicht

* Nährstofflösungen mit komplettem Aufschluß der Hauptnährstoffe in die Grundbausteine werden auch als Elementardiäten (✓) bezeichnet; Nährstoffe liegen in resorptionsfähiger Form vor.

Tab. 58: Bilanzierte Diäten bei Sondenernährung

Die bilanzierten Diäten zählen zu den diätetischen Produkten und unterliegen damit den besonderen Rechtsvorschriften der Diätverordnung im deutschen Lebensmittelrecht.

Die bilanzierten Diäten zählen zu den diätetischen (✓) Lebensmitteln bzw. den Diätprodukten und unterliegen damit den Rechtsvorschriften und Auflagen der Diät-Verordnung des deutschen Lebensmittelrechts. Bilanzierte Diäten können zur ausschließlichen Ernährung (Komplettlösungen), aber auch zur Ergänzung der oralen Ernährung herangezogen werden. Die nährstoffdefinierten Diäten (Tab. 58) haben vielfach Geschmackszusätze und können auch als Trinknahrungen verwendet werden. In der täglichen Praxis haben sich portionsgerechte Abpackungen bewährt, die eine individuell zugeschnittene und jeweils hygienische Verabreichung erleichtern.

Im Vergleich zur parenteralen Ernährung ist die Sondenernährung risikoärmer, zumeist weniger pflegeintensiv und patientenbelastend und in der Regel auch kostengünstiger. Im Einzelfall erfolgt daher eine sorgfältige Abwägung zwischen der Notwendigkeit einer parenteralen Ernährung und der Machbarkeit einer Sondenernährung. Sofern möglich und sinnvoll, wird der Sondenernährung der Vorzug gegeben.

Die Sondenernährung ist risikoärmer, weniger pflegeintensiv und patientenbelastend und kann vielfach auch längerfristig unter ambulanten Bedingungen durchgeführt werden. In der Praxis ist daher eine sorgfältige Abwägung hinsichtlich der Notwendigkeit einer parenteralen Ernährung erforderlich.

Die *Grüne Liste* des Diätverbandes (☞ Literaturverzeichnis) gibt nach Indikationen (✓) geordnet einen Überblick über entsprechende Produkte auf dem deutschen Markt sowie Hinweise zu Herstellern und Bezugsquellen. Für die Hersteller diätetischer Produkte besteht jedoch im Hinblick auf die Grüne Liste keine Veröffentlichungspflicht. Es ist also möglich, daß nicht alle verfügbaren Produkte aufgeführt sind. Daher ist es günstig, sich im Bedarfsfall aktuell und umfassend direkt bei den Herstellern zu informieren. Hersteller in Deutschland sind beispielsweise Fa. Abbott, Fa. Braun Melsungen, Fa. Clintec Salvia, Fa. Fresenius, Fa. Pfrimmer, SHS-Gesellschaft für klinische Ernährung, Fa. Wander (Adressen in der Grünen Liste 1995; Informationen auch in der Roten Liste).

Die Grüne Liste des Diätverbandes gibt Auskunft über bilanzierte Diäten, über Indikationen, Hersteller und Bezugsquellen.

Probleme bei Sondenernährung

Obwohl bei der Sondenernährung stetige Verbesserungen (Art der Sondenbestecke und Schlauchmaterialien, Zusammensetzung der Nährstofflösungen, Hygienebedingungen etc.) zu verzeichnen sind, können eine Reihe von Komplikationen auftreten. Entsprechend bedarf es, vor allem bei längerfristiger Sondenernährung, einer sorgfältigen pflegerischen und ärztlichen Überwachung des Patienten, um Probleme möglichst frühzeitig zu erkennen. Es kann in der Praxis beispielsweise zu folgenden Schwierigkeiten kommen:

- Sondenfehllagen und Gewebeverletzungen,
- Druckulcera (✓) und sondenbedingte Rhinitis (✓), Pharyngitis (✓), Ösophagitis (✓),
- Aspiration (✓) von Nährstofflösungen (Übertritt in Atemwege) und Pneumoniegefahr,

In der Praxis kann es bei der Sondenernährung zu Problemen kommen. Dazu zählen Druckulcera, Entzündungen des Rachens oder der Speiseröhre, Aspiration von Nährstofflösungen, Bauchfellentzündungen durch Undichtigkeiten von Magen- bzw. Darmsonden, Unverträglichkeiten der Nährstofflösungen.

- Undichtigkeiten von Ernährungsfisteln und Risiko von Bauchfellentzündungen,
- Unverträglichkeiten der Nährstofflösungen (Durchfall, Blähungen), Überforderung der Resorptionsleistung bei Verabreichung zu großer Mengen,
- Stoffwechselkomplikationen (z. B. Blutzuckerregulationsstörungen, Veränderung der Elektrolytgehalte im Blut).

Parenterale Ernährung

Bei der parenteralen Ernährung gelangen die verabreichten Nährstoffe sofort ins Blut, eine Aufspaltung der Nährstoffe findet nicht statt. Die Nährstoffe müssen in wasserlöslicher und für die Gewebe und Organe direkt verwertbarer Form zugeführt werden. Das heißt, es werden Aminosäuren, Glukose oder Xylit, Fruktose und Sorbit sowie Fettemulsionen infundiert (✓). Um den Stoffwechsel, innere Organe und Nieren zu entlasten, eine bessere Verwertung der zugeführten Nährstoffe zu erreichen und eine Reizung der Zugangsvene zu vermeiden, muß vor allem bei Kompletternährung langsam (Tropfgeschwindigkeit ↓) und über Stunden hinweg (8–12, gegebenenfalls auch 24 Stunden) infundiert werden.

Bei kurzfristiger parenteraler Ernährung erhält der Patient in der Regel Flüssigkeit, Elektrolyte zur Stabilisierung von Herz Kreislauffunktion sowie Glukose zur Deckung des Kohlenhydratgrundbedarfs. Vielfach werden auch Aminosäuren verabreicht, um den Abbau von Körperprotein einzuschränken.

Bei kurzfristiger parenteraler Ernährung (1–3 Tage), z. B. nach Operationen zur Überbrückung kurzfristiger Unterbrechung oraler Nahrungsaufnahme oder bei schweren Magen-Darminfektionen mit Exsikkosegefahr (✓) besteht das oberste Behandlungsziel in der Zufuhr von Flüssigkeit und Elektrolyten und Glukose. Dadurch sollen der Wasserhaushalt im Gleichgewicht und Blutelektrolytkonzentrationen im Normalbereich gehalten und die Herz-Kreislauffunktion unterstützt werden. Die Glukosemenge beträgt meist 100–200 g/24 Stunden und dient der Deckung des Kohlenhydratgrundbedarfs und der Abwendung einer Unterzuckerung (☞ Kap. 2.4). Im Einzelfall werden zusätzlich Aminosäurelösungen (meist 60–80 g/24 Stunden, ca. 1 g/kg Körpergewicht) verabreicht, um den Abbau von Körpereiweiß einzudämmen. Geringkalorische Nährstofflösungen werden in der Regel in periphere Venen infundiert. Bei Erkrankungen bzw. Patientensituationen, die eine parenterale Ernährung über einen Zeitraum von mehr als drei Tagen notwendig machen und mit nährstoffumfassenden und höhervolumigen beziehungsweise -kalorischen

Bei parenteraler Ernährung, die länger als 3 Tage erforderlich ist, werden Infusionen verabreicht, die die Kalorien- und Nährstoffversorgung umfassend gewährleisten sollen.

Infusionen (✓) verbunden sind, ist zumeist ein zentralvenöser Zugang erforderlich (Tab. 59).

Wesentlich ist eine ausreichende Energiezufuhr, um einen Körpergewichtsverlust und den Verbrauch zugeführter Aminosäuren zur Energiebereitstellung zu vermeiden. Das Verhältnis der Hauptnährstoffe sollte angenähert an die normale Ernährung etwa 20 : 30 : 50 (Protein/Fett/Kohlenhydrate) betragen. Zur Deckung des Energiebedarfs werden Alkohollösungen heute in der Regel nicht mehr eingesetzt.

Die Aufnahme von Protein, Fett und Kohlenhydraten ist in etwa der üblichen Ernährung angenähert und beträgt 20% Eiweiß, 30% Fett und 50% Kohlenhydrate. Alkohollösungen werden heute in der Regel nicht mehr verwendet.

Bei parenteral Ernährten werden nach derzeitigem Kenntnisstand bestimmte, für den Gesunden nicht essentielle Aminosäuren (☞ Kap. 2.4, Tab.3) nicht bzw. in nicht ausreichender Menge im Stoffwechsel gebildet und müssen daher ebenfalls zugeführt werden. Erfahrungsgemäß ist das Verhältnis von

Es werden Aminosäurelösungen infundiert, die außer essentiellen Aminosäuren auch nicht essentielle Aminosäuren enthalten, die nach derzeitigen Kenntnissen von parenteral Ernährten nicht oder nicht ausreichend gebildet werden können. Die Kohlenhydratzufuhr erfolgt weitgehend mit Glukoselösungen, was bei Diabetikern eine Insulintherapie notwendig macht.

Wasser	ca. 2–3 Liter/24 Stunden = ca. 40 ml/kg Körpergewicht (Normalgewicht vorausgesetzt; ohne erhöhte Verluste oder Wassereinlagerung)
Aminosäuren	0,8–1,6 g/kg Körpergewicht/24 Stunden bis zu 1,6–2,0 g bei hohem Bedarf 8 essentielle Aminosäuren und zusätzlich Arginin, Prolin, Histidin, Alanin, Glutaminsäure oder Glutamin (Verhältnis von essentiellen zu nicht essentiellen Aminosäuren 50:50)
Kohlenhydrate	2–3 g Glukose/kg Körpergewicht/24 Stunden als Grundbedarf bis zu 7 g bei hohem Energiebedarf
Fett	1–2 g/kg Körpergewicht/24 Stunden bis zu 3–4 g bei hohem Energiebedarf
Energie	30 kcal/kg Körpergewicht/24 Stunden als Grundzufuhr 35–40 kcal bei gesteigertem, 50–60 kcal bei sehr hohem Energiebedarf
Natrium	1–4 mmol/kg Körpergewicht/24 Stunden 1–1,4 mmol als Minimalbedarf, 3–4 mmol bei hohem Bedarf
Kalium	0,7–4 mmol/kg Körpergewicht/24 Stunden 0,7–1 mmol als Minimalbedarf, 2–4 mmol bei hohem Bedarf
Chlorid	wie Natrium
Kalzium	0,1–0,2 mmol/kg Körpergewicht/24 Stunden
Magnesium	0,1 mmol/kg Körpergewicht/24 Stunden (0,04 mmol als Mindestzufuhr)

Tab. 59: Richtwerte für die Zusammensetzung der parenteralen Ernährung

50:50 für essentielle und nicht essentielle Aminosäuren in den Aminosäurelösungen sinnvoll. Die Kohlenhydratzufuhr erfolgt in der Hauptsache in Form von Glukoseinfusionen (als 10%, 20% oder 40%ige Lösungen). Bei Diabetikern wird zugleich Insulin verabreicht oder anteilig auf nicht insulinpflichtige Kohlenhydrate wie Xylit ausgewichen. Fruktose und Sorbit werden heute eher unter Vorbehalt (Stoffwechselkomplikationen) empfohlen.

Fette werden als Emulsionen verabreicht. Heute haben sich Emulsionsmischungen mit Fetten aus längerkettigen und mittelkettigen (MCT-)Fettsäuren bewährt. Die MCT-Fette werden von energieverbrauchenden Geweben und Organen schneller verwertet.

Fette werden als Emulsionen (wasserlöslich) verabreicht. Emulsionen entstehen durch die Verbindung der Fette mit Lezithin oder Phospholipiden. Bei normalem Energiebedarf sind 1–2 g Fett/kg Körpergewicht/24 Stunden ausreichend (meist 10%ige Lösung). Bei deutlich höherem Energiebedarf werden 3–4 g Fett/kg Körpergewicht/24 Stunden und 20%ige Lösungen verabreicht. Nach neueren Erkenntnissen hat sich die Mischung (1:1) von Fettemulsionen mit langkettigen und mittelkettigen Fettsäuren (MCT-Fette, ☞ Kap. 2.4 Lipide) bewährt. Die MCT-Fette werden schneller verwertet; Hypertriglyzeridämien (✓) wird dadurch wirkungsvoller vorgebeugt. Mit den Fettemulsionen muß zugleich der Bedarf (10 g/Tag) an Linolsäure (essentielle Fettsäure) gedeckt werden.

Die Zufuhr aller Vitamine wird grundsätzlich ab dem 5./6.Tag der parenteralen Ernährung empfohlen. Durch Erkrankungen mit Maldigestion und Malabsorption kann die Bedarfsdeckung mit verschiedenen Vitaminen eingeschränkt sein, so daß dann auch ab dem 1. Tag der parenteralen Ernährung eine bedarfsdeckende Zufuhr erfolgen sollte.

Die Zufuhr aller Vitamine wird grundsätzlich ab dem 5./6. Tag der parenteralen Ernährung empfohlen, um den Stoffwechsel zu optimieren, einem erhöhten Bedarf (z. B. durch körperlichen Streß) zu begegnen und beispielsweise die Wundheilung zu verbessern. Bei schweren Durchfallerkrankungen, chronisch entzündlichen Darmerkrankungen und anderen Störungen mit Maldigestion (✓) und Malabsorption (✓) wird eine Vitaminzufuhr bereits ab dem 1. Tag der parenteralen Ernährung angeraten. Die fettlöslichen Vitamine können den Fettemulsionen zugesetzt werden bzw. mit diesen vermischt infundiert werden. Gleiches gilt für die wasserlöslichen Vitamine und Spurenelementlösungen, die Glukose- oder Aminosäurelösungen zugesetzt werden können.

Die verschiedenen Infusionslösungen werden als sterile Fertiglösungen angeboten, die es ermöglichen, Glukose, Aminosäuren und Fettemulsionen getrennt voneinander und in individuell notwendiger Weise zu verabreichen. Relativ neu ist das Angebot von Mischlösungen, die Aminosäuren, Glukose und Fettemulsionen als Fertigkombination enthalten.

Probleme bei der parenteralen Ernährung

Bei der parenteralen Ernährung kann es zu verschiedenen, teilweise sogar lebensbedrohlichen Komplikationen kommen. Relativ häufig sind Entzündungen der Gefäßwände (Phlebitis ✓), insbesondere, wenn in Venen auf dem Handrücken infundiert wird. Bei Anlegung eines zentralvenösen Zugangs besteht das Risiko von Thrombosen (✓) und Embolien (✓). Nicht selten werden Stoffwechselkomplikationen wie Unter- oder Überzuckerung oder Erhöhung der Blutharnstoff- oder Triglyzeridkonzentrationen beobachtet. Bei Überwässerung des Organismus und Schwankungen der Blutelektrolytkonzentrationen kann es zu Herzrhythmusstörungen, zu Kreislaufproblemen und zu Oedembildungen (✓) kommen. Bei Verabreichung von Fettemulsionen reagieren manche Patienten mit Übelkeit, Kopfschmerzen, Schweißausbrüchen, Hautveränderungen oder Atembeschwerden.

Bei parenteraler Ernährung kann infolge zentralvenöser Zugänge das Risiko einer Thrombose oder Embolie bestehen. Bei Verabreichung von Fettemulsionen reagieren manche Patienten mit Übelkeit, Kopfschmerzen, Schweißausbrüchen oder Atembeschwerden.

6 Lebensmittelinfektionen und Lebensmittelintoxikationen

Einteilung und Häufigkeit lebensmittelbedingter Infektionen und Intoxikationen

Der Schweregrad von Lebensmittelinfektionen und Lebensmittelintoxikationen reicht von harmlos bis zu lebensbedrohlich. Mit Lebensmitteln oder dem Trinkwasser können Bakterien, Viren oder Parasiten übertragen werden. Bei den Bakterien sind vielfach deren Toxine krankheitsauslösend.

Zu den Lebensmittelinfektionen und -intoxikationen zählen unterschiedlichste Erkrankungen (Tab. 60). Der Schweregrad reicht von der unkomplizierten »Magen-Darm-Grippe« bis zu schwersten Infektionen und Intoxikationen (✓). Infektionen und Intoxikationen können durch Bakterien, Viren oder Parasiten hervorgerufen werden, die mit Lebensmitteln, manchmal auch durch Trinkwasser übertragen werden. Bei den Bakterien sind es vielfach deren Toxine (✓), die die Erkrankung verursachen. Das gilt für Salmonellen, Typhus- und Ruhrerreger oder Escherichia-coli-Bakterien. In Abhängigkeit von aufgenommener Menge und Wirkungsweise des Toxins können sich akut lebensbedrohliche Situationen ergeben.

Gegen das Eindringen von Krankheitserregern ins Körperinnere schützen verschiedene Abwehrmechanismen im Verdauungstrakt. Besonders gefährdet sind Menschen mit nachlassenden oder geschwächten Abwehrkräften, mit Erkrankungen des Verdauungstraktes und Veränderungen des Darmmilieus.

Ein gesunder Organismus verfügt über eine Reihe wirkungsvoller Abwehrmechanismen, um sich vor Bakterien und anderen Erregern zu schützen (☞ Kap. 2.7). Zum Ausbruch der Infektion bzw. zur Entfaltung einer Toxinwirkung kommt es bei sehr hoher Erreger- oder Toxinaufnahme, bei »erfolgreicher« Darmschleimhautbesiedlung durch Erreger bzw. dem Eindringen von Krankheitskeimen in Darmschleimhaut und Blutbahn oder bei fehlender Entgiftungsmöglichkeit des Organismus für bestimmte Toxine. Besonders empfindlich sind ältere und alte Menschen mit nachlassenden oder geschwächten Abwehrkräften, Rekonvaleszente, Patienten mit Nährstoffdefiziten (☞ Kap. 3.1) sowie mit Erkrankungen des Verdauungssystems oder Patienten mit Veränderungen des normalen Darmmilieus (Bakterienflora) (☞ Kap. 2.7).

Andererseits gibt es Toxine, die auch in kleinsten Mengen hochgradig gesundheitsschädigend wirken. Dazu zählen Giftstoffe von bestimmten Pilzen, Fischen und Schalentieren oder das Toxin des Bakteriums Clostridium botulinum. Clostridium botulinum kann beispielsweise durch fehlerhaft behandelte Fleisch-, Fisch-, oder Gemüsekonserven übertragen werden.

Die ausgelöste Intoxikation wird als Botulismus bezeichnet. Ohne akutmedizinische Behandlung kann es beim Botulismus durch massive Schädigung des Zentralnervensystems und Atemlähmung zum Tod kommen.

Verschiedenste Keime – Bakterien, Viren, Schimmelpilze, aber auch Parasiten – sind natürliche Bestandteile unserer Umwelt. Entsprechend sind Lebensmittel und Trinkwasser grundsätzlich nicht keimfrei (steril). Ohne bestimmte, allerdings nicht krankheitserregende Bakterien und Schimmelpilzarten ist auch die Erzeugung verschiedenster Lebensmittel nicht denkbar (z. B. Joghurt, Käse, Sauergemüse, Bier oder Wein). Fortschritte in Erzeugung, Verarbeitung, Konservierung und Lagerung von Lebensmitteln ermöglichen heute aber eine deutliche Keimreduzierung/-begrenzung und damit die Bereitstellung in der Regel hygienisch unbedenklicher Lebensmittel. Aufwendige Trinkwasseraufbereitung, Lebensmittel-

Bakterien, Viren, Schimmelpilze, Parasiten sind natürliche Bestandteile unserer Umwelt. Entsprechend sind Lebensmittel und Trinkwasser nicht keimfrei, aber keimarm.

Bakterielle Lebensmittelinfektionen und -intoxikationen
- Salmonellen-Gastroenteritis (✓) (Salmonella enteritis bevorzugt bei Geflügel, Salmonella typhimurium beim Schwein)
- Coli-Enteritis (✓) (bestimmte Stämme von Escherichia coli)
- Staphylokokken-Enteritis (Staphylococcus aureus)
- Bakterielle Ruhr/Shigellenruhr (Shigella sonnei, dysenteriae u. a.)
- Abdomineller Typhus (Salmonella typhi)
- Paratyphus (Salmonella paratyphi)
- Cholera (Vibrio cholerae, Vibrio parahaemolyticus)
- Botulismus (Clostridium botulinum)
- Tuberkulose (Mycobacterium tuberculosis)

Virale Lebensmittelinfektionen
- Hepatitis A und E
- Gastroenteritiden durch Norwalk-Viren oder Rotaviren u. a.

Parasitäre Lebensmittelinfektionen
- Trichinose (✓) (Trichinella spiralis)
- Helminthiasen (✓) (Wurmerkrankungen: Spulwurm, Rinder-, Fisch-, Fuchsbandwurm)
- Amöbenruhr (Entamobae histolytica)

Lebensmittelvergiftungen
- Pilzvergiftungen
- Fisch-, Schalentiervergiftung

Tab. 60: Durch Lebensmittel übertragbare Infektionen und Intoxikationen (Auswahl)

überwachung, Kontrolle von Betriebs- und Personalhygienemaßnahmen tragen weiterhin dazu bei, daß Lebensmittelinfektionen und -intoxikationen wirkungsvoll vorgebeugt werden kann.

Experten gehen davon aus, daß in Europa die Zahl der lebensmittelbedingten Infektionen zunimmt. Die steigende Zahl der Salmonellosen wird beispielsweise auf die Massentierhaltung in der Geflügelzucht zurückgeführt.

FAO und WHO[10] gehen nach aktuellen Schätzungen von einer in zahlreichen europäischen Ländern steigenden Häufigkeit lebensmittelbedingter Erkrankungen aus. Jährlich sollen etwa 130 Mio. Menschen, das sind 15 % der europäischen Gesamtbevölkerung, an Lebensmittelinfektionen erkranken. Die möglichen Ursachen sind vielfältig: Einerseits sind nicht in allen Ländern umfassende Hygienevorschriften wie in Deutschland vorgegeben. Andererseits spielen klimatische Bedingungen eine bedeutsame Rolle. Auch können eine gewisse Impfmüdigkeit, soziale Notstände in verschiedenen ost- und südosteuropäischen Ländern, eine hohe Reiseaktivität und ein intensiver weltweiter Warenaustausch bedeutsam sein. Moderne Massentierhaltung wie beispielsweise die Geflügelzucht bringt seit einigen Jahren mit der steigenden Zahl von Salmonellosen ebenfalls neue Probleme.

Exakte Angaben zu Lebensmittelinfektionen und -intoxikationen in Deutschland sind nicht möglich, da nicht alle Erkrankungen nach dem Bundesseuchengesetz meldepflichtig sind.

Exakte Angaben zur tatsächlichen Zahl von Lebensmittelinfektionen und -intoxikationen in Deutschland sind nur schwer möglich. Einerseits sind nicht alle Lebensmittelinfektionen und -intoxikationen nach den Vorschriften des Bundesseuchengesetzes meldepflichtig. Andererseits ist von einer nur unvollständigen Erfassung auch der meldepflichtigen Erkrankungen (unterlassener Arztbesuch, fehlender/unmöglicher Erregernachweis bei Erkrankten, unterlassene [Verdachts]-Meldung, erfolgte Meldung nur bei eindeutig geklärter Erkrankungsursache etc.) auszugehen. Auf der Grundlage des verfügbaren Datenmaterials ist es wahrscheinlich, daß in der Praxis hauptsächlich bakterielle (speziell Salmonellosen) sowie virusbedingte Magen-Darm-Infektionen anzutreffen sind. Erkrankungsfälle durch bakterielle Infektionen und Vergiftungen wie Paratyphus, Typhus, Ruhr, Botulismus sowie Erkrankungen mit parasitärem Hintergrund wie Trichinose (✓) und Wurmerkrankungen haben hingegen deutlich abgenommen. Vor allem Typhus und Paratyphus haben nach dem Ende des Zweiten Weltkriegs ihre Bedeutung als tödliche Seuchen verlo-

10 FAO = Food and Agriculture Organization (Welternährungs- und Landwirtschaftsorganisation), WHO = World Health Organization (Weltgesundheitsorganisation)

ren. Die Hepatitis-A-Infektion macht nach heutigen Kenntnissen mit 40–60 % den Hauptanteil aller Hepatitisfälle aus. Hepatitis-A-Erreger können z. B. durch Fisch und Schalentiere oder auf fäkal-oralem (✓) Weg (Schmierinfektion) durch infizierte Personen, die die Erreger mit dem Stuhl ausscheiden, übertragen werden. Ein nicht unerheblicher Anteil der Hepatitis-A-Infektionen wird durch Reisende nach Deutschland importiert.

Salmonellosen

Im Vordergrund stehen bei den infektiös bedingten Darmerkrankungen (Enteritis infectiosa ✓) die Salmonellosen mit einem Anteil von 65–80 %. Weitere bakteriell bedingte (Tab. 61, s. »Übrige Formen der Enteritis infectiosa«) Enteritiden (✓) werden durch Escherichia coli, Staphylokokken (Eitererreger), Campylobacter und Yersinia verursacht. Bei den virusbedingten Enteritiden spielen Rotaviren und Norwalk-Viren eine wesentliche Rolle.

Salmonellosen sind unter den meldepflichtigen Enteritiden am häufigsten, gefolgt von Enteritiden durch Escherichia coli und Staphylokokken.

Seit Ende der 80er Jahre sind in Deutschland sprunghafte Zunahmen der Salmonellen-Erkrankungen zu verzeichnen. Allein im Zeitraum 1989 bis 1992 ist die Zahl der gemeldeten Salmonellosen in Deutschland um nahezu 140 % angestiegen. Salmonelloseerkrankungen haben weltweit erheblich zugenommen, und in den westlichen Industrieländern und den meisten europäischen Nachbarländern liegen hinsichtlich der Salmonella-Infektion vergleichbare Erkrankungszahlen wie in Deutschland vor. Ob die Erkrankungshäufigkeit tatsächlich höher ist, wird in Fachkreisen unterschiedlich gesehen. Möglicherweise spielen die hinsichtlich der Meldepflicht höhere Sensibilität und die verbesserten diagnostischen Möglichkeiten (Bakteriennachweis) eine Rolle. Erreger ist zumeist Salmonella enteritis, der vor allem Geflügel befällt und eine hohe Hitzebeständigkeit aufweist (!). Erregerübertragungen sind demnach insbesondere durch Geflügel und Eier möglich. Die Infektions- bzw. Durchseuchungsrate des Geflügels ist für Fachleute nahezu zwangsläufig die Folge der modernen Massentierhaltung, was für eine tatsächliche Zunahme der Salmonellosen sprechen würde. Dennoch ist nach Ansicht von Experten nach wie vor von einer hohen Zahl ungemeldeter Erkrankungsfälle auszugehen. Die tatsächliche Häufigkeit ist

Erreger der Salmonellosen ist in der Regel Salmonella enteritis, der vor allem bei Geflügel vorkommt und eine hohe Hitzebeständigkeit aufweist. Entsprechend werden Salmonellosen häufig durch Eier- und Geflügelverzehr sowie durch Lebensmittel mit Rohei ausgelöst.

Erkrankung	1965+	1975+	1985+	1990+	1992	1996++
Bakterielle Infektionen/ Intoxikationen						
Enteritis infectiosa	6341	31262	46256	121889	246569	199479
davon: Salmonellose	5913	30728	30566	91237	195378	114113
übrige Formen	428	534	15690	30652	51191	92578
Paratyphus A, B, C	640	248	167	126	120	72
Typhus abdominalis	744	252	227	194	213	135
Shigellenruhr	1381	662	1599	1869	2339	1465
Botulismus	77	35	26	10	4	15
Parasitäre Infektionen/ Intoxikationen						
Amöbenruhr	27	35	keine Ang.	keine Ang.	keine Ang.	keine Ang.
Trichinose	2	12	4	6	3	keine Ang.
Virale Infektionen						
Hepatitis A	**	**	7300	5670	6990	4699

* Daten aus: Bundesministerium für Gesundheit: Statistisches Taschenbuch Gesundheit, Ausgaben 1994 und 1996; Bundesministerium für Gesundheit: Daten des Gesundheitswesens, verschiedene Ausgaben; Bundesgesundheitsblatt 39(3) (1996) bis 40(2) (1997)
** Nur Angaben zu Virushepatitiden insgesamt
\+ alte Bundesländer
\++ vorläufige Ergebnisse

Tab. 61: Häufigkeit meldepflichtiger Lebensmittelinfektionen und -intoxikationen in Deutschland* (Auswahl)

möglicherweise um den Faktor 10–12 höher zu veranschlagen. Im Hinblick auf Enteritis infectiosa würde dies in Deutschland eine Zahl von etwa 2 Mio. Patienten jährlich bedeuten. Nach der verfügbaren amtlichen Statistik (Tab. 61) ist davon auszugehen, daß 1992 in Deutschland mit mehr als 195000 gemeldeten Erkrankungsfällen der Höhepunkt der Samonellosen erreicht wurde. Nach den Angaben für gemeldete Salmonellosen treten absolut gesehen in Nordrhein-Westfalen, Bayern und Baden-Württemberg die meisten Erkrankungen auf. Relativ betrachtet, d.h. hinsichtlich der Erkrankungszahl pro 100000 Einwohner, sind Salmonellosen in den neuen Bundesländern (Mecklenburg-Vorpommern, Brandenburg, Sachsen-Anhalt etc.) am häufigsten.

Bei einer Salmonelleninfektion treten zumeist 6 bis 48 Stunden nach dem Verzehr von entsprechend belasteten Lebensmitteln erste Erkrankungszeichen auf. Es kommt zu (Brech)-

Durchfall, Unterleibskrämpfen, Krankheitsgefühl, Kopfschmerzen, teilweise auch Fieber und Schüttelfrost. Schwere Krankheitsverläufe können durch massiven Durchfall zu Kreislaufproblemen und Exsikkose führen (☞ Kap. 2.5). Dringlichste Maßnahme ist daher der ausreichende Ersatz von Flüssigkeit und Elektrolyten (✓) (☞ Kap. 4.2); geschwächte ältere Menschen müssen gegebenenfalls auch klinisch behandelt werden (parenterale Ernährung, Antibiotikaverabreichung).

Erkranken in Heim oder Klinik eine größere Zahl von Personen unmittelbar gleichzeitig und mit gleichen Beschwerden, so legt dies stets den Verdacht einer Lebensmittelinfektion oder -intoxikation, möglicherweise einer Salmonelleninfektion, nahe. Sofern machbar, sollten Speisereste sichergestellt und auf Erreger untersucht werden. Außerdem sollten bei erkrankten Personen Stuhlproben auf mögliche Erregerausscheidungen überprüft werden. Dies ermöglicht einerseits eine gezielte Therapie, andererseits können Infektionsquellen/-wege erkannt und ausgeräumt werden. Nach dem Bundesseuchengesetz (§ 3) besteht eine Meldepflicht (Gesundheitsamt) bei Verdacht bzw. bei Nachweis einer infektiös bedingten Gastroenteritis (✓) nicht nur für den behandelnden Arzt, sondern auch für die Leitung eines Heims, Klinik oder einer Gemeinschaftsverpflegungseinrichtung.

Bei Verdacht auf lebensmittelbedingte Infektionen oder Intoxikationen in Heim oder Klinik sollten Speisereste sichergestellt werden, um mögliche Erreger nachzuweisen, eine gezielte Therapie zu ermöglichen und Infektionsquellen aufzudecken.

Coli-Enteritiden

Escherichia-coli-Bakterien gehören zur natürlichen Darmflora des Menschen. Krankheitsauslösend wirken bestimmte, sogenannte enteropathogene (✓) E.-coli-Stämme, die mit Lebensmitteln oder dem Trinkwasser aufgenommen werden können. Dazu zählen die sogenannten <u>e</u>ntero<u>h</u>ämorrhagischen <u>E</u>.-<u>C</u>oli-Bakterien (EHEC). Die EHEC-Infektionserreger sind besonders aggressiv. Zum einen wirken schon geringe Keimzahlen krankheitsauslösend, zum anderen vermögen sie, dem sauren Magenmilieu zu widerstehen und sich an Darmschleimhautzellen anzuheften. Die Infektion ist besonders schwerwiegend. Die EHEC-Erreger, die durch Rohmilch, rohes oder nicht durchgegartes Fleisch oder verunreinigtes Feldgemüse (Düngung) übertragen werden können, lösen schwere blutige (= hämorrhagische) Darmentzündungen und -geschwürbildun-

Infektionen mit bestimmten Escherichia-coli-Bakterien wie den enterohämorrhagischen E. coli sind wegen des schwerwiegenden Krankheitsverlaufs besonders für ältere und kranke Menschen ein lebensbedrohliches Risiko.

gen aus. Besonders gefährdet sind körperlich schwache und kranke, hochbetagte Menschen.

In der Folge einer EHEC-Infektion entwickelt sich bei bis zu 20% der infizierten Patienten ein hämolytisch-urämisches Syndrom (HUS) mit Zerstörung der roten Blutkörperchen, Blutgerinnungsstörungen und akuter schwerer Nierenschädigung. In bis zu 10% der Fälle verläuft das HUS tödlich, in weiteren 15–30% bleiben dauerhafte Nierenfunktionseinschränkungen zurück. Exakte Zahlen zur Häufigkeit der EHEC-Infektionen in Deutschland liegen nicht vor. Wegen der Ernsthaftigkeit dieser E.-coli-Infektion und der bereits aufgetretenen Todesfälle sollte in der Ernährung älterer und kranker Menschen vorsorglich auf Rohmilch, wenig durchgegartes Fleisch oder Tatar sowie auf Erzeugnisse aus Rohmilch (bestimmte Weich-und Frischkäse) verzichtet werden.

Hygienemaßnahmen

Häufig mit Keimen kontaminierte Lebensmittel sind eiweiß- und wasserreich. Durch eine ausreichende Erhitzung von Lebensmitteln kann ein mögliches Krankheitsrisiko gesenkt werden.

Die Belastung mit Keimen bzw. Krankheitserregern kann bereits beim Tier oder bei Feldfrüchten erfolgen.

Häufig mit Keimen kontaminierte (✓) Lebensmittel sind zumeist protein- und wasserreich (Tab. 62). Eiweiß und Wasser in den Lebensmitteln bieten günstige Voraussetzungen für eine rasche Keimvermehrung. Der Erregereintrag kann bereits beim lebenden Tier oder beim nativen (✓) Lebensmittel erfolgen: z. B. durch unhygienische Tierhaltung und -schlachtung, ver-

- Eier (roh oder unzureichend erhitzt) und Produkte mit Rohei, z. B. Mayonnaise, Nudel-, Kartoffelsalate, Eierteigwaren, Tiramisu
- Milch (nicht oder unzureichend erhitzte Rohmilch), Milchprodukte aus Rohmilch (bestimmte Weich- und Frischkäse aus Rohmilch)
- Fleisch: vor allem roh als Tatar oder Mett, unzureichend erhitztes Hackfleisch, Mettwürste; Tiefkühlware mit ungenügend tiefer Kühltemperatur oder Unterbrechung der Kühlkette; unsachgemäße Eigenschlachtung
- Geflügel (unzureichend erhitzt; Tiefkühlware ungenügend tiefer Kühltemperatur oder Unterbrechung der Kühlkette)
- Wild, Pilze und Waldfrüchte (in bestimmten Regionen Risiko für Fuchsbandwurm, bei Wild veterinärmedizinische Beschau angezeigt)
- Fisch, Meeresfrüchte (roh bzw. unzureichend erhitzt, überlagert, in kontaminierten Gewässern gezüchtet)
- Gemüse (roh, schlecht geputzt, schwach erhitzt)
- Gewürze (unzureichend konserviert)

Tab. 62: Häufige Quellen für lebensmittelbedingte Infektionen und Intoxikationen

unreinigtes Futter, unzureichende tiermedizinische Kontrolle oder unsachgemäße Düngung bei Feldfrüchten. Speziell Bakterien und Viren müssen jedoch nicht zwangsläufig im nativen Lebensmittel vorhanden sein. Nahrungsmittel können vielmehr auch bei der Verarbeitung und Speisenherstellung sekundär verunreinigt werden: durch unhygienische Arbeitsbedingungen und Gebrauchsgegenstände, verunreinigte Zusatzstoffe/Speisezutaten, unzureichende Hygiene des Betriebs- oder Küchenpersonals, durch unsachgemäße Lagerung etc. Auch saisonale Einflüsse sind wesentlich. Bei steigenden Temperaturen nehmen die Vermehrungsaktivität der Erreger und damit das Risiko für bakterielle und virale Lebensmittelinfektionen zu. Die höchsten Erkrankungszahlen sind in Deutschland entsprechend in den Monaten Juli bis Oktober zu verzeichnen. Trinkwasser ist in Deutschland aufgrund von Wasseraufbereitung, Hygienevorschriften und Qualitätskontrollen selten krankheitserregend.

Krankheitserreger können auch durch unhygienische Verarbeitungs- und Lagerungsbedingungen, durch mangelhafte Hygiene in Küche oder beim Personal ins Lebensmittel gelangen.

Präventiver Handlungsbedarf besteht zur Zeit insbesondere bei den infektiösen Enteritiden (✓). Um dem besonderen Problem der Salmonellose-Erkrankungen zu begegnen, ist in der Bundesrepublik seit Mitte 1994 die Hühner-Salmonellen-Verordnung in Kraft und auf EU-Ebene die Zoonosen-Richtlinie (✓). Damit sollen auf Erzeuger- und Händlerebene das Erkrankungsrisiko der Tiere (verstärkte Überwachung der Tierhaltung), das Risiko einer Kontamination (✓) von Eiern und Geflügelfleisch und die Zahl der Salmonellosen wirkungsvoll gesenkt werden. Das deutsche Lebensmittelrecht schafft aber auch durch verschiedene andere Rechtsverordnungen (VO) und Gesetze wie beispielsweise das Fleischhygienegesetz, die Hackfleisch-VO, Milch- oder Käse-VO, Trinkwasser-VO bindende Voraussetzungen für eine hygienische Lebensmittelproduktion bzw. Abgabe an Handel und Verbraucher.

Eine Vielzahl gesetzlicher Schutzmaßnahmen soll bewirken, daß bei Lebensmittelerzeugung und Abgabe an Handel und Verbraucher hygienische Grundbedingungen eingehalten werden, die Lebensmittelinfektionen und -intoxikationen vorbeugen.

Gelangen die Lebensmittel – nativ, teilverarbeitet oder als Fertigprodukte – in Großküche oder Privathaushalt, wird durch Einhaltung von Betriebs-, Personal- und Lebensmittelhygienemaßnahmen dem Risiko für Lebensmittelinfektionen vorgebeugt. Speziell in Großküchen gilt es, bei Lagerung, Verarbeitung, Kühlung und Abgabe von Lebensmitteln und Speisen sowie der Entsorgung von Abfällen und Speiseresten gesetzliche Auflagen und Hygienemaßnahmen umzusetzen, um die Essensteilnehmer vor Erkrankungen zu schützen. Bei Mißachtung entsprechender Grundregeln besteht das Risiko

Ein Risiko für lebensmittelbedingte Infektionen und Intoxikationen kann in Großküchen wie im Privathaushalt gegeben sein. Es gilt, verschiedenste bau-, betriebs-, küchen-, personal- und lebensmittelhygienische Grundregeln einzuhalten, um eine Keimabtötung zu bewirken sowie einer Keimvermehrung und Keimübertragung vorzubeugen.

einer Massenerkrankung. In Kliniken und Heimen für ältere und alte Menschen kann dies für die Betroffenen mit ernsthaften und lebensbedrohlichen Komplikationen verbunden sein. Ein Erkrankungsrisiko muß jedoch nicht zwangsläufig mit der Verpflegung aus einer Großküche verbunden sein bzw. ist in der Gemeinschaftsverpflegung nicht grundsätzlich höher als im Privathaushalt. Auch bei im eigenen Haushalt lebenden alten Menschen kann aufgrund körperlicher Einschränkungen, durch Sehbehinderungen, durch Desinteresse und Unkenntnis oder mangelnde küchentechnische Voraussetzungen die hygienische Haushaltsführung vernachlässigt werden.

Grundsätzlich haben Hygienemaßnahmen in Groß- und Privatküche die Keimabtötung sowie die Verhinderung von Keimvermehrung und -übertragung zum Ziel. Geeignete Maßnahmen umfassen Bau-, Betriebs-, Personal-, Küchen- und Lebensmittelhygiene. Bauliche und betriebshygienische Voraussetzungen gelten zwar im Privathaushalt mit gewissen Einschränkungen, sind aber vom Grundsatz her ebenfalls bedeutsam. Empfehlungen zur Küchen- und Lebensmittelhygiene sind für Groß- und Privatküchen von Wichtigkeit. Bauhygiene[11] umfaßt beispielsweise:

- bauliche/räumliche und technische Gegebenheiten (geeignete Raumaufteilung, ausreichende räumliche Kapazität),
- Installations- und Belüftungsmöglichkeiten,
- verwendete Baumaterialien (Oberflächenbeschaffenheit, Reinigungsmöglichkeit),
- abgetrennte Umkleide- und Pausenräume, geeignete Reinigungsmöglichkeiten für das Personal.

Betriebshygiene[11] umfaßt etwa:

- Ausstattung: Küchen-, Arbeitsplatzmaterialien, Küchengeräte, Spülmaschinen, Dampfreiniger, Kochstellen mit wirkungsvollen Fettabsaugern, Fliegengitter an Fenstern;
- Ausstattung und Kapazitäten zur Kühl-, Tiefkühl-, Trockenlagerung;
- Abwasser-, Abfallentsorgung; sanitäre Einrichtungen.

11 Auf Details kann in diesem Rahmen nicht eingegangen werden. Praxisnahe Informationen und weiterführende Hinweise enthält z. B. die Informationsschrift »Großküchenhygiene« (Nr. 3132) des Auswertungs- und Informationsdienstes für Ernährung, Landwirtschaft und Forsten, Bonn 1996.

Personal-/Küchenhygiene (von besonderer Bedeutung für die Großküche)[11]:

- Saubere Schutzkleidung, Haarschutz; Hände, Nägel, Unterarme vor Arbeitsbeginn gründlich reinigen (desinfizierende Seife, hygienische Trocknung); Hände waschen nach jedem Toilettengang; Schmuck ablegen.
- Hände nach einzelnen Arbeitsgängen, z. B. nach Verarbeitung von rohem Fleisch, Fisch, Geflügel gründlich reinigen.
- Küchentücher regelmäßig wechseln/in die Kochwäsche.
- Einhaltung getrennter Arbeitsbereiche (putzen/vorbereiten, zubereiten/kochen, warmhalten, ausgeben).
- Arbeitsflächen regelmäßig und zwischendurch säubern/desinfizieren; Küchengeräte heiß (Wasser/Dampf) reinigen; Kühl-/Tiefkühlschränke regelmäßig säubern/desinfizieren.
- Fettabscheider regelmäßig säubern/auswechseln.
- Putzabfälle von Gemüse etc. nicht in der Küche offen liegen lassen und ebenso wie Essens- oder Zubereitungsreste fachgerecht entsorgen.
- Erkrankungen wie Durchfall oder fieberhafte Infekte beim Küchenleiter melden; Wunden abdecken; nicht auf Lebensmittel und Speisen niesen oder husten.

Lebensmittelhygiene[11] beinhaltet:

- Keimvermehrung verhindern:
  a) pasteurisierte Milch, Milchprodukte und Käse aus pasteurisierter Milch, pasteurisierte Eiprodukte (Eiklar, -gelb, -vollei) einkaufen;
  b) konsequentes Kühlen ($\leq$ 7°C) oder Tiefgefrieren (< -18°C) aller leicht verderblichen Waren; Überlagerung vermeiden (Lagerhaltungsbuch); abdeckeln/verpacken bei Lagerung;
  c) große Speisemengen (z. B. Eintöpfe, Gulasch) zur Zwischenlagerung/-kühlung in mehrere kleine Gefäße abfüllen (Kühltemperatur wird schneller erreicht);
  d) Warmhalten mit Temperaturen > 60°C; Warmhaltedauer so kurz wie möglich.
- Keimabtötung bewirken: ausreichendes Erhitzen (mindestens 70°C für 10 Minuten; Temperatur von 70°C im Gargut auch bei Mikrowelle!) empfindlicher und vorher gekühlter Lebensmittel (Fleisch, Fisch); Geflügel bis zum Knochen durchgaren; Frikadellen gut durchgaren; Frühstückseier

Neben dem Einkauf hygienisch einwandfreier Waren spielen die Kühlung, Tiefkühlung, das Warmhalten und das Zubereiten bei jeweils geeigneten Temperaturen eine wesentliche Rolle für eine hygienisch einwandfreie Lebensmittelverarbeitung. Sorgfältige Vorbereitung und Lagerung sollen ebenfalls die Keimvermehrung und -übertragung verhindern.

mindestens 5 Minuten kochen und nicht abschrecken (Hitzenachwirkung), Rühr- und Spiegeleier gut durchbacken.
- Keimübertragung vermeiden:
  a) Geflügel und Fleisch vor dem Zubereiten vollständig auftauen, Tauwasser abgießen; aufgetautes Fleisch und Geflügel unter Fließwasser gut abwaschen; Auftaugefäße gründlich und mit heißem Wasser reinigen;
  b) kein Rohei für Mayonnaisen, Saucen, Dressings oder Süßspeisen verwenden;
  c) Kontakt von rohen, unverarbeiteten Lebensmitteln und zubereiteten Speisen vermeiden (Übertragung von Keimen durch Küchengerät, Arbeitsflächen, Hände); getrennte/abgepackte Lagerung;
- Lebensmittel (z. B. Mehl, Zucker) abgepackt und trocken aufbewahren; regelmäßiges Säubern von Vorratsschränken/-lagern, auf Schädlinge achten.

Bei Erkrankungsausbruch tragen besondere hygienische Sorgfalt bei der Pflege der Patienten dazu bei, daß die Erkrankung eingedämmt wird.

Bei bestehenden infektiösen Gastroenteritiden oder bei entsprechendem Verdacht tragen entsprechende pflegerische Maßnahmen wesentlich dazu bei, daß die Erkrankung eingedämmt und eine Übertragung auch auf Heim- bzw. Pflegepersonal vermieden wird. Als wichtige Hygienemaßnahmen sind hier beispielsweise anzuführen:
- Pflege- und Küchenpersonal mit Erkrankung bzw. mit nachgewiesener Erregerausscheidung (z. B. Stuhlprobe) vom Dienst freistellen und
- erkrankte Heimbewohner bzw. Klinikpatienten von nicht erkrankten separieren (Verlegung/Isolierung);
- besondere Hygienemaßnahmen und Umsicht bei der Pflege der Erkrankten (Waschen, Betten, Toilettengang, Essen etc.): Pflege mit Handschuhen, mit Einmalwaschlappen, Kittelwechsel, regelmäßiger Wäschewechsel (Bett, Handtücher etc.) und Trennung von reiner und unreiner Wäsche etc.;
- regelmäßige und sorgfältige Desinfektion im Umfeld der Erkrankten, insbesondere von Toiletten oder Bettpfannen.

7 Medikamente und Ernährung

Mit zunehmendem Lebensalter nimmt die Häufigkeit von Erkrankungen und Stoffwechselstörungen und entsprechend die Einnahme von Medikamenten zu. In der Regel ist bei älteren bzw. alten Menschen die gleichzeitige Einnahme mehrerer Präparate erforderlich. So haben Fachleute ermittelt, daß der »durchschnittliche« 80jährige Patient im Jahr 1200 Einzeldosen an Medikamenten einnimmt. Zumeist handelt es sich dabei um eine langfristige Medikation (✓). In der Praxis ergeben sich dadurch oftmals Probleme hinsichtlich der Magen-Darm-Verträglichkeit, ebenso kann es zu Wechselwirkungen der Medikamente untereinander kommen. Hier entscheidet der Arzt im Einzelfall, welche Pharmaka zusammen verabreicht und in welchen Dosierungen und zu welchen Tageszeiten eingenommen werden. Die individuelle Verordnung und Dosisfindung eines Medikaments hängt wesentlich von der Stoffwechselsituation des Patienten ab. Entscheidend sind dabei vor allem die Leberfunktion (zentrales Stoffwechselorgan, Entgiftungsfunktion) und die Ausscheidungsfähigkeit (Galle/Darm und Nieren) des Organismus. Bei alten Menschen und geriatrischen Patienten ist nicht selten von einer verminderten Leberfunktion (geringere Durchblutung, Abnahme der funktionsfähigen Leberzellmasse) und einer nachlassenden Nierenfunktion (eingeschränkte glomeruläre Filtrationsleistung ✓, eingeschränkte Konzentrationsfähigkeit) auszugehen. Dies kann zu veränderten oder zu verlängerten Wirkungen von Medikamenten führen. Altersbedingte Veränderungen der Magen-Darmschleimhaut und gegebenenfalls nachlassendes Resorptionsvermögen können ebenfalls die Medikamentenwirkung beeinflussen. Eine verminderte Resorption und längere Magen-Darmverweildauer können ihrerseits wiederum zu Schädigungen der Magen-Darmschleimhaut (mögliches Risiko für Ulcera✓) und/oder zu Veränderungen der Darmflora beitragen.

Bedeutsam ist für eine Medikamenteneinnahme weiterhin die wechselseitige Beeinflussung von Medikament und Ernährung. Einerseits können Verträglichkeit und Wirkung von verschiedenen Medikamenten durch gleichzeitige, vorhergehende und/oder nachfolgende Aufnahme von Getränken und Lebensmitteln beeinflußt werden. Andererseits nimmt eine Reihe von Pharmaka Einfluß auf den Stoffwechsel von Nährstoffen, dies kann vor allem bei längerfristiger Medikation zu unerwünschten Folgeerscheinungen führen.

Über die Verabreichung von Medikamenten vor, während oder nach Mahlzeiten und das Meiden (z. B. Kaffee, Alkohol) oder Bevorzugen bestimmter Lebensmittel im Zusammenhang mit Medikamenten informieren der behandelnde Arzt sowie in der Regel die Packungsbeilage des Präparats. Abweichungen von entsprechenden Empfehlungen sollten vermieden werden, um die Medikamentenwirkung und die Verträglichkeit nicht ungünstig zu beeinflussen. Entsprechend kann sehbehinderten oder dementen Patienten die Einnahme von Medikamenten nicht eigenverantwortlich überlassen werden. Über mögliche Stoffwechselbeeinflussung durch Medikamente wird auf Packungsbeilagen nicht immer informiert, teilweise sind entsprechende Wechselwirkungen auch nicht untersucht oder bekannt. Auch spielen Dosierungshöhe und Dauer der Medikation, individuelle Stoffwechselsituation und Organfunktionen, begleitende Erkrankungen und die Ernährungsweise eine bedeutsame Rolle. Für eine Reihe, bei älteren Menschen häufiger verordneter Medikamente sind nachfolgend mögliche unerwünschte Auswirkungen auf den Stoffwechsel verschiedener Nährstoffe zusammengestellt.

1. Abführmittel (Laxantien) bei Obstipation (✓)
Unerwünschte Wirkung: Störungen des Wasser- und Elektrolythaushaltes (erhöhte Flüssigkeits-, Natrium-, Kalium-, Kalziumverluste), Risiko für Hypokaliämie, Hypokalziämie; erhöhte Kaliumverluste verstärken Darmträgheit und Obstipation (☞ Kap. 4.2).
Abhilfe:
Bei Hypokaliämie, Hypokalziämie: kalium- und kalziumreiche Ernährung (☞ Kap. 2.4, 3.2, 4.4), eventuell Einsatz von Kalium- und Kalziumpräparaten, ausreichende und geeignete Flüssigkeitszufuhr (☞ Kap. 2.5, 3.2).
Bei chronischer Verstopfung: ausschleichendes Absetzen von Laxantien; Umstellung auf ballaststoffreiche(re) Kost und Verwendung von natürlichen Abführhilfen wie Füll-, Quellmittel oder Milchzucker (ärztl. Verordnung) (☞ Kap. 4.2).

2. Entwässerungsmittel (Diuretika) bei Bluthochdruck, chronischer Niereninsuffizienz (✓), Oedembildung (✓) u. a.

Unerwünschte Wirkung – generell: Erhöhung der Natriumausscheidung mit dem Harn, Risiko für Hyponatriämie bei gleichzeitig kochsalzarmer Ernährung.
Unerwünschte Wirkung von Schleifendiuretika und Thiaziden: Erhöhung der Kaliumausscheidung mit dem Harn, Risiko für Hypokaliämie; Hemmung der Harnsäureausscheidung über den Harn, Risiko für Hyperurikämie.
Unerwünschte Wirkung von Thiaziden: Verminderung der Glukosetoleranz, Steigerung des Insulinbedarfs, Risiko für Hyperglykämie; Erhöhung des Cholesterinblutspiegels (LDL).
Unerwünschte Wirkung von kaliumsparenden Diuretika: Verminderung der Kaliumausscheidung, Risiko für Hyperkaliämie.
Unerwünschte Wirkung von Schleifendiuretika: Erhöhung der Kalziumausscheidung über den Harn, Risiko für Hypokalziämie.
Abhilfe:
Bei Hypokaliämie: Erhöhung der Kaliumzufuhr, nährstofferhaltende Zubereitung (☞ Kap. 2.4, 3.2), eventuell Einsatz von Kaliumpräparaten.
Bei Hyperkaliämie: Meiden von kaliumreichen Lebensmitteln, Wässern von kaliumreichen Lebensmitteln zur Erhöhung der Zubereitungsverluste (☞ Kap. 4.5), dann aber Verabreichung von Vitaminpräparaten (wasserlösliche Vitamine) und von Magnesium.
Bei Hyponatriämie: keine kochsalz-/natriumarme Ernährung, Kochsalzaufnahme in Höhe der Empfehlungen von 5–6 g/Tag.
Bei Hypokalziämie: kalziumreiche Ernährung, eventuell Gabe von Kalziumpräparaten (☞ Kap. 2.4, 4.4).
Bei Hyperurikämie: purinarme Ernährung (☞ Kap. 4.1).
Bei Hypercholesterinämie: lipidsenkende Diät (☞ Kap. 4.1).

3. Lipidsenkende Medikamente bei Hypercholesterinämie, bei koronaren Erkrankungen, bei Arteriosklerose
Unerwünschte Wirkung von Colestyramin, Colestipol: Obstipation, Übelkeit, Blähungen, Appetitverlust, Steatorrhoe (✓) und dadurch erhöhte Ausscheidung von fettlöslichen Vitaminen mit dem Stuhl.
Abhilfe:
Zusätzliche Verabreichung von fettlöslichen Vitaminen, eventuell parenterale Gabe, vor allem von Vitamin D (Osteoporoseprophylaxe).

Unerwünschte Wirkung von Clofibrat, Fenofibrat und verwandten Präparaten: Übelkeit, Diarrhoe (✓), eventuell Begünstigung von Gallensteinbildung.
Abhilfe:
Bei Diarrhoe: ausreichende Flüssigkeitsaufnahme (☞ Kap. 2.5) und Zufuhr von Kalium (☞ Kap. 2.4).

4. Orale Antidiabetika bei Diabetes mellitus
Unerwünschte Wirkung des Glucosidasehemmers Acarbose: Malabsorption (✓) von Kohlenhydraten, bakterielle Verstoffwechslung von Kohlenhydraten im Dickdarm mit der Folge von Blähungen, Völlegefühl, Diarrhoe (✓), Unterleibskrämpfen (☞ Kap. 2.4, 2.7).
Abhilfe:
Bei Diarrhoe: ausreichende Flüssigkeitsaufnahme (☞ Kap. 2.5) und Zufuhr von Kalium (☞ Kap. 2.4); eventuell langsamere Dosissteigerung von Acarbose, um Gewöhnung zu erreichen.

5. Präparate bei Hyperurikämie und Gicht
Unerwünschte Wirkung von Urikosurika (harnsäureausscheidungsfördernden Medikamente): erhöhtes Risiko für Harnsäuresteinbildung in Nieren und harnableitenden Organen, Diarrhoe.
Abhilfe:
Zur Prophylaxe einer Harnsteinbildung: Erhöhung der Flüssigkeitszufuhr (besonders wichtig bei gleichzeitiger Diarrhoe) und Alkalisierung des Harns (☞ Kap. 4.5).
Unerwünschte Wirkung von Colchicin (Einsatz bei Gichtattacke: Entzündungshemmung durch Beeinflussung des Leukozytenstoffwechsels✓): Übelkeit, Diarrhoe.
Abhilfe:
Bei Diarrhoe: ausreichende Flüssigkeitsaufnahme (☞ Kap. 2.5) und Zufuhr von Kalium (☞ Kap. 2.4).

6. Acetylsalicylsäure bei Schmerzzuständen, bei koronarer Herzkrankheit u. a.
Unerwünschte Wirkung (bei Langzeittherapie): Risiko für Schleimhautschädigung und Ulcera (✓) im Magen-Darmtrakt, Risiko für okkulte (✓) Blutungen.
Minderung der evtl. schleimhautschädigenden Wirkung:
Vermeidung von Alkohol, hohe Mahlzeitenzahl, kohlenhydrat- und wenn vertragen ballaststoffreiche Kost.

Abhilfe:
Gabe von (niedrig dosierten) Eisenpräparaten (Anämieprophylaxe✓, sofern vertragen).

7. Glukokortikoide bei Morbus Crohn, bei Colitis ulcerosa, bei rheumatischer Arthritis u. a.
Unerwünschte Wirkung bei hochdosierter Langzeittherapie: (1) verminderte Kalziumresorption im Darm und erhöhte Kalziumausscheidung über den Harn, Risiko für Kalziumverarmung, für erhöhten Knochenkalziumverlust (Osteoporoseförderung), Risiko für Kalzium-Harnsteinbildung; (2) schleimhautschädigende Wirkung im Magen-Darmtrakt, Risiko für okkulte (✓) Blutungen; (3) Verschlechterung der Glukosetoleranz bzw. Verschlechterung einer diabetischen Stoffwechsellage, Risiko für Hyperglykämie; (4) Blutdruckanstieg und Risiko für Hypernatriämie und Oedembildung (✓), Risiko für Hypokaliämie.
Abhilfe:
(1) Kalziumreiche Ernährung, eventuell Gabe von Kalziumpräparaten und Vitamin D (☞ Kap. 2.4, 4.4); (2) Vermeidung von Alkohol, hohe Mahlzeitenzahl, kohlenhydrat- und wenn vertragen ballaststoffreiche Kost, eventuell Gabe von (niedrig dosierten) Eisenpräparaten (Anämieprophylaxe✓); (3) Kochsalzzufuhr in Höhe der Empfehlungen, kaliumreiche Ernährung, eventuell Gabe von Kaliumpräparaten (☞ Kap. 2.4).

8. Sulfasalazin bei Morbus Crohn, Colitis ulcerosa, rheumatoider Arthritis u. a.
Unerwünschte Wirkungen bei hochdosierter Langzeittherapie: Hemmung der Folsäureresorption im Dünndarm, Risiko einer entsprechenden Vitaminunterversorgung und einer Folsäuremangel-Anämie.
Abhilfe:
zusätzliche Gabe von Folsäure (oral/parenteral), eventuell in Kombination mit Vitamin B_{12}.

9. Präparate bei rheumatoider Arthritis
Unerwünschte Wirkung von D-Penicillamin: bei längerer Anwendung Risiko für Vitamin-B_6-Mangelzustände (allerdings bei L-Penicillamin höheres Risiko als bei Präparaten mit D-Penicillamin).

Abhilfe:
zusätzliche Gabe von Vitamin B_6 (oral/parenteral).
Unerwünschte Wirkung von Acetylsalicylsäure: siehe Punkt 6.
Unerwünschte Wirkung von Sulfasalazin: siehe Punkt 8.
Unerwünschte Wirkung von Glukokortikoiden: siehe Punkt 7.

8 Fragen- und Antwortensammlung zur Lernkontrolle

Zur Kontrolle des eigenen Wissensstandes und zur Vorbereitung von schriftlichen bzw. mündlichen Fachprüfungen soll die nachfolgende Fragen- und Antwortsammlung dienen. In Teil 1 sind Testfragen zusammengestellt. Bei diesen Übungs- und Kontrollfragen werden einerseits Definitionen und Begriffsklärungen gefordert, zu deren Beantwortung entsprechend frei formuliert werden muß. Andererseits werden Fragen inklusive verschiedener Antwortmöglichkeiten gestellt. Von den vorgegeben Antworten ist mindestens eine, zumeist sind mehrere oder auch alle Antworten korrekt. Eine Kontrolle ist mit der im zweiten Teil zusammengestellten Antwortensammlung möglich.

Zur inhaltlichen Wiederholung der verschiedenen Kapitel sind die jeweiligen Randtexte hilfreich, die wesentliche Aussagen und Definitionen zusammenfassen. Wichtige, im Text verwendete Fachbegriffe können im Glossar (☞ Kap. 9), Norm- und Durchschnittswerte in Kapitel 11, Zufuhrempfehlungen in Kapitel 12 nachgeschlagen werden.

Fragensammlung

Fragen zu Kapitel 2.1:

1. Was versteht man unter den Begriffen
   a) Ernährung und Nahrung,
   b) Nährstoffe,
   c) Stoffwechsel?
   Geben Sie jeweils eine vollständige Definition.

Fragen zu Kapitel 2.2:

2. Energiestoffwechsel bei gesunden älteren Menschen
   a) Der Kalorienbedarf nimmt im Alter in der Regel ab.
   b) Der Energiebedarf sollte im Alter generell zu einem wesentlichen Anteil (ca. 45 % der Tageskalorien) durch Fett gedeckt werden, weil dadurch das Nahrungsvolumen abnimmt und Magen und Darm weniger belastet werden.
   c) Der Grundumsatz nimmt im Alter (>60. Lebensjahr) zu, daher braucht der ältere Mensch mehr Kalorien als jüngere Menschen.
   d) Das Körpergewicht des älteren Menschen sollte durch regelmäßiges Wiegen kontrolliert werden, um die Entwicklung von Über- oder Untergewicht zu vermeiden.
   e) Ein älterer Mann benötigt täglich etwa 1 900 kcal.
   f) 80 % der täglichen Kalorien sollten beim gesunden älteren Menschen mit Kohlenhydraten gedeckt werden.

3. Ein Gramm Fett liefert wieviel Kalorien?
   a) 50 kcal
   b) 4,1 kcal
   c) 9,3 kcal
   d) 2,4 kcal
   e) 40 kJ

Frage zu Kapitel 2.3:

4. Essentielle Nährstoffe
   a) müssen regelmäßig und in ausreichenden Mengen mit der Nahrung zugeführt werden.
   b) können bei reichlicher Kalorien- und Eiweißzufuhr im Körper gebildet werden.
   c) müssen nur während des Wachstums mit der Nahrung zugeführt werden, eine Ausnahme ist die Wasser- bzw. Flüssigkeitszufuhr.
   d) sind beispielsweise die Vitamine.
   e) Der Bedarf an essentiellen Nährstoffen ist von Geburt an immer gleich hoch.

Fragen zu Kapitel 2.4:

5. Eiweiß (Protein)
   a) Die Eiweiße sind aus Aminosäuren aufgebaut.
   b) Alle Aminosäuren sind für den gesunden Menschen essentiell und müssen mit der Nahrung zugeführt werden.
   c) Proteine bzw. Proteinverbindungen erfüllen im Körper lebensnotwendige Funktionen.
   d) Die Proteinzufuhr des gesunden älteren Menschen sollte 60–80 g/Tag betragen.
   e) Tierische Lebensmittel sind in der Regel eiweißreicher als pflanzliche.

6. Fette und fettähnliche Stoffe
   a) Auf Fett in der Nahrung kann aus geschmacklichen Gründen nicht verzichtet werden.
   b) Für den älteren Menschen wird eine Fettzufuhr von 300 mg/Tag empfohlen.
   c) Nur in pflanzlichen Lebensmitteln ist Cholesterin enthalten.
   d) Die Verschiedenheit der Nahrungsfette hängt mit der Art der Fettsäuren zusammen, die in den Triglyceriden vorkommen.
   e) Die Nahrungsfette müssen so ausgewählt werden, daß der Bedarf an den essentiellen Fettsäuren (Linol-, α-Linolensäure) gedeckt wird.

7. Kohlenhydrate
   a) Alle Kohlenhydrate schmecken süß und sind daher in der Ernährung sehr beliebt.
   b) Kohlenhydrate sollten mit einem Anteil von 50–55 % den täglichen Energiebedarf des älteren Menschen decken.
   c) Kohlenhydrate kommen nur in pflanzlichen Lebensmitteln vor.
   d) Kohlenhydrate sind wichtige Energiespender für Muskelzellen, Gehirn und Nervenzellen.
   e) Fruktose kommt in vielen Früchten, aber auch im Haushaltszucker vor.
   f) Laktose kommt nur in der Milch vor.

8. Vitamine
   a) Bei unzureichender Vitaminzufuhr können viele Körperfunktionen beeinträchtigt sein; ein Vitaminmangel führt zu schwerwiegenden Erkrankungen und Funktionsstörungen.
   b) In der Ernährung des älteren Menschen kann auf Vitamin D verzichtet werden, da es im Körper (Haut) ausreichend gebildet wird.
   c) Nur die Versorgung mit Vitamin C ist beim älteren Menschen nicht gewährleistet.

d) Durch Lebensmittelverarbeitung und -zubereitung können erhebliche Vitaminverluste entstehen.
e) Für eine ausreichende Vitaminzufuhr sind tierische Lebensmittel eher unbedeutend.

9. Mineralstoffe und Spurenelemente
a) Im Verlauf des Lebens sind so hohe Körperspeicher an Mineralstoffen und Spurenelementen aufgebaut worden, daß im Alter selten gesundheitliche Probleme auftreten.
b) Kalium ist für die Knochenbildung unentbehrlich.
c) Ein Mangel an Magnesium kann beispielsweise Muskelkrämpfe (Wadenkrämpfe) verursachen.
d) Ein Mangel an Kalium und Magnesium kommt nur bei hohem Alkoholkonsum bzw. bei Alkoholikern vor.
e) Beim Dauergebrauch von verschiedenen Medikamenten (z. B. Entwässerungsmitteln) kann es zu erhöhten Verlusten an Natrium, Chlorid und Kalium kommen.

10. Ballaststoffe
a) sind »Ballast« in der Kost des älteren Menschen; sie verhindern die Zufuhr von Lebensmitteln mit reichlich essentiellen Nährstoffen.
b) kommen hauptsächlich in Gemüse, Hülsenfrüchten und Vollkornprodukten vor.
c) beschleunigen die Darmentleerung und fördern dadurch das Hungergefühl.
d) sind unverdauliche Nahrungsbestandteile, können aber von Darmbakterien abgebaut werden.
e) Eine tägliche Aufnahme von 50 mg Ballaststoffen wäre sinnvoll.

Frage zu Kapitel 2.5:

11. Wasser-/Flüssigkeitszufuhr beim älteren Menschen (ohne Fieber, Durchfall, Erbrechen, Nierenerkrankungen etc.)
a) von 1 Liter in Form von Getränken ist optimal.
b) Wassergehalt in 150 g Obst und 0,5 Liter Getränke ist für die tägliche Flüssigkeitsversorgung ausreichend.
c) von 1,5–2 Litern mit Getränken ist optimal.
d) in Höhe von 10 ml/kg Körpergewicht/Tag entspricht der aktuellen Empfehlung (bei Normalgewicht).

Frage zu Kapitel 2.6:

12. Harnbildung
a) erfolgt kontinuierlich in den Nephronen.
b) erfolgt nur nach Flüssigkeitsaufnahme.
c) Die Mindestharnmenge beträgt etwa 800 ml/24 Stunden.
d) dient der Entgiftung des Körpers (z. B. Harnstoffausscheidung); bei Nierenerkrankungen kann die Harnstoffausscheidung vollständig vom Darm übernommen werden.
e) Ein Wasserdefizit ist weitgehend unproblematisch, da der Körper hohe Wasserreserven hat und die Harnbildung auf 150 ml/24 Stunden zurückgehen kann.

Fragen zu Kapitel 2.7:

13. Was versteht man unter den Begriffen
a) Verdauung,
b) Resorption?
Geben Sie jeweils eine vollständige Definition.

14. Für die Verdauungsvorgänge werden beim gesunden Menschen täglich etwa 7–8 Liter Verdauungssäfte gebildet. Hinzu kommt der Wassergehalt der Lebensmittel. Davon sind im Stuhl (normaler Stuhlgang, kein Durchfall) enthalten:
    a) 10 %
    b) 1 %
    c) 5 %
    d) 0,2 %
    e) ca. 30 ml
    f) ca. 150 ml

15. Vorgänge in der Mundhöhle nach Nahrungsaufnahme
    a) Zerkleinerung fester(er) Nahrung
    b) Erfassung von Geschmack
    c) Befeuchtung und Einspeichelung von Nahrungsbissen
    d) Aufschluß von Proteinen
    e) Resorption von süßschmeckenden Kohlenhydraten (Zucker)
    f) Resorption von Vitamin C

16. Dünndarm
    a) Der Dünndarm hat eine hohe Resorptionsoberfläche von 2 m^2.
    b) In den Zwölffingerdarm (Duodenum) gelangen das Verdauungssekret der Bauchspeicheldrüse (Pankreas) und der Gallensaft, die die Fettverdauung ermöglichen.
    c) In den verschiedenen Dünndarmabschnitten erfolgen die Endverdauung der Nährstoffe und deren Resorption sowie die Rückresorption von Wasser und Gallensäuren.
    d) Im Dünndarm herrscht ein saures Milieu vor, damit Darmbakterien abgetötet werden.

17. Welche Aussagen sind richtig?
    a) Mehr als 100 g Protein/Tag können vom gesunden Menschen nicht verdaut werden.
    b) Mehr als 30 g Ballaststoffe/Tag führen zu Verstopfung.
    c) Mehr als 50–70 g Fruktose (Einzeldosis) führen bei den meisten Menschen zu Durchfall und Blähungen.
    d) Eine höhere Mahlzeitenzahl und eine Beschränkung der Fettzufuhr auf 60–80 g/Tag tragen zur besseren Bekömmlichkeit der Nahrung bei.

18. Dickdarm
    a) Im Dickdarm wird der Darminhalt eingedickt.
    b) Dickdarmbewegung und Darmentleerung werden gefördert und beschleunigt, wenn die Nahrung ballaststoffarm ist.
    c) Durch die Darmbakterien werden unverdauliche und unverdaute Nahrungsbestandteile abgebaut; es entstehen Darmgase und andere Abbauprodukte.
    d) Im Stuhl sind natürlicherweise Darmbakterien enthalten.
    e) Bei Durchfallerkrankungen können die Wasserverluste mit dem Stuhl bis zum 10fachen und mehr erhöht sein.

Fragen zu den Kapiteln 3.1 und 3.2:

19. Bei welchen Nährstoffen wird häufiger eine zu hohe, bei welchen eine zu geringe Zufuhr beobachtet bzw. bei welchen Nährstoffen kommt es bei einem Teil der älteren Menschen zu Unterversorgungen? Stellen Sie die richtigen Zusammenhänge her. (A: zu hohe Zufuhr; B: zu geringe Zufuhr/häufiger Versorgungsdefizite)
    1) Kalzium
    2) Stärke
    3) Ballaststoffe
    4) Vitamin D

5) Wasser/Flüssigkeit
6) Cholesterin
7) Natrium bzw. Kochsalz
8) Vitamin C
9) süßschmeckende Kohlenhydrate (Saccharose)

20. Welche Vitaminversorgungsdefizite können zu welchen gesundheitlichen Störungen bzw. Erkrankungen führen?
1) Vitamin D
2) Vitamin C
3) Vitamin K
4) Vitamin A
5) Vitamin B_{12}

A: Störungen der Hell-Dunkel-Sehanpassung, Nachtblindheit
B: Blutgerinnungsstörungen, erhöhte Blutungsneigung
C: Knochenstoffwechselstörungen, Osteoporose
D: erhöhte Infektanfälligkeit, Wundheilungsstörungen
E: Anämie (Blutarmut)

21. Welche Lebensmittel und Getränke sind älteren Menschen für einen regelmäßigen Verzehr zu empfehlen?
a) Kartoffeln
b) Zitrusfrüchte
c) Weißbrot
d) Joghurt
e) Nüsse
f) Limonade
g) Seefisch
h) Geflügel (Gans, Ente)
i) Quark mit frischem Obst
j) Kalziumhaltiges Mineralwasser
k) geräucherter Schinkenspeck (Brotbelag)

22. Welche Lebensmittel enthalten reichlich Kalzium?
a) Joghurt
b) Hartkäse wie Gouda
c) alle Mineralwassersorten
d) Butter
e) Kartoffeln
f) Bananen
g) Reis
h) magere Leberwurst

23. Welche Lebensmittel enthalten reichlich Vitamin C?
a) Seefisch
b) Kiwi
c) Hülsenfrüchte
d) Möhren
e) Eigelb
f) Orangensaft
g) Paprika
h) Roggenvollkornbrot

24. Welche Nährstoff-Zufuhrmengen (tägliche Aufnahme) sind für den älteren Menschen zu empfehlen?
a) Gesamtfett: 60–80 g
b) Cholesterin: bis zu 300 mg
c) Kalzium: 800 mg und mehr
d) Ballaststoffe: 50 mg
e) Kohlenhydrate: 50–55 % der Tageskalorien
f) Gesamtfett: 15 % der Tageskalorien
g) Protein: 60–80 g
h) Kochsalz: bis zu 6 mg
i) Protein: 10–15 % der Tageskalorien

Fragen zu Kapitel 4.1:

25. Welche gesundheitlichen Probleme stehen in engem Zusammenhang zu einem längerbestehenden, ausgeprägten Übergewicht (BMI > 30 kg/m²)?
    a) Diabetes mellitus
    b) Colitis ulcerosa
    c) Hypertonie
    d) Osteoporose
    e) chronische Niereninsuffizienz
    f) Gicht
    g) Beschwerden des Bewegungsapparates (z. B. Hüft-, Kniegelenke)

26. Gewichtsreduktion bei einem übergewichtigen älteren Mann (68 Jahre): Welche Aussagen sind zutreffend?
    a) Behandlung ist nicht notwendig, da die durchschnittlich zu erwartende Lebensdauer schon erreicht ist.
    b) Behandlung ist auch bei geringgradiger Ausprägung des Übergewichts anzuraten, weil damit Folgeproblemen eines Übergewichts vorgebeugt werden kann.
    c) Eine Gewichtsreduktion ist aus medizinischer Sicht nicht vertretbar, da es in der Regel zu Depressionen kommt.
    d) Eine Gewichtsreduktion (z. B. 1200 kcal-Diät, energiereduzierte Mischkost) muß immer stationär (Krankenhaus) erfolgen, um einen Proteinmangel frühzeitig zu erkennen.

X 27. Die Diät zur Gewichtsabnahme sollte bei älteren Menschen
    a) stets fettfrei sein.
    b) bei längerer Dauer durch die Einnahme von Vitamin-/Mineralstoffpräparaten ergänzt werden.
    c) als Null-Diät (nur kalorienfreie Getränke) erfolgen, damit die Diätdauer so kurz wie möglich ist.
    d) ausreichend Eiweiß (ca. 60 g/Tag) enthalten, um den Verlust an Körperprotein so gering wie möglich zu halten.
    e) ausreichend (2 Liter und mehr), möglichst kalorienfreie Getränke vorsehen, um Stoffwechselabbauprodukte ohne besondere Belastung der Nieren aussscheiden zu können.
    f) von regelmäßigen (ambulanten) ärztlichen Untersuchungen begleitet werden.

28. Was sind mögliche gesundheitliche Folgen bei schlecht eingestelltem Diabetes mellitus? Wie lauten die entsprechenden medizinischen Fachbegriffe?
    a) zu viel Zucker (Glukose) im Blut: . . . .
    b) lebensbedrohliche Folge einer Unterzuckerung: . . . .
    c) Zuckerausscheidung mit dem Harn: . . . .
    d) Ausscheidung hoher Harnmengen: . . . .
    e) Veränderung/Schädigung der Nierengefäße und Einschränkung der Nierenfunktion: . . . .

29. Wodurch kann eine Unterzuckerung ausgelöst werden?
    a) Nahrungsverweigerung bei dementen Patienten
    b) Verabreichung zu hoher Insulinmengen
    c) Insulingabe und nachfolgend zu späte Ausgabe und Einnahme des Essens
    d) Einnahme einer üppigen, fett- und zuckerreichen Mahlzeit
    e) Darminfektion mit Durchfall
    f) Fehler des Pflegepersonals: Insulinspritze am Morgen wurde vergessen

30. Die Diät bei Diabetes mellitus
    a) ist kohlenhydratarm, um eine Überzuckerung (Hyperglykämie) zu vermeiden.

b) muß besonders kalorien- und fettreich sein, weil Diabetiker ansonsten schnell an Körpergewicht verlieren.
c) muß viele kleine Mahlzeiten umfassen, damit die Kohlenhydrate gleichmäßig aus dem Darm ins Blut gelangen (Blutzuckerschwankungen ↓).
d) sieht eine Berechung der Kohlenhydrataufnahme in Broteinheiten (BE) vor.
e) ist kohlenhydratreich (ca. 50–55 % der Energie), aber zuckerarm, und ballaststoffreich.
f) enthält ebenso viele Kohlenhydrate wie die Kost eines Nicht-Diabetikers.

31. Geeignete Lebensmittel für die Ernährung des Diabetikers sind?
a) Vollkornbrot
b) Gemüse wie Blumenkohl, Spargel, Wirsingkohl, Tomaten, Feldsalat
c) mit üblichem Haushaltszucker selbst hergestellte Marmelade
d) 2 Glas Wein (Spätlese) zum Abendessen
e) Kartoffeln
f) Apfelsine und Apfel (je 1 Stück/Tag)
g) 50 g Diabetikergebäck zu einer Tasse Kaffee

32. Hoher Blutdruck (Hypertonie)
a) ist weniger problematisch als niedriger (Hypotonie).
b) ist im Alter günstig, da das Gehirn besser durchblutet wird.
c) führt mit der Zeit zu einer Belastung des Herzens und der Nieren.
d) wird von den Patienten oft nicht bemerkt; in der Altenpflege ist daher auf eine regelmäßige Bludruckmessung zu achten.
e) kann zum Schlaganfall führen.
f) besteht bei diastolischen Blutdruckwerten von < 95 mmHg.

33. Eine bei Hypertonie geeignete Ernährung
a) sieht bei übergewichtigen Patienten eine Gewichtsabnahme vor.
b) ist kochsalzreduziert, zugleich aber auch eiweißarm, da Fleisch- und Wurstwaren, Käse und Fischdauerwaren eingeschränkt bzw. gemieden werden müssen.
c) sollte geeignete Fette (z. B. Margarine und Öl mit hohem Anteil an mehrfach ungesättigten Fettsäuren) enthalten.
d) sieht eine Kochsalzbeschränkung auf 5–6 g/Tag vor; nur bei sehr stark erhöhtem Blutdruck muß die Salzzufuhr noch weiter gesenkt werden.
e) hat die gleiche Nährstoffverteilung (Protein, Fett, Kohlenhydrate) wie die Diät bei Diabetes mellitus und Gicht.
f) erfolgt mit Elementardiäten.

34. Geeignete Lebensmittel/Mahlzeiten für die Ernährung des Hypertonikers sind?
a) Hähnchenbrustfilet, in wenig Fett gebraten
b) Kabeljaufilet, gedünstet mit Kräutern
c) Quark (40 % F. i.Tr.) mit Früchten, ungezuckert
d) Frischgemüse aller Art
e) Kasseler (gekocht) mit Senf, Kartoffelpüree (Fertigprodukt) und Sauerkraut
f) Kartoffelsalat mit Mayonnaise und Knackwurst

35. Geeignete Lebensmittel/Mahlzeiten bei erhöhtem Cholesterinblutspiegel (Hypercholesterinämie) sind?
a) alle Obstsorten (Frischobst)
b) 1 Scheibe Roggenmischbrot mit Harzerkäse, Zwiebeln und Gewürzgurken

c) Rotbarschfilet in wenig Fett gebacken mit Kartoffeln und Feldsalat (Dressing mit Magerjoghurt und Zitronensaft)
d) Kartoffelsalat mit Mayonnaise und Knackwurst
e) Gänsebrustfilet mit Kartoffelgratin und Rahmspinat

36. Diätplanung bei Gicht: Welche(s) Lebensmittel ist/sind jeweils in den nachfolgenden Mahlzeiten im Sinne einer streng purinarmen Ernährung nicht angebracht?
a) 1 Scheibe Vollkornbrot mit Halbfettmargarine und Tilsiter (30 % F. i.Tr.) und 0,5 l alkoholfreies Bier: . . . .
b) 2 Scheiben Kasseler mit Kartoffelpüree (nur mit Milch, Muskat und wenig Salz) und 1 Portion Tomatensalat (Öl-/Essigmarinade, Sonnenblumenöl): . . . .
c) Hähnchenleber (ca. 150 g) in wenig Fett kurz angebraten auf 150 g Feldsalat (angemacht mit Öl-/Essigmarinade, Sonnenblumenöl): . . . .
d) 1 Pfund Spargel mit Buttersauce (mit Petersilie, Schnittlauch, etwas Salz, Pfeffer) und 3 Scheiben gekochtem Schinken: . . . .

Fragen zu Kapitel 4.2:

37. Darmträgheit und Verstopfung
a) müssen umgehend, auch bei ansonsten darmgesunden Menschen, medikamentös behandelt werden, da ein Darmverschluß droht.
b) sind bei älteren Menschen, vor allem bei Frauen, häufig anzutreffen.
c) sind oft durch ballaststoffarme Ernährung und Bewegungsmangel bedingt.
d) können Hämorrhoidenbeschwerden verschlimmern.
e) sind in der Regel ein psychisches Problem bei hypochonderhaft veranlagten Patienten.

38. Sie betreuen ältere Menschen ambulant: Welche Empfehlungen können Sie richtigerweise geben, wenn Patienten über Probleme durch Darmträgheit und Verstopfung klagen?
a) Zum Frühstück: Weißbrot und helle Brötchen gegen Roggenbrötchen und Schwarzbrot austauschen.
b) 1 Glas Orangen- oder Pflaumensaft etwa 10–15 Minuten vor dem Frühstück trinken.
c) Leichte (Bauch)-Gymnastik und Bauchmassage
d) Täglich: 1–2 Joghurts mit Ballaststoffzusatz oder 1–2 Portion Quark mit Haferflocken oder Kleieflocken und Früchten sowie 1 Glas Milch.
e) Abends: 3 Tassen schwarzen Tee zur Anregung der Darmtägigkeit (Tee länger ziehen lassen).
f) Weniger trinken (1 Liter/Tag), damit der Darm nicht so stark belastet und aufgebläht wird.

39. Chronische Pankreasinsuffizienz: Die Diät sieht welche Maßnahmen vor?
a) Fettreiche Ernährung (übliche Lebensmittel) mit etwa 100 g Fett/Tag, um den durch die Steatorrhoe auftretenden Fett- und Kalorienverlust auszugleichen.
b) Die Höhe der Fettzufuhr sollte variabel, d. h. in Abhängigkeit von den jeweiligen Patientenbeschwerden gestaltet werden.
c) Oftmals sind MCT-Fette angezeigt, da sie besser verdaulich sind und schneller resorbiert werden; MCT-Fette können daher sofort in hohen Mengen verabreicht werden.
d) Blutgerinnungsstörungen können auf einen Vitamin-K-Mangel hindeuten; eine ergänzende Zufuhr (auch parenteral) von Vitamin K kann daher ratsam sein.
e) Viele kleine Mahlzeiten (6–8/Tag) sind besser verträglich, auch wenn Pankreasenzympräparate verabreicht werden.

40. Diätetische Therapie bei chronisch entzündlichen Darmerkrankungen: Welche Aussagen sind zutreffend?
   a) Bei schweren Entzündungsschüben bleibt oft nur der Weg der parenteralen Ernährung, um den Darm zu entlasten und Energie- und Nährstoffversorgung zu ermöglichen.
   b) Eine ballaststoffreiche Ernährung wird vielfach nicht vertragen.
   c) Auch nach Besserung der Beschwerden ist die Beibehaltung einer proteinreicheren Ernährung sinnvoll.
   d) Patienten mit chronisch entzündlichen Darmerkrankungen können lebenslang nur durch Elementardiäten ernährt werden; eine Ernährung mit üblichen Lebensmitteln ist nicht möglich.
   e) Bei Stomapatienten muß die Flüssigkeitszufuhr gedrosselt werden (< 1 Liter/Tag), damit die Stomaentleerungen nicht so häufig erfolgen müssen.
   f) Bei Stomapatienten (Ileostoma) ist eine faser- und körnerreiche Ernährung sinnvoll, da der Darminhalt eingedickt wird und die Flüssigkeitsverluste geringer ausfallen.

Fragen zu Kapitel 4.3:

41. Im Alter ist/sind folgende Lebensmittelunverträglichkeit(en) am wahrscheinlichsten?
   a) Pseudoallergische Reaktion auf Benzoesäure, einen in Deutschland erlaubten Lebensmittelkonservierungsstoff
   b) Laktoseunverträglichkeit
   c) Hühnereiallergie

42. Als Folge(n) einer Laktoseunverträglichkeit und des Meidens von Milch und bestimmten Milchprodukten ist/sind hochwahrscheinlich?
   a) Eiweißunterversorgung
   b) Vitamin-C-Defizit
   c) zu geringe Kalziumzufuhr
   d) Eisenminderzufuhr
   e) unzureichende Aufnahme an mehrfach ungesättigten Fettsäuren (Linolsäure)
   f) deutlich niedrigere Purinaufnahme

43. Welche Lebensmittel sind laktosefrei (A) und welche laktosehaltig/-reich (B)?
   a) Gouda, 45 % F. i.Tr.
   b) Tilsiter, 45 % F. i.Tr.
   c) Kondensmilch
   d) Buttermilch
   e) Camembert, 40 % F. i.Tr.
   f) Joghurt, 3,5 % F. i.Tr.

Fragen zu Kapitel 4.4:

44. Bei welchen Personen besteht ein erhöhtes Risiko für die Entwicklung einer Osteoporose?
   a) Untergewichtige Männer und Frauen.
   b) Patienten mit Laktoseintoleranz.
   c) Patienten mit Colitis ulcerosa.
   d) Frauen, die mehrere Kinder zur Welt gebracht und gestillt haben.
   e) Patienten mit länger bestehender chronischer Niereninsuffizienz.
   f) Schlaganfallpatienten, die überwiegend auf den Rollstuhl angewiesen sind.
   g) Patienten, die wegen einer Grunderkrankung immer wieder mit Kortison behandelt werden müssen.

45. Welche Lebensmittel liefern Kalzium (A), welche liefern Vitamin D (B) und welche beide Nährstoffe (C)?

a) Seefisch
b) hochwertige pflanzliche Margarine
c) Trinkmilch
d) Gouda, 45 % F. i.Tr.
e) Porree
f) Champignons
g) Joghurt, 1,5 % F. i.Tr.
h) Milchpudding
i) Grünkohl

Fragen zu Kapitel 4.5:

46. Chronische Niereninsuffizienz (ohne Diabetes mellitus): Welche Ziele werden in der Behandlung verfolgt?
    a) Anpassung der Proteinzufuhr an das Stadium der Erkrankung.
    b) Vermeidung bzw. Abbau von Oedemen.
    c) Hinauszögern eines Nierenversagens und Dialysepflichtigkeit durch kalorisch knappe Ernährung (ca. 1 500 kcal/Tag) auch bei normalgewichtigen Patienten.
    d) Verabreichung von Kalzium und Vitamin D zur Vorbeugung eines erhöhten Knochenabbaus.
    e) Einschränkung der Purinzufuhr zur Senkung des Blutharnstoffspiegels.
    f) Verringerung der Gesamtkohlenhydrataufnahme zur Vermeidung von Glukosurien.

47. Bei einer älteren Frau ist ein Harnstein (hauptsächlich Kalziumoxalat) unter schweren Koliken abgegangen. Sie betreuen die Patientin ambulant. Was raten Sie zur Vorbeugung einer erneuten Steinbildung?
    a) Proteinarme und milchfreie Ernährung.
    b) Konsequente reichliche Flüssigkeitszufuhr von 2–3 Liter/Tag, aber Meiden von reichlich Kaffee, schwarzem Tee sowie kalziumreichem Mineralwasser.
    c) Reichlich Gemüse und Salat, aber Meiden von Rote Bete, Spinat, Mangold, Rhabarber.
    d) Einschränkung von Fleisch (vor allem Innereien) und Wurstwaren; Fisch, Geflügel in Häufigkeit und Menge des Verzehrs gemäß den 10 Regeln der DGE für eine vollwertige Ernährung.
    e) Täglich: 1 Flasche (0,5 Liter) alkoholfreies Bier zum Abendessen.
    f) Täglich heiße Wannenschwitzbäder oder regelmäßige Saunabesuche, da mit dem Schweiß auch Kalzium verlorengeht.

Fragen zu Kapitel 5:

48. Wann wird eine Sondenernährung erforderlich?
    a) bei erhöhtem Harnsäurespiegel (Hyperurikämie)
    b) bei erhöhtem Blutzucker (Hyperglykämie)
    c) bei schwerem Schub einer Colitis ulcerosa
    d) bei Exsikkose
    e) bei Vitamin-D-Mangel

49. Was versteht man unter Elementardiät? Geben Sie eine kurze Begriffserklärung.

50. Die parenterale Ernährung
    a) dient einem schnellstmöglichen Ersatz von Flüssigkeits- und Elektrolytverlusten.
    b) ist nur bei Unterbringung der Patienten in sterilen Räumen möglich.
    c) erfolgt heute zumeist mit applikationsfertigen, sterilen Lösungen.

d) muß auf die Verabreichung von Fetten verzichten, da Fette nicht wasserlöslich sind.
e) kann zu einer Phlebitis führen.
f) kann in der Zusammensetzung der Nährstoffe weitgehend auf die Bedürfnisse des einzelnen Patienten abgestimmt werden.

Fragen zu Kapitel 6:

51. Mit welchen Lebensmitteln/Speisen können Salmonellen relativ häufig übertragen werden?
a) Brot und Brötchen
b) Butter
c) Geflügelsalat mit Mayonnaise
d) hart gekochte Eier
e) Schwarzbrot mit Tatar (Tatar mit rohem Ei, Pfeffer, Salz angemacht)
f) Leitungswasser
g) Rindergulasch
h) Äpfel

52. Welche Lebensmittelinfektionen und -intoxikationen treten in Deutschland vergleichsweise häufig auf?
a) Fischvergiftungen
b) Botulismus
c) Salmonellosen
d) Hepatitis A
e) Befall mit Rinderbandwurm
f) virusbedingte Darminfektionen
g) Hepatitis B
h) Pilzvergiftungen

Antwortensammlung

1. a) Unter Ernährung versteht man die Aufnahme von Nahrung. Unter Nahrung versteht man die Gesamtheit von flüssigen und festen Lebensmitteln. Mit der Nahrung wird der Körper mit Wasser, Kalorien und Nährstoffen versorgt. Bei kranken Menschen kann eine Nahrungszufuhr auch mit Sondenkost oder parenteraler Ernährung erfolgen.
1. b) Nährstoffe sind die Inhaltsstoffe der Lebensmittel, die die eigentliche Ernährungswirkung entfalten.
1. c) Unter Stoffwechsel versteht man die Gesamtheit aller chemischen Reaktionen, die im Körper ablaufen. Der ordnungsgemäße Ablauf des Stoffwechsels ist für den Erhalt der Körperzusammensetzung und der Körperfunktionen, für Gesunderhaltung, Leistungsfähigkeit und damit letztlich für das Überleben ausschlaggebend.
2. a), d), e)
3. c), e)
4. a), d)
5. a), c), d), e)
6. d), e)
7. b), d), e), f)
8. a), d)
9. c), e)
10. b), d)
11. c)
12. a), c)
13. a) Unter Verdauung versteht man die mechanische Zerkleinerung und den chemischen Aufschluß der Nahrung, um die in der Nahrung enthaltenen Nährstoffe zur Resorption bereitzustellen.

b) Unter Resorption versteht man im Rahmen der Verdauungsvorgänge die Aufnahme von Nährstoffen aus dem Darm ins Blut bzw. Lymphflüssigkeit.

14. f)
15. a), b), c)
16. b), c)
17. c), d)
18. a), c), d), e)
19. 1-B, 2-B, 3-B, 4-B, 5-B, 6-A, 7-A, 8-B, 9-A
20. 4-A, 3-B, 1-C, 2-D, 5-E
21. a), b), d), g), i), j)
22. a), b)
23. b), f), g)
24. a), b), c), e), g), i)
25. a), c), f), g)
26. b)
27. b), d), e), f)
28. a) Hyperglykämie, b) Hypoglykämischer Schock, c) Glukosurie, d) Polyurie, d) diabetische Nephropathie
29. a), b), c), e)
30. c), d), e), f)
31. a), b), e), f), g)
32. c), d), e)
33. a), c), d), e)
34. a), b), d)
35. a), b), c)
36. ungeeignet sind: a) alkoholfreies Bier, b) Kasseler, c) Hähnchenleber, d) Spargel und gekochter Schinken
37. b), c), d)
38. a), b), c), d)
39. b), d), e)
40. a), b), c)
41. b)
42. c)
43. A: a), b), e) und B: c), d), f)
44. alles ist richtig
45. A: e), i); B: a), b), f); C: c), d), g), h)
46. a), b), d)
47. b), c), d)
48. c)
49. Unter Elementardiäten sind Nährstofflösungen zu verstehen, die als Trinknahrung oder auch als Sondennahrung verabreicht werden können. In diesen Elementardiäten liegen die Nährstoffe, insbesondere die Hautnährstoffe, in der unmittelbar resorbierbaren Form (= Grundbausteinen) vor.
50. a), c), e), f)
51. c), e)
52. c), d), f)

9 Glossar

Abdomen, abdomin(al)ell (lat.-nlat.) Bauch, Unterleib; zum Bauch gehörend. 97

Abszeß (lat. abscessus = Weggang) Eiteransammlung in einer nicht vorgebildeten, abgeschlossenen Gewebshöhle. 133, 154

Adipositas (lat.) Fettsucht, starkes Übergewicht 96

Albumin (lat. albumen = Eiweiß) Wichtige Eiweißklasse; kommt u. a. in der Blutflüssigkeit (Blutplasma) vor. 102, 103, 120, 148, 267

Allergene (gr. ergon = Tätigkeit) Stoffe, wie z. B. Blütenpollen, die Krankheitserscheinungen im Sinne einer Allergie hervorrufen können. 142, 175

Allergie Gegenüber der Norm abweichende Bereitschaft des Organismus, bei Konkakt mit einer körperfremden Substanz mit Abwehrreaktion und Krankheitserscheinungen zu reagieren. 142, 160, 182

Analfissur Sehr schmerzhafte entzündliche Gewebeveränderung (meist längliches Geschwür) im Bereich der Analöffnung (s. Anus). 133

Anämie (gr. haima = Blut) Blutarmut; absolute Verminderung der roten Blutkörperchen. 36, 44, 84, 148, 189, 233

Angina pectoris (gr. agchóne = erwürgen, erdrosseln, lat. pectus = Brust) Schmerzen im Brustkorb, gürtelförmiges Engegefühl zumeist bei koronarer Herzkrankheit, mit Erstickungsangst/Atemnot verbunden. 110

antiatherogen Der Förderung von arteriosklerotischen Gefäßveränderungen entgegenwirkend. 120, 123

Antigene (gr.-lat.) Artfremder Eiweißstoff 33, 171

Antikörper Abwehrstoffe des Körpers gegen artfremde Eiweiße. 160, 171

Antioxidantien Substanzen, die fähig sind, im Körper entstehende freie Radikale (das sind hochreaktive Verbindungen, die körpereigene Substanzen schädigen können) unschädlich zu machen. 36, 37, 123, 186

Anurie (lat. urina = Harn) Nahezu vollständig unterbleibende Harnproduktion (Harnmenge <100–150 ml/24 Stunden). 187, 198

Anus (lat. anus = Ring) After, Abschlußorgan des Darmrohres. 57, 72, 13

Applikation, applizieren (lat.) Anwendung, Zuführung; anwenden, verabreichen, verabfolgen. 210

Arrhythmie (gr.-lat.) Unregelmäßigkeit der Herztätigkeit oder des Herzschlags.

Arterie, arteriell (gr.-lat.) Schlagader, Pulsader; Blutgefäße, die das Blut vom Herzen fortleiten. 109

Arteriosklerose Krankhafte Veränderung der Arterien mit Verhärtung, Verdickung, Elastizitätsverlust und Lichtungseinengung; umgangssprachlich Arterienverkalkung genannt. 78, 83, 96, 102, 110, 118, 188

Arthritis (gr. arthron = Gelenk, gr. -itis = Entzündung) Gelenkentzündung 184

Aspiration (lat.) Ansaugen, Einatmen; Eindringen flüssiger oder fester Stoffe in die Atemwege (Mageninhalt, Blut, Fremdkörper). 213

Asthma bronchiale (gr.-lat.) Anfallsweises Auftreten von schwerer Atmung bzw. von Atemnot. 165, 177

Ataxie (gr.-nlat.) Störung im geordneten Ablauf von Bewegungen durch Behinderung der Koordination und des geordneten Zusammenwirkens von Muskelgruppen. 36, 37

Atrophie (gr.-lat. trophe = Nahrung, Ernährung) Auszehrung, Schwund; Rückbildung von primär normal entwickelten Zellen, Geweben oder Organen durch Störung des Gleichgewichts zwischen Nahrungsangebot und -bedarf. 136, 154, 168

Azetonämie (Acetonämie) (lat., gr.) Auftreten von Azeton im Blut. 100

Azetonurie (Acetonurie) (lat., gr.) Auftreten von Azeton im Harn. 100

Bakterientoxin (gr.-nlat.) Organischer Giftstoff, Bakteriengift 143, 160, 218

Bauchaortenaneurysma (gr. aorta = Hauptkörperschlagader, gr. aneurysma = Erweiterung) Krankhafte, begrenzte Erweiterung der Hauptkörperschlagader im Bereich des Bauchraums. 111

Bilirubin (lat. ruber = rot) Abbauprodukt des roten Blutfarbstoffs von gelb-braunroter Farbe. 33, 64, 73

Blutdruck Druck in den Blutgefäßen. 109

Blutplasma Fibrinogenhaltiger Anteil des Blutes ohne Blutkörperchen (»Blutflüssigkeit«). 53

Body-Mass-Index Körpermassenindex; Berechnungsformel für das wünschenswerte Körpergewicht. 97, 268

Bradykardie (gr. brady = langsam, gr. kardia = Herz) Verlangsamte Herztätigkeit oder Herzschlag. 84

Chronische Niereninsuffizienz Durch Untergang von funktionsfähigem Gewebe bedingte Unfähigkeit der Nieren, harnpflichtige Stoffe auszuscheiden. 21, 52, 126, 187, 230

Colitis ulcerosa Colitis: Entzündung des Dickdarms; C. ulcerosa: Unspezifische, meist chronisch wiederkehrende Entzündung des Dickdarms. 142, 152, 201

Degeneration, degenerativ (gr.-nlat. degenerare = aus der Art schlagen) Entartung; Ersatz vollwertiger Substanz (Zellen, Gewebe) durch minderwertige; entartend, sich zurückbildend. 36, 37

Dehydratation (lat., gr.) Abnahme des Wassergehalts in der Blutflüssigkeit (Bluteindickung) und in Körpergeweben, Austrocknung. 101

Deklaration (lat. declarare = deutlich zu erkennen geben, bezeichnen) Kennzeichnungspflicht bei verarbeiteten Lebensmitteln und Fertiggerichten (Verpackung) für Zutaten und Zusatzstoffe (Auflistung in absteigender Reihenfolge gemäß den zugegebenen Mengen); gilt z. B. für Konservierungsmittel, Farbstoffe, Dickungsmittel. 17, 90, 173

Demenz (lat.) Erworbener Schwachsinn 79, 209

Denaturierung (lat. natura = natürliche Beschaffenheit, Naturgebilde) Veränderung der natürlichen Beschaffenheit, der Struktur von Eiweißstoffen. 61, 65

Depression (lat. deprimere, depressum = herabdrücken) Niedergeschlagenheit; diagnostisch unspezifische Bezeichnung für eine seelische Störung mit trauriger Verstimmung, Antriebsarmut, Appetitlosigkeit und anderen Anzeichen eines depressiven Syndroms. 36, 37, 79, 209

Dermatitis (gr. derma = Haut) Entzündliche Hautreaktion 37

Diabetes mellitus (gr.-lat. mellitus = mit Honig versüßt) Zuckerkrankheit, Zuckerharnruhr 96, 188

Diabetische Angiopathie (gr. angio = Wortteil mit der Bedeutung: Gefäß; gr. pathos = Leiden) Durch Diabetes mellitus verursachte Gefäßleiden. 102

Diabetischer Fuß (diabetische Gangrän) (gr. gangraina = fressendes Geschwür) Brand; Absterben von Gewebe durch schwere arteriosklerotische Gefäßveränderungen 102 bei D. mellitus und Gewebezersetzung durch Eindringen von fäulnis- und gasbildenden Bakterien.

Dialyse (gr. dialysis = Auflösung) Verfahren zur Trennung von in Flüssigkeiten gelöster Teilchen; umgangssprachlich: »künstliche Niere«/Blutwäsche. 52, 102, 126, 187, 197

Diarrhoe (gr.-lat. diarrhoea = Durchfluß) Durchfall 141, 145, 168, 232

Diastole Zeitraum zwischen zwei Auswurfaktionen des Herzens. 109

Diätetische Lebensmittel Lebensmittel für eine besondere Ernährung und eine kontrollierte Nahrungsaufnahme in der Ernährungsprävention oder -therapie; Diätprodukte mit spezieller Zusammensetzung; unterliegen den gesetzlichen Regelungen der Diätverordnung des Deutschen Lebensmittelrechts. 28, 117, 212

Diuretika (gr.-lat. diurese = Harnausscheidung) Stoffe (Medikamente), die die Harnausscheidung steigern; entwässernde Medikamente. 52, 84, 117, 190, 230

Divertikel (lat. = diverticulum = Abweg, Abweichung) Pilz-, birnen- oder sackförmige Ausstülpungen von Hohlorganen, z. B. im Verdauungstrakt. 133

Divertikulitis Entzündung der Divertikelwand. 133

Divertikulose Vorkommen und Bildung zahlreicher Divertikel, meist im Dickdarm. 133

Duodenum (lat.) Zwölffingerdarm 62, 210

Dyspnoe (gr. dys = Wortteil mit der Bedeutung: abweichend von der Norm; gr. pneuma = Atem) Atem-, Luftnot 189

Dystrophie (gr.-nlat. trophe = Nahrung, Ernährung) Chronische Ernährungsstörung mit fließendem Übergang von leichten zu schweren Formen. 36, 209

Elektrolyte (gr.-nlat.) Verbindungen (Säuren, Basen, Salze), die in wässriger Lösung (Blutserum) in Ionen zerfallen; gemeint sind in diesem Zusammenhang die Mineralstoffe im Blutserum (z. B. Na, K, Cl). 54, 63, 69, 101, 145, 214, 223, 230, 266

Elementardiät Nährstofflösung, die per Sonde oder als Trinknahrung verabreicht werden kann und in der die Nährstoffe in unmittelbar resorptionsfähiger Form vorliegen. 152, 155, 212

Embolie (gr.-nlat.) Verstopfung eines Blutgefäßes durch einen in die Blutbahn gelangten Fremdkörper (z. B. Blutpfropf, Luftblasen, Fetttropfen). 217

Endokrin (-e Sekretion) (gr. endo = innen, innerhalb; 48

gr. krinein = trennen) Sekretion oder Tätigkeit von inneren Drüsen; Sekrete werden in die Blutbahn abgegeben.

enteral (gr.-lat. = auf den Darm bezogen) Aufnahme bzw. Verabreichung eines Stoffes in den Verdauungstrakt; reicht von oraler Aufnahme von Lebensmitteln bis zur Aufnahme einer Nährstofflösung oder eines Medikaments per Sonde.

Enteritis (pl. Enteritiden) (gr. enteron = Dünndarm) Entzündung des Dünndarms, Darmkatarrh. 219, 221

enteropathogen Darmerkrankungen hervorrufend 223

Enzym(e) (gr.-nlat.) Chemische Verbindung (Eiweißstoff), die den Stoffwechsel beeinflußt bzw. Stoffwechselvorgänge in Gang bringt; E. dienen als Katalysatoren in lebenden Organismen. 13, 43, 160

Erythrozyt(en) (gr. erythr = rot, rötlich; gr. zyto = Bestimmungswort für Wortzusammensetzungen mit der Bedeutung: Zelle) Rotes Blutkörperchen 34, 81

essentiell (lat. essentia = Wesen) Krankheitsbild ohne erkennbare Ursache, selbständig. 110

Essentieller Nährstoff Lebensnotwendiger Nährstoff; Nährstoff, der nicht vom Körper selbst gebildet werden kann, sondern mit der Nahrung zugeführt werden muß. 15, 194

Exokrin (-e Sekretion) (gr. exo = außen, außerhalb; gr. krinein = trennen) Sekretion oder Tätigkeit von Drüsen mit Ausführungsgang nach außen; Abgabe von Sekreten in Körperhöhlen (z. B. Darm) oder auf die Haut (z. B. Schweißdrüsen). 58, 147

Exsikkose (lat.-nlat. exsiccare = austrocknen) Austrocknung; Abnahme des Gesamtkörperwassers durch unzureichenden Ersatz von Flüssigkeitsverlusten. 55, 94, 144, 153, 158, 189, 214

extrarenal (lat. renal = die Nieren betreffend) Außerhalb der Nieren 205

Extrarenale Flüssigkeitsverluste Flüssigkeitsverluste, -abgabe des Körpers, die nicht über die Nieren erfolgen, sondern durch Schweiß, Atemluft, mit dem Stuhl. 51, 205

fäkal (lat.) Kotartig; mit dem Kot bzw. Stuhl (Fäkalien = Kot). 221

Fibrinogen Eiweißstoff im Blutplasma, Blutgerinnungsfaktor. 120

Fistel (lat. fistula = Röhre) Röhrenförmiger Gang zwischen 153, 209

Körperhöhlen und der äußeren oder inneren Körperoberfläche.

Fraktur (lat. fractur = Bruch) Knochenbruch 176

Gastritis Entzündung der Magenschleimhaut. 84

Gastroenteritis Magen-Darmentzündung, Magen-Darmkatarrh 219, 223

Gastrointestinaltrakt (gr. gaster = Magen, lat. intestinum = Darm) Magen-Darmtrakt 57, 64, 161

Gelbsucht (Ikterus) (gr.-lat.) Anstieg der Bilirubinkonzentration im Blut; Gelbfärbung der Haut und des Augenweißes.

Gicht Chronisch verlaufende Störung des Harnsäurestoffwechsels; Ablagerung von harnsauren Salzen an verschiedenen Körperstellen, besonders in Gelenken und in ihrer Umgebung. 96, 125, 201

Gichtniere Ablagerung von Harnsäurekristallen im Nierenmark; damit verbunden: Risiko für wiederkehrende Nierenentzündungen und Veränderungen des Nierengewebes. 125

Glomeruläre Filtrationsleistung (GFR) Blutmenge, die die Nierenkörperchen pro Zeiteinheit (Minute) von Kreatinin befreien können; Maß für die Entgiftungs- bzw. Ausscheidungsleistung der Nieren. 53, 187, 229

Glomerulum (lat. glomus = Knäuel) Nierenkörperchen; Blutgefäßknäuel im Bereich der Nierenrinde; dient der Bildung/Ausscheidung des Primärharns. 53

Glukosurie (Glucosurie) Glukose = Traubenzucker, (lat. urina = Urin) Zuckerausscheidung mit Harn. 100

Grüne Liste Verzeichnis der diätetischen Lebensmittel in Deutschland; Herausgeber: Diätverband (☞ Literaturverzeichnis). 117, 146, 170, 213

Hämatokrit (gr. häm = Wortteil mit der Bedeutung: Blut; gr. krites = Richter) Anteil der zellulären Bestandteile am Volumen des Blutes. 267

Hämodialyse Blutwäsche, Dialyse außerhalb des Körpers (s. a. Dialyse). 199

Hämoglobin (gr.-lat.) Roter Blutfarbstoff, bestehend aus Häm (Farbstoff) und Globin, einem Eiweiß. 37, 44, 54, 189, 267

Hämorrhoiden (gr. haimorrhoideis phlebes = blutfließende Adern) Knotenförmige, krampfaderartig hervor- 72, 133 tretende Erweiterungen der Mastdarmvenen um den After.

Helminthiase (gr. helminthos = Wurm) Durch Wurmbefall (z. B. Rinder-, Fuchsbandwurm) hervorgerufene Erkrankung. 219

Hepatitis (pl. Hepatitiden) (gr.-lat. hepar = Leber) Leberentzündung 219

Hormone (gr.-nlat.) Körpereigener, von den Drüsen der inneren Sekretion gebildeter und ins Blut abgegebener Wirk-, Reglerstoff. 13, 37, 52, 85, 111

Hyperchlor(id)ämie (gr. hyper = Wortteil mit der Bedeutung: über, übermäßig) Erhöhter Chloridgehalt des Blutes; Anstieg des Chloridgehalts über den Normalwert. 266

Hypercholesterinämie Erhöhter Cholesteringehalt im Blut; Anstieg des Cholesteringehalts über den Normalwert. 118, 123, 231, 266

Hyperglykämie Überzuckerung; Anstieg des Blutzuckers über den Normalwert. 100, 231, 233, 266

Hyperkaliämie Erhöhter Kaliumgehalt des Blutes; Anstieg des Kaliumgehalts über den Normalwert. 84, 117, 189, 197, 231, 266

hyperkalorische Ernährung Ernährung, bei der mehr Kalorien aufgenommen werden als vom Körper benötigt werden. 111

Hyperkalziämie Erhöhter Kalziumgehalt des Blutes; Anstieg des Kalziumgehalts über den Normalwert. 266

Hyperlipidämie (gr.-nlat. lipos = Fett) Vermehrung des Fettgehalts in der Blutflüssigkeit. 96, 117, 183

Hypermagnesiämie Erhöhter Magnesiumgehalt des Blutes; Anstieg des Magnesiumgehalts über den Normalwert. 266

Hypernatriämie Erhöhter Natriumgehalt des Blutes; Anstieg des Natriumgehalts über den Normalwert. 233, 266

Hyperphosphatämie Erhöhter Phosphatgehalt des Blutes; Anstieg des Phosphatgehalts über den Normalwert. 198, 266

Hyperthyreose (gr. thyreos = Schild) Gesteigerte Tätigkeit der Schilddrüse; erhöhte Produktion von Schilddrüsenhormonen. 177, 180

Hypertonie (gr.-nlat. tonos = Spannung) Bluthochdruck, Bluthochdruckkrankheit 96, 105, 109, 183, 188

Hypertriglyceridämie Erhöhter Gehalt an Triglyceriden (Neutralfetten) im Blut; Anstieg der Triglyceride über den Normalwert. 118, 123, 216, 266

Hyperurikämie (gr.-nlat.) Vermehrung der Harnsäure im 96, 124, 183, 201,

Blut; Anstieg des Harnsäuregehalts über den Normalwert. 231, 266

Hypochlorämie (gr. hypo = Wortteil mit der Bedeutung: unter, darunter) Verminderter Chloridgehalt des Blutes. 266

Hypochondrie (-chonder) (gr.-nlat.) Zustand krankhafter Neigung zur Selbstbeobachtung und daraus folgender Ableitung (schwerer) Erkrankungen; schwermütiger, eingebildeter Kranker. 83

Hypoglykämie Unterzuckerung; verminderte Blutzuckerkonzentration; Absinken des Glukosegehalts unter den Normalwert. 101, 107, 266

Hypokaliämie Verminderter Kaliumgehalt des Blutes; Absinken des Kaliumgehalts unter den Normalwert. 84, 135, 231, 233, 266

Hypokalziämie Verminderter Kalziumgehalt des Blutes; Absinken des Kalziumgehalts unter den Normalwert. 187, 198, 231, 266

Hypomagnesiämie Verminderter Magnesiumgehalt des Blutes; Absinken des Magnesiumgehalts unter den Normalwert. 84, 266

Hyponatriämie Verminderter Natriumgehalt des Blutes; Absinken des Natriumgehalts unter den Normalwert. 158, 187, 231, 266

Hypophosphatämie Verminderter Phosphatgeh. d. Blutes; Absinken des Phosphatgeh. unter den Normalwert. 266

Hypothyreose (gr. thyreos = Schild) Verminderte Tätigkeit der Schilddrüse; verminderte Produktion von Schilddrüsenhormonen. 44, 86

Ileostoma (gr. stoma = Mund) Künstliche Dünndarmfistel zur Stuhlentleerung. 158

Ileum (lat.-nlat.) Krummdarm; unterer Teil des Dünndarms. 63

Immunglobuline Bezeichung für alle Proteine, die Antikörpereigenschaften besitzen. 160

Immunglobulin E Immunglobulin der Klasse E. 160, 165

Inappetenz (lat. appetere = verlangen) fehlendes Verlangen nach Nahrung 212

Indikationen (lat. indicare = anzeigen) Kennzeichen, Heilanzeige 213

Infusion, infundieren (lat. infundare = eingießen, hineinströmen lassen) Langsames, tropfenweises Einfließenlassen größerer Flüssigkeitsmengen (Blut, Blutersatz, Nährstofflösungen) in eine Vene, in den Darm etc. 214, 216

Insuffizienz (lat.) Unzulänglichkeit, unzureichende Funktionsfähigkeit 52

intra (lat.) innerhlb, in ... hinein, innerlich 212
Intoxikation (gr.-lat.) Vergiftung 16, 143, 218, 224
irreversibel (lat. reversio = Umkehr) Nicht mehr umkehrbar, nicht mehr zu beheben, zu heilen oder auszugleichen.

Jejunum (lat.-nlat.) Leerdarm, Teil des Dünndarms. 63, 210
Jodmangelkropf (syn. Jodmangelstruma) Krankhafte Vergrößerung der Schilddrüse bei ungenügender Bildung bzw. Ausschüttung von Schilddrüsenhormonen bedingt durch Jodmangel. 44, 86

Katalysator (gr.-nlat.) Stoff, der durch seine Anwesenheit chemische Reaktionen herbeiführt oder deren Verlauf bzw. Geschwindigkeit bestimmt. 13
Katarakt (gr.) Grauer Star, Trübung der Linse des Auges. 36
Kognitive Leistung (lat.-nlat. kognitiv = die Erkenntnis betreffend, erkenntnismäßig) Geistige Leistung 38
Kolektomie Entfernung des Dickdarms. 155
Kolik (gr. kolike nosos = Darmleiden) Krampfartige heftige Leibschmerzen; schmerzhaftes Zusammenziehen eines Hohlorgans (z. B. Galle, Darm, Nieren, Uterus). 153, 200
Kolon (gr. colon = Darm) Grimmdarm, Dickdarm 64
Kolostoma (gr. stoma = Mund) Künstliche Dickdarmfistel zur Stuhlentleerung. 158
Koma (gr. koma = tiefer Schlaf) Tiefste Bewußtlosigkeit 101
Kompensation, kompensieren (lat. compensatio = Ausgleich) Ausgleich der Schwäche oder des Ausfalls eines Organs.
Kontamination (lat. contaminare = besudeln) Verunreinigung, Verschmutzung, Verseuchung 224
Kontraindikation, kontraindizieren (lat. contra = gegen, indicare = anzeigen) Gegenanzeige; Grund, ein Mittel oder eine Therapie nicht anzuwenden; Grund, einen Nährstoff nicht zu verabreichen. 17, 114
Koronare Herzkrankheit Degenerative Erkrankung der Koronararterien, meist durch arteriosklerotische Veränderungen; Ursache für verminderte Blutversorgung des Herzmuskels, für Angina pectoris, Herzinfarkt u. a. 118
Kreatinin (gr. kreas, kreatos = Fleisch) Ausscheidungsverbindung des Kreatins; Kreatin entsteht als Stoffwechselprodukt aus Eiweiß bzw. wird mit Nahrungseiweiß (Fleisch) aufgenommen; K.-ausscheidung über die Nieren. 188, 191, 266

Laxantien (lat. laxare = lockern) Abführmittel 84, 135, 142, 230
Leukozyten (gr. leukos = weiß) Weiße Blutkörperchen 232
Linksherzinsuffizienz Unzureichende Funktionsfähigkeit der linken Herzkammer. 110
Liquor cerebrospinalis (lat. cerebrum = Gehirn, spina = Wirbelsäule) Gehirn-Rückenmark-Flüssigkeit 50
Lungenoedem (gr. oidema = Schwellung, Ansammlung von Flüssigkeit) Abnorme Ansammlung von Flüssigkeit in den Lungenbläschen. 52, 110, 189

Malabsorption (lat. malus = schlecht, absorbere = aufsaugen) Störung des Nahrungstransports vom Darm in die Blut- und Lymphbahn. 209, 216, 232
Malassimilation (lat. malus = schlecht, assimilatio = Angleichung) Verminderte Nährstoffausnutzung durch Störung des Nahrungstransports vom Darm in die Blut- und Lymphbahn; übergeordneter Begriff für Malabsorption und -digestion.
Maldigestion (lat. malus = schlecht, digestio = Verdauung) Störung der Verdauung. 148, 209, 216
Manifestationsfaktor (lat. manifest = offenbar, deutlich erkennbar) Faktor, der für die Auslösung einer Krankheit verantwortlich ist. 96
MCT-Fette (engl. middle-chain triglycerides) Triglyceride, in denen Glycerin mit drei Fettsäuren verbunden ist, die alle eine Kohlenstoffkettenlänge von 6–10 Kohlenstoffatomen aufweisen. 25, 28, 65, 146
Medikation Arzneiverordnung 195, 211, 229
Migräne (franz. migraine = Kopfschmerzen) Anfallsartig auftretende Kopfschmerzen 165
Monozyten Größte Form der weißen Blutkörperchen. 120
Morbidität (lat. morbidus = krank) Krankheitsfähigkeit 96
Morbus Crohn (syn. Enteritis regionalis Crohn) (lat. morbus = Krankheit, regionalis = zu einer bestimmten Region gehörend; nach Burrill Crohn, Arzt, New York, geb. 1884) Unspezifische Entzündung, die alle Abschnitte des Verdauungstrakts befallen kann. 142, 152, 201
Mortalität (lat. mortalitas = das Sterben) Sterblichkeit 96
multifaktoriell (lat. multi = Wortteil mit der Bedeutung: viel) Durch viele Faktoren oder Einflüsse bedingt, ausgelöst. 119, 201

nativ (lat.) ursprünglich, unverändert, natürlich 115, 224
natriumsensitiv Eigenschaft, auf erhöhte Natrium- bzw. Kochsalzaufnahme mit Blutdruckerhöhung zu reagieren. 111
Nephron (gr. nephros = Niere) Funktionseinheit der Nieren, bestehend aus Glomerulum und Tubulusapparat. 53
Nephropathie (gr. nephros = Niere; pathie = Wortteil mit der Bedeutung: Leiden, Krankheit) Nierenleiden; Erkrankung mit Funktionseinschränkung der Nieren. 102
Niereninsuffizienz s. chronische Niereninsuffizienz
Nukleinsäuren; DNS, RNS Bestandteile von DNS und RNS (DNS = Desoxyribonukleinsäuren, RNS=Ribonukleinsäuren); alle Lebewesen enthalten DNS als Träger der Erbinformation. Ein Gen ist ein definierter Abschnitt der DNS. RNS überträgt als Botenstoff die genetische Information aus dem Zellkern in den Zelleib und regt beispielsweise die Proteinsynthese an. 22, 124, 203
Nulldiät Hungerkur; langdauerndes vollständiges Fasten; Aufnahme von kalorienfreier Flüssigkeit, Mineralstoffen und Vitaminen. 98

Obstipation (lat. stipare = stopfen) Verstopfung 102, 132, 139, 230
Ödem (Oedem) (gr. oidema = Schwellung, Ansammlung von Flüssigkeit) Gewebswassersucht; Gewebsaufschwellung infolge vermehrter Ansammlung von Flüssigkeit. 52, 188, 217, 230, 233
okkult, okkulte Blutverluste (lat. occultus = verborgen) Nachweis geringer Mengen Blut im Stuhl, die mit dem Auge nicht wahrgenommen werden. 84, 232
Oligurie Stark eingeschränkte Harnproduktion (< 400 ml/ 24 h.). 187, 196
oral (lat. os, oris = Mund) Durch den Mund, zum Mund gehörend. 11, 209, 221
Orthostatischer Blutdruckabfall Orthostase = aufrechte Körperhaltung; Blutdruckabfall bei aufrechter Körperhaltung. 112
Ösophagitis Entzündung der Speiseröhrenschleimhaut. 213
Ösophagus (gr. oisein = tragen, phagein = essen) Speiseröhre; Muskelschlauch zwischen Rachen und Mageneingang. 60
Osteoporose (gr. osteo = Wortteil mit der Bedeutung: Knochen) Krankhafte Verminderung der Knochenmasse, -struktur und -funktion; Schwund des festen Knochengewebes mit der Folge eines erhöhten Frakturrisikos. 43, 80, 176, 201, 231

Pankreas (gr. kreas = Fleisch) Bauchspeicheldrüse 63
Pankreasinsuffizienz (lat. insuffizienz = unzureichende Funktionsfähigkeit) Minderung der Bauchspeicheldrüsenfunktion. 142, 147, 177, 201
Pankreatitis Entzündung der Bauchspeicheldrüse. 147
Parästhesie Krankhafte Empfindung, z. B. Kribbeln, Prickeln, Taubheitsgefühl. 37
parenteral Aufnahme bzw. Verabreichung einer Lösung (Medikament, Nährstofflösung) unter Umgehung des Verdauungstraktes; kann bedeuten: intravenös, intraarteriell, intramuskulär, subkutan, intrakutan. 39, 152, 156, 209, 214
Parese (gr. paresis = Erschlaffung) Schwäche, unvollständige Lähmung. 37
Perforation (lat. perforare = durchbohren, durchbrechen) Durchbruch (z. B. eines Magengeschwürs in die freie Bauchhöhle). 193
Perikarditis (gr. kardia = Herz) Entzündung des Herzbeutels. 189
peripher (gr.) Am Rande befindlich, entferntere Regionen betreffend. 119, 210
Peristaltik (gr.) Bewegung der Speiseröhre, des Magens, des Darms. 61, 132, 140
Pharyngitis Entzündung des Rachens. 213
Pharynx (gr.) Rachen 213
Phlebitis (gr.) Entzündung der Venen. 217
pH-Wert Abkürzung für Wasserstoffionenkonzentration; der pH-Wert zeigt die saure, neutrale oder alkalische Reaktion einer Flüssigkeit an. 53, 60, 129, 201, 266
Podagra (gr. podos = Fuß, agra = Fangeisen) Fußgicht; meist Gicht des Großzehengrundgelenks. 126
Polydipsie (gr. poly = Wortteil mit der Bedeutung: mehr, viel; dipsa = Durst) Vieltrinken 101
Polyneuropathie (gr. neuro = Wortteil mit der Bedeutung: Nerv, Nervensystem; patho, pathie = Wortteil mit der Bedeutung: Leiden, Krankheit) Erkrankung mehrerer oder aller peripherer Nerven. 102, 108, 189
Polyurie (gr. poly = Vorsilbe für Wortzusammensetzungen mit der Bedeutung: mehr, viel; gr. ouron = Harn) Krankhaft vermehrte Harnmenge. 52, 100, 187, 196
postoperativ (lat. post = Wortteil mit der Bedeutung: nach, hinter) Nach der Operation, nach einem operativen Eingriff. 18, 212

postprandial (lat. prandium = Mahlzeit) Nach der Mahlzeit. 103

präoperativ (lat. prä = Wortteil mit der Bedeutung: vor, vorher) Vor der Operation, vor einem operativen Eingriff. 212

präterminal (lat. terminal = das Ende betreffend) Vor dem Ende. 188

Prävention (lat. praevenire = zuvorkommen) Vorsorge, vorbeugende Maßnahmen 180

Proktokolektomie (gr.-nlat. Ektomie = operative Entfernung eines Organs) Entfernung des gesamten Dickdarms. 155

Prophylaxe (gr.) Verhütung von Krankheiten. 204, 233

Purine Bestandteil von DNS und RNS bzw. der Nukleinsäuren in DNS und RNS. 22, 33, 128, 207

Pyrimidin Bestandteil von DNS und RNS bzw. der Nukleinsäuren in DNS und RNS. 22, 33

Regeneration, regenerieren (lat. re = Wortteil mit der Bedeutung: wieder, zurück) Wiederherstellung, Heilung; wiederherstellen. 169

Rehydratation (lat. Hydratation = Bindung von Wasser an chem. Substanzen z. B. Bluteiweißkörper) Wiederauffüllung der Wasserdepots im Körper. 145

Rekonvaleszenz (lat. reconvalescere = genesen) Wieder gesund werden 38, 82, 218

Rektum (lat.) Mastdarm 64, 71

renal (lat. ren = Niere) die Nieren betreffend 125

Resorption (lat.) Aufnahme gelöster Stoffe durch die Haut oder Schleimhäute in die Blut- oder Lymphbahn. 55, 66, 105, 153, 168, 210, 229

Resorptionsinhibitoren (lat. inhibitor = Hemmstoff) Stoffe, die die Aufnahme von anderen Stoffen in die Blut- oder Lymphbahn verhindern. 17, 74

Retention (lat. retentare = fest-, zurückhalten) Zurückhaltung von auszuscheidenden Substanzen im Körper. 188

Retinopathie (lat. retina = Netzhaut des Auges; gr. pathie = Wortteil mit der Bedeutung: Leiden, Krankheit) Nicht entzündlich bedingte Erkrankung der Netzhaut des Auges, z. B. als Folge eines Diabetes mellitus. 102

Rezidiv (lat. recidere = zurückfallen) Rückfall, Wiederauftreten einer Erkrankung, Wiederholungserkrankung. 200

Rheuma (gr.- lat. = eigentl. »das Fließen«) Kurzform von Rheumatismus; schmerzhafte, meist das Allgemeinbefin- 177 den beeinträchtigende Gruppe von Erkankungen der Gelenke, Muskeln, Nerven, Sehnen und inneren Organe mit verschiedenen Ursachen.

Rheumatoide Arthritis (syn. progrediente (fortschreitende) chronische Polyarthritis (PCP)) Rheumatische Allgemeinerkrankung, die schleichend oder in Schüben verläuft, mit bislang ungeklärter Ursache. Auftreten von Schmerzhaftigkeiten, von Kälte- und Schwellungsgefühl vor allem im Bereich der kleinen Gelenke; Morgensteifigkeit von Gelenken. 177

Rhinitis Schnupfen, Nasenkatarrh 165, 213

Säure-Basen-Haushalt System zur Aufrechterhaltung eines optimalen Blut-pH. 43

Schlingenextraktion Entfernung eines Harnleitersteins mit einer endoskopisch eingebrachten Schlinge, die im Harnleiter hochgeschoben und um den Stein gelegt wird. 203

Sekretion (lat. secretum = Absonderung) Ausscheidung einer Körperdrüse.

Sepsis (gr. Fäulnis) Blutvergiftung, beispielsweise durch Übertritt von Bakterien von einem Entzündungsherd in die Blutbahn. 211

Sondenernährung Zufuhr von Nährstofflösungen unter Umgehung des oralen Passageweges mit Nährsonden über Nase, Rachen u. Speiseröhre in Magen oder Dünndarm oder direkt durch die Bauchdecke in Magen o. Dünndarm. 39, 156, 209, 211

Spontanfraktur Knochenbruch ohne wesentliche Gewalteinwirkung, d. h. bei normaler körperlicher Belastung. 85

Steatorrhoe (gr. stear = Fett, gr. rhoe = Fluß) Stuhlausscheidung, Fettdurchfall 148, 201, 231

Stenose, Stenosierung (gr.) Einengung 153, 209

Stomablockade (gr. stoma = Mund) Blockade oder Verlegung einer künstlichen Fistel. 158

subkutan (lat. sub = Wortteil mit der Bedeutung: unter, unterhalb; cutis = Haut) Unter die/der Haut.

Substitution (lat. substituere = ersetzen) Ersetzen z. B. einer Substanz durch eine andere. 144

Supplementation (lat.) Ergänzung, ergänzende Zufuhr 200

Synovialflüssigkeit (gr.-lat.) Gelenkschmiere; fadenziehende Flüssigkeit, die Fetttröpfchen, Eiweiß, Hyaluronsäure und Zelltrümmer enthält. Sie wird von der Synovialis gebildet. 50

Synovialis Abkürzung für Membrana synovialis; Innenschicht (Schleimhaut) der Gelenkkapsel. 184

Systole Kontraktion der linken Herzkammer; Ausstoß des Blutes in den Körperkreislauf. 109

Tachykardie (gr. tachy = Wortteil mit der Bedeutung: schnell; kardia = Herz) Steigerung der Herzfrequenz auf über 100 Schläge pro Minute in Ruhe. 86

terminal (lat.) Das Ende betreffend, am Ende sein. 188

Tetanie (gr. tetanos = Spannung) Neuromuskuläre Übererregbarkeit; anfallsartig auftretende, sehr schmerzhafte Muskelkrämpfe im Bereich der Gliedmaßen, u. U. begleitet von Durchblutungsstörungen und Oedembildung im Bereich der Gliedmaßen. 43

Thiazide Gruppe von Diuretika, die erhöhte Ausscheidung von Na, Cl, aber auch von K bewirken. 84, 115

Thrombose (gr. thrombo = Wortteil mit der Bedeutung: Blutpropf; gr. thrombosis = Blutgerinnung) Blutpropfbildung; Blutgerinnung meist in Venen, aber auch in Arterien. 217

Thrombozyten (gr. kytos = Zelle) Blutplättchen 112, 120, 189

Thrombozytenaggregation Aneinanderlagerung von Blutplättchen, entweder ohne Funktions- und Strukturänderung (reversibel) oder mit Austritt gerinnungsaktiver Substanzen (irreversibel). 112, 117, 123

Tophus (pl. Tophi) (gr. tophos = Tuffstein) Knoten, z. B. Gichtknoten 125

Toxin s. Bakterientoxin

Trichinose Trichinenbefall (Fadenwurm) des Menschen; Wurmerkrankung (Übertragung durch Fleisch, Fisch, Haustiere). 219

Tubulusapparat (lat. tubulus = Röhrchen) Harnkanälchen; Teil des Nephrons, in dem der Endharn gebildet wird. 53, 203

Ulcus (pl. Ulcera) (lat. ulcus = Geschwür) Geschwür an Haut oder Schleimhaut. 133, 213, 229, 232

Urämie (gr. ouron = Harn; gr. haima = Blut) Harnvergiftung; terminales Stadium der Niereninsuffizienz, Nierenversagen. 189

Urobilinogen (lat. bilis = Galle) Ausscheidungsform des Gallenfarbstoffs; bei verschiedensten Erkrankungen vermehrt im Harn. 54, 189

Urosepsis (gr. sepsis = Fäulnis) Harnsepsis; durch bakterielle Zersetzung des Harns in der Harnblase bzw. im Nierenbecken entstehende Sepsis mit meist eitriger, doppelseitiger Nierenentzündung und Risiko des Nierenversagens. 200

Urtikaria (lat.) Nesselsucht, Quaddelbildung der Haut; meist mit starkem Juckreiz verbunden. 165

vegetabil pflanzlich 90, 195

Vegetarier Mensch, der kein Fleisch, Fisch, Geflügel, aber Produkte vom lebenden Tier (Milch, -erzeugnisse, Käse, Eier) verzehrt. 84, 89

Vene, venöses Blutgefäß (gr.-lat.) Blutader; Blutgefäß, das das Blut dem Herzen zuleitet. 210

Verdauung Mechanische Zerkleinerung und chemischer Aufschluß von Nahrung zur Freisetzung von resorbierbaren Nährstoffen. 55, 132

Zoonose (gr. nosos = Krankheit) Krankheiten, die zwischen Tieren und Menschen übertragen werden. 225

10 Literaturhinweise

Zufuhrempfehlungen, Lebensmitteltabellen, Verzeichnis diätetischer Lebensmittel

Ausschuß Ernährung der Deutschen Diabetes-Gesellschaft (DDG): *Kohlenhydrat- und Fettaustausch-Tabellen für Diabetiker*, Trias G. Thieme Verlag, Stuttgart, 1991

Bundesverband der Hersteller von Lebensmitteln für besondere Ernährungszwecke (Diätverband) (Hrsg.): *Die Grüne Liste 1995*, Editio Cantor Verlag, Aulendorf, 1995

Deutsche Forschungsanstalt für Lebensmittelchemie (Hrsg.): *Die Zusammensetzung der Lebensmittel, Nährwerttabellen*, 5. revid., erweiterte Auflage, medpharm, Stuttgart, 1994

Deutsche Gesellschaft für Ernährung: *Empfehlungen für die Nährstoffzufuhr*, 5. Überarbeitung, 2. korr. Nachdruck, Umschau Verlag, Frankfurt/M., 1995

Elmadfa, I., W. Aign, E. Muskat, D. Fritzsche, H. D. Cremer: *Die große GU-Nährwerttabelle*, Ausgabe 1996/97, Gräfe & Unzer, München, 1996 (inklusive Sondertabellen zu BE-Angaben, Harnsäure-, Cholesteringehalten u. a.)

Heseker, B., H. Heseker: *Die aktuelle Lebensmitteltabelle für Diabetiker*, Umschau Buchverlag, Frankfurt/M., 1996

Nestlé Deutschland AG: *Kalorien mundgerecht*, 10. völlig überarb. und erweiterte Auflage, Umschau Verlag, Frankfurt/M., 1996/97 (inklusive Angaben zum BE-Gehalt von Lebensmitteln und zu zahlreichen Fertiggerichten)

Wirths, W.: *Kleine Nährwerttabelle*, 39. Auflage, Umschau Buchverlag, Frankfurt/M., 1996

Informationsmaterial und weiterführende Literatur zum Thema Ernährung

Auswertungs- und Informationsdienst für Ernährung, Landwirtschaft und Forsten e. V., Bonn:
Vollwertig essen und trinken nach den 10 Regeln der DGE, Heft Nr. 1016, 1996
Essen geht durch den Magen – Grundlagen der Ernährung, Heft 1231, 1995
Ballaststoffe in der Ernährung, Heft 3085, 1996
Vitamine und Mineralstoffe, Heft 3207, 1995
Großküchenhygiene, Heft 3132, 1996
Vorratsschädlinge, Heft 1075, 1995
Cholesterinbewußt essen, Heft 1301, 1995
Salz in unserer Ernährung, Heft 1014, 1995

Deutsche Gesellschaft für Ernährung (Hrsg.): *Ernährungsbericht*, Ausgaben 1984, 1988, 1992, 1996, Druckerei Henrich, Frankfurt/M.

Heepe, F.: *Diätetische Indikationen*, 2. Auflage, Springer Verlag, Berlin Heidelberg, 1994

Kasper, H.: *Ernährungsmedizin und Diätetik*, 8. Auflage, Urban & Schwarzenberg, München, 1996

Kluthe, R., H. Quirin: *Diätbuch für Nierenkranke*, G. Thieme Verlag, Stuttgart, 1993

Prinz, A., E. Weitz, N. Gretz: *Für Nierenkranke: Eiweiß- und phosphatarme Ernährung*, 3. Auflage, Gräfe & Unzer, München, 1995

Nachschlagewerke, weiterführende Fachliteratur

Assmann, G. (Hrsg.): *Fettstoffwechselstörungen und koronare Herzkrankheit*, MMV Medizin Verlag, München, 1988

Brandis von, H. J., W. Schönberger: *Anatomie und Physiologie für Krankenpflegebe-*

rufe, 9. Auflage, G. Fischer Verlag, Stuttgart, 1995

Bundesministerium für Gesundheit (Hrsg.): *Daten des Gesundheitswesens*, Ausgabe 1995, Nomos Verlagsgesellschaft, Baden-Baden, 1995

Bundesministerium für Gesundheit (Hrsg.): *Statistisches Taschenbuch Gesundheit*, Ausgaben 1994 und 1996, Bonn

Heeschen, W.: *Handbuch für Lebensmittelhygiene*, B. Behr's Verlag, Hamburg, 1995

Hesse, A., A. Jahnen, K. Klocke, A. Nolde, O. Scharrel: *Nachsorge bei Harnsteinpatienten*, G. Fischer Verlag, Stuttgart, 1994

Kübler, W., H. J. Anders, W. Heeschen, (Hrsg.): *Lebensmittel- und Nährstoffaufnahme in der Bundesrepublik Deutschland – Ergänzungsband zum Ernährungsbericht 1992*, Band XII der VERA-Schriftenreihe, Wissensch. Fachverlag Dr. Fleck, Niederkleen, 1994 (Nationale Verzehrsstudie)

Kübler, W., H. J. Anders, W. Heeschen, M. Kohlmeier (Hrsg.): *Lebensmittel- und Nährstoffaufnahme Erwachsener in der Bundesrepublik Deutschland*, Band III der VERA-Schriftenreihe, Wissensch. Fachverlag Dr. Fleck, Niederkleen, 1992 (Nationale Verzehrsstudie)

Kübler, W., H. J. Anders, W. Heeschen, M. Kohlmeier (Hrsg.): *Vitaminversorgung Erwachsener in der Bundesrepublik Deutschland*, Band IV der VERA-Schriftenreihe, Wissensch. Fachverlag Dr. Fleck, Niederkleen, 1992 (Nationale Verzehrsstudie)

Schäffler, A., S. Schmidt: *Mensch, Körper, Krankheit*, 2. Auflage, Jungjohann Verlag, Ulm, 1995

11 Maße, Gewichte, Norm- und Durchschnittswerte

Chemische Zeichen

C	Kohlenstoff	Fe	Eisen	N	Stickstoff
Ca	Kalzium	H	Wasserstoff	Na	Natrium
Cl	Chlor	J	Jod	O	Sauerstoff
Cu	Kupfer	K	Kalium	P	Phosphor
F^-	Fluorid	Mg	Magnesium		

Chemische Verbindungen und Bezeichnungen

$CaCl_2$	Kalziumchlorid	CO_2	Kohlendioxid
KCl	Kaliumchlorid	H_2O	Wasser
NaCl	Natriumchlorid, Kochsalz	HCO_3^-	Hydrogenkarbonat, Bikarbonat
$NaHCO_3$	Natriumhydrogenkarbonat	Laktat	Milchsäure
NH_3	Ammoniak	Azetat	Essigsäure

Maße und Gewichte

µg	Mikrogramm = 1 Tausendstel Milligramm = 0,001 mg
mg	Milligramm = 1 Tausendstel Gramm = 0,001 g
g	Gramm = 1 Tausendstel Kilogramm = 0,001 kg
kg	Kilogramm; 1 Kilogramm entspricht 1 000 g oder 1 000 000 mg
µm	Mikrometer = 1 Tausendstel Millimeter = 0,001 mm
mm	Millimeter = 1 Zehntel Zentimeter = 0,1 cm
cm	Zentimeter = 1 Hundertstel Meter = 0,01 Meter
m	Meter; 1 Meter entspricht 100 cm oder 1 000 mm oder 1 000 000 µm
mg %	Milligramm pro 100 ml entspricht/ist gleichbedeutend mit
mg/dl	Milligramm pro Deziliter
mmol/l	Millimol pro Liter, international gebräuchliche Maßeinheit für Stoffmengenkonzentrationen (z. B. Blut-, Harnbestandteile)
KJ	Kilojoule, international gebräuchliche Maßeinheit beispielsweise für den Energiegehalt der Nahrung
Kcal	Kilokalorie; »veraltete«, aber noch verwendete Maßeinheit für den Energiegehalt der Nahrung; physikalisch: 1 cal (Kalorie) ist die erforderliche Wärmemenge, um 1 g Wasser von 14,5 °C auf 15,5 °C zu erwärmen 1 Kcal = 4,18 KJ 1 KJ = 0,239 Kcal

Norm- und Durchschnittswerte (mit Umrechnungsformeln)

Angaben zu Blut (beziehungsweise Serum oder Plasma)

Zucker (Glukose)	70–100 mg % nüchtern	= 3,9–5,6 mmol/l
	erhöht > 130 mg % nüchtern	= > 7,2 mmol/l
	und > 140 mg %, 2 Std. nach kohlenhydrathaltiger Mahlzeit	= < 7,8 mmol/l
	mg % x 0,056 = mmol/l	
Gesamtcholesterin	bis 200 mg %	= 5,2 mmol/l
	erhöht > 200 mg %	
LDL-Cholesterin	bis 150 mg %	= 3,9 mmol/l
	erhöht > 160 mg %	= > 4,1 mmol/l
HDL-Cholesterin	40–55 mg %	= 1,0–1,4 mmol/l
	erniedrigt < 35 mg %	= < 0,9 mmol/l
	mg % x 0,0259 = mmol/l	
Triglyceride	bis 180 mg %	= bis 2,1 mmol/l
	erhöht > 200 mg %	= > 2,28 mmol/l
	mg % x 0,0114 = mmol/l	
Harnsäure	2–6 mg %	= 118–357 µmol/l
	erhöht > 6,5 mg % Frauen	= 386 µmol/l
	erhöht > 7 mg % Männer	= 416 µmol/l
	mg % x 59,48 = µmol/l	
Elektrolyte im Blut:		
Natrium	Normwert 135–150 mmol/l	Hyponatriämie < 135 mmol/l Hypernatriämie > 150 mmol/l
Kalium	Normwert 3,5–5,5 mmol/l	Hypokaliämie < 3,5 mmol/l Hyperkaliämie > 5,5 mmol/l
Kalzium	Normwert 2,15–2,75 mmol/l	Hypokalziämie < 2,15 mmol/l Hyperkalziämie > 2,75 mmol/l
Magnesium	Normwert 0,66–0,91 mmol/l	Hypomagnesiämie < 0,66 mmol/l Hypermagnesiämie > 0,91 mmol/l
Chlorid	Normwert 98–112 mmol/l	Hypochloridämie < 98 mmol/l Hyperchloridämie > 112 mmol/l
Phosphat	Normwert 0,77–1,55 mmol/l	Hypophosphatämie < 0,77 mmol/l Hyperphosphatämie > 1,55 mmol/l
Kreatinin	0,5–1,5 mg % mg % x 88,4 = mmol/l	44,2–133 µmol/l
Harnstoff	11–55 mg % mg % x 0,1665 = mmol/l	1,8–9,1 mmol/l
pH	7,35–7,45	Azidose = Senkung d. pH-Wertes < 7,35 Alkalose = Erhöhung d. pH-Wertes > 7,45

Hämatokrit (✓)	Männer 40–54 Vol. % Frauen 37–47 Vol. %	– –
Hämoglobin (✓)	Männer 14–18 g % Frauen 12–16 g % g % x 0,62 = mmol/l	Männer 8,7–11,2 mmol/l Frauen 7,5–9,9 mmol/l

Angaben zu Harn

Menge/Volumen	1,5–2,5 Liter/24 Stunden bei Harnsteinpatienten: > 2,5 l/24 Stunden	
Dichte	1 002–1 035 g/Liter bei Harnsteinpatienten: < 1 010 g/Liter	
pH-Wert	4,8–7,4 bei Harnsteinpatienten: 6,5–6,8	
Zucker	negativ	
Erythrozyten	negativ	
Ketonkörper (z. B. Azeton)	negativ	
Mineralstoffe	durchschnittliche Harnkonzentration/-ausscheidung	
Natrium	1,4–4,6 g/l (g/l x 43,5 = mmol/l)	60–200 mmol/l
Kalium	0,8–3,2 g/l (g/l x 25,57 = mmol/l)	20–82 mmol/l
Kalzium	0,1–0,3 g/l (g/l x 24,95 = mmol/l) bei Harnsteinpatienten erwünscht: < 200 mg/24 Stunden	2,5–7,5 mmol/l < 5 mmol/24 Stunden
Magnesium	0,04–0,1 g/l (g/l x 41,13=mmol/l) bei Harnsteinpatienten erwünscht: > 75 mg/24 Stunden	1,6–4,1 mmol/l > 3 mmol/24 Stunden
Harnsäure	100–450 mg/l (mg/l x 0,00595) bei Harnsteinpatienten erwünscht: < 500–670 mg/24 Stunden	0,6–2,7 mmol/l < 3–4 mmol/24 Stunden
Kreatinin	0,8–2,3 g/24 Stunden (g/l x 8,84 = mmol/l)	 7–20 mmol/24Stunden
Albumin	negativ bzw. tolerabel bis < 30 mg/24 Stunden	
Oxalsäure	10–45 mg/24 Stunden bei Harnsteinpatienten erwünscht: < 45 mg/24 Stunden (mg/l x 0,0111 = mmol/l)	0,11–0,5 mmol/24 Stunden < 0,5 mmol/24 Stunden

Körpergewicht

Berechnung nach dem Body-Mass-Index (BMI)
BMI einer Person = Körpergewicht (in kg) dividiert durch Körperlänge (in m^2)

Wünschenswerter BMI (> 65 Jahre): Männer 24, Frauen 22 (jeweilige Toleranzgrenze bis BMI = 25 bzw. 24)
Untergewicht: Männer BMI < 20, Frauen BMI < 19 (Gewichtszunahme erwünscht → wünschenswerter BMI)
Übergewicht = BMI 25–30 kg/m^2
Deutliches, behandlungsbedürftiges Übergewicht = BMI > 30 kg/m^2

Achtung: Bei kleinen Personen (< 1,60 m) oder bei Personen mit körperlichen Haltungsschäden ist die BMI-Formel nur (sehr) bedingt anwendbar.

12 Kalorien- und Nährstoffzufuhr-empfehlungen in der Übersicht

Angaben für ältere Menschen (> 65 J.)	**Empfehlungen bzw. Richtwerte für die tägliche Zufuhr**		**Empfehlung für die Praxis/ Speiseplangestaltung**	
	Männer	**Frauen**	**Männer und Frauen**	
Energie	1900 kcal (8000 KJ)	1700 kcal (7000 KJ)		
Protein	55 g	47 g	60–80 g = 10–15% d. Kalorien	
Fett			60–70 g = 25–30% d. Kalorien	
Essent. Fettsäuren:				
Linolsäure	10 g	10 g		
α-Linolensäure	1 g	1 g		
Cholesterin	max. 300 mg	max. 300 mg		
Kohlenhydrate			220–250 g = 50–55% d. Kalorien	
Ballaststoffe	30 g	30 g		
Purine (Angaben für Harnsäure)	max. 500 mg	max. 500 mg		
	Zufuhrmenge, die in der fertig zubereiteten Kost enthalten sein muß		**Zufuhrempfehlung zzgl. Zubereitungsverluste***	
			Männer	**Frauen**
Vitamin A (Retinol)	1 mg	0,8 mg	1,3 mg	1,0 mg
β-Carotin	2 mg	2 mg	–	–
Vitamin D (Calciferol)	5 µg	5 µg	–	–
Vitamin E (Tocopherol)	12 mg	12 mg	13 mg	13 mg
Vitamin K	80 µg	65 µg	–	–
Vitamin B_1 (Thiamin)	1,3 mg	1,1 mg	1,9 mg	1,6 mg
Vitamin B_2 (Riboflavin)	1,7 mg	1,5 mg	2,1 mg	1,9 mg
Vitamin B_6 (Pyridoxin)	1,8 mg	1,6 mg	2,3 mg	2 mg
Vitamin B_{12} (Cobalamin)	3 µg	3 µg	3,4 µg	3,4 µg
Niacin	18 mg	15 mg	–	–
Pantothensäure	6 mg	6 mg	–	–
Folsäure**	300 µg	300 µg	460 µg	460 µg
Biotin	30–100 µg	30–100 µg	–	–
Vitamin C	75 mg	75 mg	107 mg	107 mg
Natrium***	mind. 550 mg Empf. 2000 mg	mind. 550 mg Empf. 2000 mg		

Chlorid	mind. 830 mg	mind. 830 mg
Kalium***	2000 mg	2000 mg
Kalzium	800 mg	800 mg
Magnesium	350 mg	300 mg
Phosphor	1200 mg	1200 mg
Eisen	10 mg	10 mg
Jod	180 µg	180 µg
Fluorid +	1,5–4 mg	1,5–4 mg
Zink	15 mg	12 mg
Kupfer	1,5–3 mg	1,5–3 mg
Selen	20–100 µg	20–100 µg
Mangan	2–5 mg	2–5 mg
Chrom	50–200 µg	50–200 µg

* Zufuhrmenge des jeweiligen Vitamins in der Rohware (Angaben zum Vitamingehalt im verzehrbaren Anteil roher Lebensmittel: siehe Nährwerttabellen ☞ Kap. 10, Literatur)
** Gesamtfolat (= Summe aller folatwirksamen Verbindungen in der Nahrung)
*** Zufuhrempfehlung für NaCl (Kochsalz) = 5–6 g/Tag und im Verhältnis zum Kochsalz etwa 2–4 g Kalium
\+ Gesamtzufuhr